Estética Masculina

Estética Masculina

Guía práctica para el tratamiento mínimamente invasivo

Jeremy A. Brauer, MD

Profesor Clínico Asociado
Departamento de Dermatología Ronald O. Perelman
Universidad de Nueva York.
Fundador y Director de Spectrum Skin and Laser
Nueva York, NY, Estados Unidos.

Revisor científico

Pedro Rodríguez Jiménez

Jefe de Servicio Asociado de Dermatología, Hospital Ruber Internacional, Madrid.

Facultativo Especialista de Área, Responsable de la Unidad de Melanoma,
Servicio de Dermatología, Hospital Universitario de la Princesa, Madrid.

Profesor Asociado, Departamento de Medicina, Facultad de Medicina,
Universidad Autónoma de Madrid.

204 imágenes

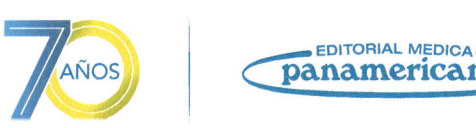

Desde 1953 formando Profesionales de la Salud

Buenos Aires - Bogotá - Madrid - México
www.medicapanamericana.com

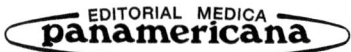

Visite nuestra página web:
http://www.medicapanamericana.com

ARGENTINA
Maipú, 1300, piso 3 (C 1006ACT)
Ciudad Autónoma de Buenos Aires, Argentina
Tel.: (54-11) 5031-6919
e-mail: cinfo@medicapanamericana.com

COLOMBIA
Carrera 7a A. N.º 69-19 - Bogotá DC - Colombia
Tel.: (57-1) 235-4068 / Fax: (57-1) 345-0019
e-mail: infomp@medicapanamericana.com.co

ESPAÑA
Sauceda, 10 - 5ª planta - 28050 Madrid, España
Tel.: (34-91) 131-78-00 / Fax: (34-91) 457-09-19
e-mail: info@medicapanamericana.es

MÉXICO
Av. Miguel de Cervantes Saavedra, n.º 233, piso 8, oficina 801
Col. Granada, Alcaldía Miguel Hidalgo
CP 11520 Ciudad de México, México
Tel.: (52-55) 5250-0664
e-mail: infomp@medicapanamericana.com.mx

ISBN: 978-84-1106-360-9 (Versión impresa + Versión digital)
ISBN: 978-84-1106-361-6 (Versión digital)

Imagen de cubierta: Ilustración EVA|**Anatomía**® de Editorial Médica Panamericana

© 2025, EDITORIAL MÉDICA PANAMERICANA, S.A.
Sauceda, 10 - 5ª planta - 28050 Madrid - España
Depósito legal: M-10469-2024
Impreso en España

A mi esposa, Anate, gracias por todo tu apoyo, en todo, siempre, y por permitirme perseguir todos mis sueños personales y profesionales. Gracias a nuestros hijos, Maddie, Noa y Sophie, las luces de nuestra vida, que continúan manteniéndonos jóvenes, sonrientes y agotados. A mi madre, Bobbi, tu amor incondicional, orientación y apoyo me han convertido en la persona que soy hoy. Por último, me gustaría agradecer a Stephan Konnry, Lewis Enim y al personal de Thieme por todos sus esfuerzos para dar vida a este libro.

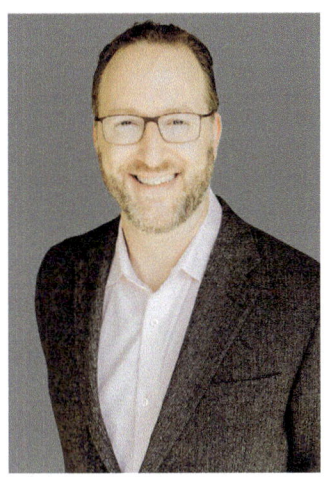

Índice

1 El paciente estético masculino: preferencias y práctica 1

Jeremy B. Green, Terrence C. Keaney, Sebastian Cotofana y Mildred Lopez-Pineiro

2 Dejar el tiempo pasar: envejecimiento facial y consideraciones anatómicas 6

Jose Raúl Montes y Jonathan J. Dutton

3 Analizando detenidamente: aumento de tejidos blandos 22

Shino Bay Aguilera, Cameron Chesnut, Michael B. Lipp y Luis Soro

7   El sector tecnológico: láseres y dispositivos basados en luz. 85
Yiping Xing, Derek Hsu, Murad Alam y Jeremy A. Brauer

8   Tratamientos para la grasa y la celulitis 96
Deanne Mraz Robinson y Daniel P. Friedmann

12 Conclusiones y consideraciones futuras 135

Brian P. Hibler, Merrick A. Brodsky, Andrés M. Erlendsson y Anthony M. Rossi

Prólogo

Los tratamientos mínimamente invasivos hicieron su debut con el desarrollo del láser de colorante pulsado a finales de la década de 1980. Desde entonces, ha habido avances rápidos y dramáticos en este campo, incluido el desarrollo de láseres y luces pulsadas selectivas para tratar lesiones pigmentadas, eliminación de vello, tratar arrugas, eliminar el exceso de grasa y vello, hacer crecer el cabello y el desarrollo de una variedad de procedimientos mínimamente invasivos sin tiempo de inactividad utilizando neuromoduladores y rellenos. Esta revolución tuvo lugar primero en la población femenina, pero los hombres se han unido lentamente a la fiesta. Se dice que hasta el 10% de todos los procedimientos estéticos realizados anualmente se realizan en pacientes masculinos. Y el número está en aumento.

Quizás, no sorprendentemente, ha pasado tanto tiempo antes de que se haya preparado un volumen bien elaborado sobre la estética masculina. Jeremy Brauer, un líder en el campo, merece un gran reconocimiento por reunir este mara-villoso texto. Ha invitado a un interesante grupo de jóvenes expertos de todo el mundo para cubrir prácticamente todos los temas en el campo, incluidas las preferencias estéticas de los hombres, las diferencias anatómicas y los cambios en los hombres a medida que envejecen, y una variedad de tratamientos y procedimientos desde el volumen facial hasta el uso de neuromoduladores y rellenos, *peelings* químicos, láseres, luces y dispositivos basados en energía, tensado de la piel y tratamiento de la pérdida de cabello y restauración capilar en hombres. Ha completado el libro con excelentes discusiones sobre preocupaciones estéticas en hombres, hombres racializados y pacientes transgénero.

Estética masculina no pretende ser un libro de texto de referencia, sino más bien una guía para los profesionales interesados en el espectro de temas estéticos masculinos. Será útil tanto para principiantes como para veteranos experimentados en el campo de la medicina estética. El libro está bellamente escrito y sé que lo disfrutarás. ¡Feliz aprendizaje!

Jeffrey S. Dover MD, FRCOC
SkinCare Physicians, Chestnut Hill, Massachusetts

Prefacio

A medida que aumenta la conciencia y aceptación de los procedimientos estéticos mínimamente invasivos, las personas de todas las demografías buscan cada vez más estos tratamientos. Fue con esto en mente, junto con un enfoque particular en el paciente estético masculino, que me propuse crear este libro. Afortunadamente, muchas mentes brillantes en los campos de la dermatología y la cirugía plástica de todo el mundo aceptaron unirse a mí en el viaje para brindarles la experiencia colectiva más completa en el campo de la estética masculina hasta la fecha.

Nuestra esperanza y expectativa es que, si se lee cuidadosamente, este texto lo ayude a comprender mejor y transmitir a sus pacientes los riesgos, beneficios y alternativas de estos tratamientos, optimizando así sus resultados. La intención no es servir como un texto de referencia en sí, sino como un recurso para aquellos interesados en construir, crecer y mantener una práctica estética masculina integral. Los capítulos se construyeron para ser fácilmente accesibles, para que pueda identificar y acceder a las secciones más apropiadas para su práctica y necesidades.

En todos los capítulos, el lector tendrá la oportunidad de apreciar los aspectos generales de un tema de interés, así como obtener consejos o "perlas" específicas sobre las mejores prácticas. Esto permitirá al profesional asimilar más fácilmente datos importantes y matices de los procedimientos, teniendo en cuenta el panorama general y aplicándolos eficazmente a sus propios pacientes. Los autores de los capítulos se han esforzado al máximo para incluir todos los procedimientos mínimamente invasivos que se realizan actualmente.

El texto comienza con una visión general de la estética masculina y una discusión específica sobre el paciente estético masculino. En este capítulo, los autores analizan las tendencias más recientes y enfatizan la importancia de las similitudes y diferencias con respecto a sus contrapartes femeninas en cuanto a anatomía y preferencias. Quizás lo más importante es que, el capítulo termina con cómo comienza la experiencia del paciente: la visita de consulta y los primeros pasos hacia el desarrollo de una sólida relación médico-paciente. La importancia de esta visita inicial no puede ser subestimada, ya que es su oportunidad de evaluar y analizar los objetivos y necesidades del paciente y desarrollar un plan de tratamiento adecuado.

El segundo capítulo se construye naturalmente a partir del primero, proporcionando una mirada mucho más detallada a la anatomía y el envejecimiento del rostro masculino. Trabajando de manera metódica desde la frente y las sienes hasta la línea de la mandíbula y la parte inferior del rostro, los autores brindan un detalle increíble y una visión de los cambios estructurales observados con el tiempo. Al hacerlo, integran sin problemas la identificación de áreas objetivo para el tratamiento, proporcionando opciones y orientación sobre el enfoque y la práctica más adecuados.

A partir de ahí, los capítulos del tres al nueve están dedicados a la revisión de tratamientos mínimamente invasivos en pacientes masculinos. El capítulo tres continúa de manera fluida la conversación desarrollada en los capítulos uno y dos, destacando técnicas de vanguardia y la utilización de varios rellenos para realzar las características del rostro masculino. De gran importancia es cómo los autores presentan las reacciones adversas comunes y las complicaciones graves con las inyecciones de relleno. Evitar y manejar las complicaciones de estos procedimientos mínimamente invasivos es fundamental tanto para el paciente como para el médico.

El tratamiento mínimamente invasivo más popular en hombres, los neuromoduladores o toxinas botulínicas, se discuten en el capítulo cuatro. El lector tiene la oportunidad de aprender no solo las mejores prácticas y técnicas, sino también cómo realizar óptimamente estos procedimientos teniendo en cuenta la perspectiva y la anatomía masculina. El capítulo cinco aborda todos los aspectos de la pérdida de cabello y su restauración, comenzando con el diagnóstico e identificación de posibles causas, así como una presentación completa de opciones no quirúrgicas y quirúrgicas. El resto y la mayoría de este capítulo se dedican a una presentación detallada de las opciones quirúrgicas disponibles para médicos y pacientes para la restauración capilar. En el capítulo seis, el lector tiene la suerte de aprender sobre todos los aspectos de los *peelings* químicos, en general, así como información detallada específica para el paciente masculino. El capítulo presenta de manera metódica el enfoque de los autores, utilizando varios agentes exfoliantes, pero también va mucho más allá al incluir información sobre las indicaciones para el tratamiento, los mejores enfoques para la consulta previa al *peeling* y la preparación, así como el cuidado posterior al tratamiento.

Para los capítulos del siete al nueve, el enfoque del texto se desplaza hacia los tratamientos con láser, luz y dispositivos basados en energía. Teniendo en cuenta los riesgos involucrados, al igual que con todos los otros tratamientos discutidos en el libro, es de suma importancia comprender y saber cómo evitar, minimizar y tratar las complicaciones asociadas con estos procedimientos. El capítulo siete introduce el tema, con una visión general de la anatomía y fisiología, destacando las diferentes categorías de láseres utilizados para abordar las diversas preocupaciones estéticas de nuestros pacientes masculinos. El capítulo ocho aborda la evaluación y el tratamiento de la grasa no deseada con todas las modalidades disponibles actualmente. Luego, en el capítulo nueve, se enfatizan los procedimientos, tecnologías y técnicas de tensado de la piel para completar la discusión sobre el contorno corporal.

Los últimos tres capítulos del libro ofrecen una síntesis de la información presentada en los capítulos anteriores, con una apreciación del contenido a través de una lente específica. Los capítulos diez y once son fundamentales para la conversación sobre tratamientos estéticos mínimamente invasivos en hombres, identificando las preocupaciones específicas y detallando un enfoque para los pacientes de piel oscura en el capítulo diez y para los pacientes transgénero en el capítulo once. En el capítulo doce, el lector encontrará un resumen conciso pero completo de todos los temas presentados en el libro, con ideas adicionales y discusión de opciones de cuidado de la piel para nuestros pacientes masculinos.

¡Espero sinceramente que disfrutes leyendo este libro y encuentres su contenido informativo y útil en tu propia práctica de estética masculina, sin importar en qué etapa de tu carrera te encuentres! Tengo todas las expectativas de que este campo continuará evolucionando rápidamente a medida que se perfeccionen y realicen más y nuevos tratamientos, así que no dudes en comunicarte conmigo si tienes algún comentario o pregunta.

Jeremy A. Brauer MD

Autores

Shino Bay Aguilera, MD
Dermatólogo,
Instituto de Dermatología Cosmética y Láser Shino Bay.
Profesor Clínico Adjunto, NOVA South Eastern
University, Fort Lauderdale, FL, Estados Unidos.

Murad Alam, MD, MSCI, MBA
Vicepresidente del Departamento de Dermatología,
Jefe de Cirugía Cutánea y Estética,
Profesor de Dermatología (Cirugía Cutánea y Estética),
Ciencias Médico-Sociales,
Otorrinolaringología - Cirugía de Cabeza y Cuello y de
Trasplante de Órganos,
Facultad de Medicina Feinberg, Northwestern University,
Chicago, IL, Estados Unidos.

Andrew F. Alexis MD MPH
Profesor de Dermatología Clínica,
Vicepresidente de Diversidad e Inclusión,
Departamento de Dermatología,
Facultad de Medicina Weill Cornell,
Nueva York, NY, Estados Unidos.

Marisa Belaidi, MD
Dermatóloga,
Hudson Dermatology,
Nueva York, NY, Estados Unidos.

Vince Bertucci, MD
Fundador y Director Médico,
Bertucci MedSpa,
Woodbridge, ON, Canadá.
Instructor, División de Dermatología,
Universidad de Toronto,
Toronto, ON, Canadá.

Merrick A. Brodsky, MD
Dermatólogo,
Departamento de Dermatología,
Universidad Estatal de Ohio,
Columbus, OH, Estados Unidos.

Yunyoung C. Chang, MD
Dermatóloga,
UnionDerm,
Nueva York, NY, Estados Unidos.

Cameron Chesnut, MD, FAAD, FACMS, FASDS
Dermatólogo,
Clínica 5C,
Spokane, WA, Estados Unidos.
Profesor Clínico Adjunto,
Facultad de Medicina, Universidad de Washington,
Seattle, WA, Estados Unidos.

Sebastian Cotofana, MD PhD, PhD
Profesor Asociado de Anatomía,
Departamento de Anatomía Clínica,
Facultad de Medicina y Ciencias de la Clínica Mayo,
Rochester, MN, Estados Unidos.

Jonathan J. Dutton, MD
Profesor Emérito de Cirugía Plástica Oftálmica y
Reconstructiva y de Oncología Oftálmica,
Universidad de Carolina del Norte,
Chapel Hill, NC, Estados Unidos.

Andrés M. Erlendsson, MD
Departamento de Dermatología,
Hospital Universitario Karolinska,
Estocolmo, Suecia.

Daniel P. Friedmann, MD, FAAD
Director Asociado y Director de Investigación Clínica,
Westlake Dermatology & Cosmetic Surgery,
Austin, TX, Estados Unidos.

Jeremy B. Green, MD
Dermatólogo,
Skin Associates of South Florida,
Coral Gables, FL, Estados Unidos.

Edith A. Hanna, MD
Departamento de Dermatología,
Centro Hospitalario Regional de Grand-Portage,
CISSS du Bas-Saint-Laurent,
Riviére-du-Loup, QC, Canadá.

Michelle Henry, MD, FAAD
Dermatóloga y Fundadora
de Skin and Aesthetic Surgery of Manhattan,
Instructora Clínica de Dermatología,
Facultad de Medicina Weill Cornell,
Nueva York, NY, Estados Unidos.

Brian P. Hibler, MD
Dermatólogo,
Schweiger Dermatology Group,
Nueva York, NY, Estados Unidos.

Derek Hsu, MD
Dermatólogo,
Southern California Dermatology,
Santa Ana, CA, Estados Unidos.

Terrence C. Keaney, MD, FAAD
Dermatólogo y Fundador de Skin DC,
Washington DC, Estados Unidos.

Michael B. Lipp, DO, FAAD
Dermatólogo,
Skinaesthetica Medical Aesthetics,
Redlands, CA, Estados Unidos.

Jennifer L. MacGregor, MD
Dermatóloga,
UnionDerm,
New York, NY, Estados Unidos.

José R. Montes, MD FACS, FACCS
Profesor del Departamento de Oftalmología,
Facultad de Medicina, Universidad de Puerto Rico.
Director Médico de José Raul Montes
Eyes & Facial Rejuvenation,
San Juan, Puerto Rico.

Gilly Munavalli, MD, MHS, FACMS
Director Médico y Fundador
de Dermatology, Laser & Vein Specialists of the Carolinas.
Charlotte, NC, Estados Unidos.
Profesora Clínica Adjunta,
Departamento de Dermatología,
Facultad de Medicina Wake Forest,
Winston-Salem, NC, Estados Unidos.

Mildred López Piñeiro, MD
Dermatóloga y especialista en Medicina Estética,
Bellaire Dermatology,
Bellaire, TX, Estados Unidos.

Deanne Mraz Robinson, MD, FAAD
Dermatóloga,
Modern Dermatology,
Westport, CT, Estados Unidos.

Anthony M. Rossi, MD, FAAD, FACMS
Cirujano especializado en la técnica de Mohs,
Memorial Sloan Kettering Cancer Cente,r
Facultad de Medicina Weill Cornell,
Nueva York, NY, Estados Unidos.

Nicole E. Rogers MD, FAAD, FISHRS
Profesora Clínica Adjunta,
Departamento de Dermatología,
Universidad de Tulane,
Nueva Orleans, LA, Estados Unidos.
Práctica privada,
Hair Restoration of the South,
Metairie, Los Ángeles, LA, Estados Unidos.

Jeave Reserva, MD
Dermatólogo,
Clínica Springfield,
Springfield, IL, Estados Unidos.

Nazanin Saedi, MD
Dermatóloga,
Asociación de Dermatólogos de Plymouth Meeting, PA,
Estados Unidos.
Profesora Clínica Asociada,
Departamento de Dermatología,
Thomas Jefferson University,
Filadelfia, PA, Estados Unidos.

Matthew K. Sandre, MD
Dermatólogo,
Bertucci MedSpa,
Woodbridge, ON, Canadá.
Departamento de Dermatología,
Hospital Sunnybrook, Toronto, ON, Canadá.

Seaver Soon, MD
Dermatólogo,
The Skin Clinic MD,
Hospital Scripps Green,
San Diego, CA, Estados Unidos.

Luis Soro, MD
Dermatólogo,
Shino Bay Cosmetic Dermatology & Laser Institute,
Fort Lauderdale, FL, Estados Unidos.

Rebecca Tung, MD
Cirujana Plástica y especialista en la técnica de Mohs,
Centros de Dermatología y Cáncer de Piel de Florida
Winter Haven, FL, Estados Unidos.
Profesora del Departamento de Medicina y
Dermatología,
University of Central Florida,
Orlando, FL, Estados Unidos.

Jordan V. Wang, MD, MBE, MBA
Dermatólogo,
Laser & Skin Surgery Center of New York,
Nueva York, NY, Estados Unidos.

Yiping Xing, MD
Dermatóloga,
Hudson Dermatology,
Tarrytown, NY, Estados Unidos.

El paciente estético masculino: preferencias y práctica

1

Jeremy B. Green, Terrence C. Keaney, Sebastian Cotofana y Mildred Lopez-Pineiro

Resumen

Este capítulo se centra en describir las principales diferencias en las preferencias de género con respecto a los procedimientos mínimamente invasivos. Con el aumento de los procedimientos realizados en hombres, es importante que los médicos comprendan no solo las variaciones anatómicas entre hombres y mujeres, sino también sus preocupaciones por el envejecimiento y cualquier posible barrera para el tratamiento.

Palabras clave: estética masculina, cosmética masculina, diferencias de género, preferencias, anatomía masculina

1.1 Antecedentes

A medida que aumenta la demanda de procedimientos estéticos mínimamente invasivos solicitados por pacientes masculinos, aún existe una falta de estudios que se centren en los detalles de las preferencias estéticas masculinas (Tabla 1-1). Según estadísticas recientes, el número total de procedimientos mínimamente invasivos buscados por hombres ha aumentado en un 72% desde el año 2000, con 1,092,103 casos reportados.[1] Los procedimientos estéticos mínimamente invasivos más comunes realizados en hombres fueron la toxina botulínica tipo A (BTX-A) y la depilación láser, seguidos de la microdermoabrasión, los *peelings* químicos y los rellenos de tejidos blandos. En comparación con las estadísticas del año 2000, el procedimiento con mayor crecimiento en general fue el de los neuromoduladores (BTX-A), con un aumento del 381%. Curiosamente, los tres procedimientos cosméticos que mostraron un patrón de crecimiento año tras año (en comparación con 2017) fueron los tratamientos vasculares (incluyendo escleroterapia y tratamiento láser), el rejuvenecimiento de la piel con láser y los rellenos de

tejidos blandos.[1] Es evidente que con este interés masculino en constante avance y evolución, los médicos deben ser más conscientes de la anatomía masculina, las diferencias en el envejecimiento y las preferencias estéticas en comparación con las mujeres para optimizar los resultados y la satisfacción del paciente.

1.2 Anatomía

Las diferencias de género en la anatomía facial masculina incluyen un mayor grosor de la piel, mayor masa muscular, mayor número de pelos terminales, así como glándulas sebáceas, mayor vasculatura asociada a las unidades pilosebáceas y diferentes tasas de resorción de grasa y hueso con el envejecimiento debido a variaciones hormonales.[2] Los hombres tienen crestas supraorbitales más desarrolladas y mejillas más planas. También tienen una glabela y seno frontal más grandes, órbitas más pequeñas y ángulos glabulares más agudos. La mandíbula es más grande y gruesa, y la barbilla más ancha y cuadrada.[3] (Fig. 1-1) La arquitectura subcutánea en los hombres es significativamente diferente, ya que los hombres tienen un sistema fascial superficial más desarrollado y el número de retináculos cutis por área definida aumenta significativamente en comparación con las mujeres. Esto implica que la fuerza de contención de la piel hacia el resto de tejidos blandos subyacentes, tiene una laxitud menor comparado con las mujeres .[4] En el área perioral, la cantidad y el grosor del vello terminal aumentan la estabilidad y las fuerzas de adhesión entre la dermis y la lámina propia, lo que resulta en líneas periorales menos frecuentes ("arrugas de código de barras") en comparación con las mujeres. Estas variaciones notables en la calidad y composición de la piel, así como en la anatomía de los tejidos blandos y óseos, son esenciales para comprender y considerar al planificar procedimientos de rejuvenecimiento o mejora facial. Además, también se deben tener en cuenta estas diferencias al estimar la cantidad de producto que se requerirá para lograr el resultado deseado. Los cambios longitudinales en la anatomía masculina en comparación con la anatomía del envejecimiento femenino son complejos (Fig. 1-2). Con el aumento de la edad, los hombres experimentan un aumento en el ángulo de su frente, lo que resulta en una frente más pronunciada que se asemeja al contorno de la frente femenina.[5] El volumen del cráneo disminuye con el aumento de la edad, y el grosor óseo del cráneo (sienes y frente) se vuelve más delgado, una tendencia que curiosamente no se observa en las mujeres.[6]

1.3 Preferencias del paciente

Existe un estudio publicado en la literatura que describe las preferencias de los pacientes masculinos con respecto a los procedimientos estéticos. Este estudio transversal en línea se centró en descifrar qué áreas faciales los hombres son más

Tabla 1-1. Procedimientos cosméticos mínimamente invasivos, 2018 (modificado de la Encuesta Anual ASPS 2018)

Procedimiento	Total hombres	Total general
Toxina botulínica tipo A	452,812	7,437,378
Depilación láser	184,668	1,077,490
Microdermoabrasión	136, 885	709,413
Peelings químicos	102,683	1,384,327
Rellenos de tejidos blandos	100,702	2,523,437
Rejuvenecimiento de la piel con láser	75,584	594,266
Tratamiento láser vascular	29,505	217,836
Tratamiento de la celulitis	4,721	37,220
Escleroterapia	5,543	323,234
Total	1,092,103	14,304,601

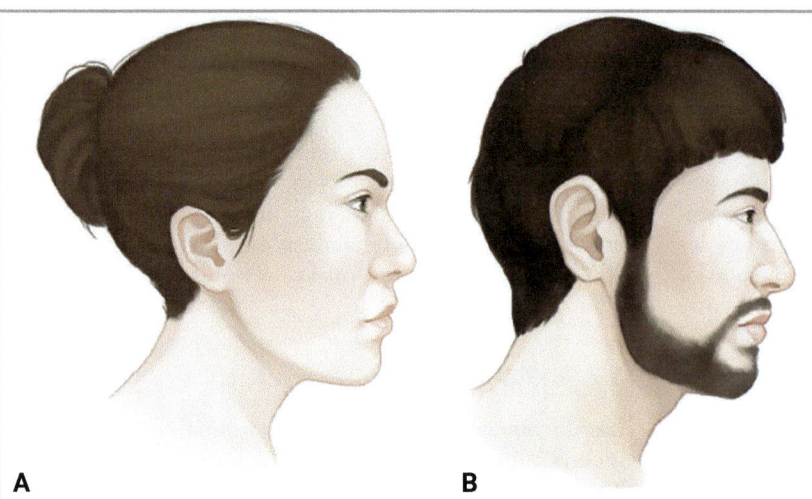

Figura 1-1. Diferencias de género en la anatomía facial, **(A)** femenina vs. **(B)** masculina. (Reproducido con permiso de Steinbrech S, ed. Cirugía Plástica Estética Masculina. 1ª edición. Nueva York: Thieme; 2020.)

A   B

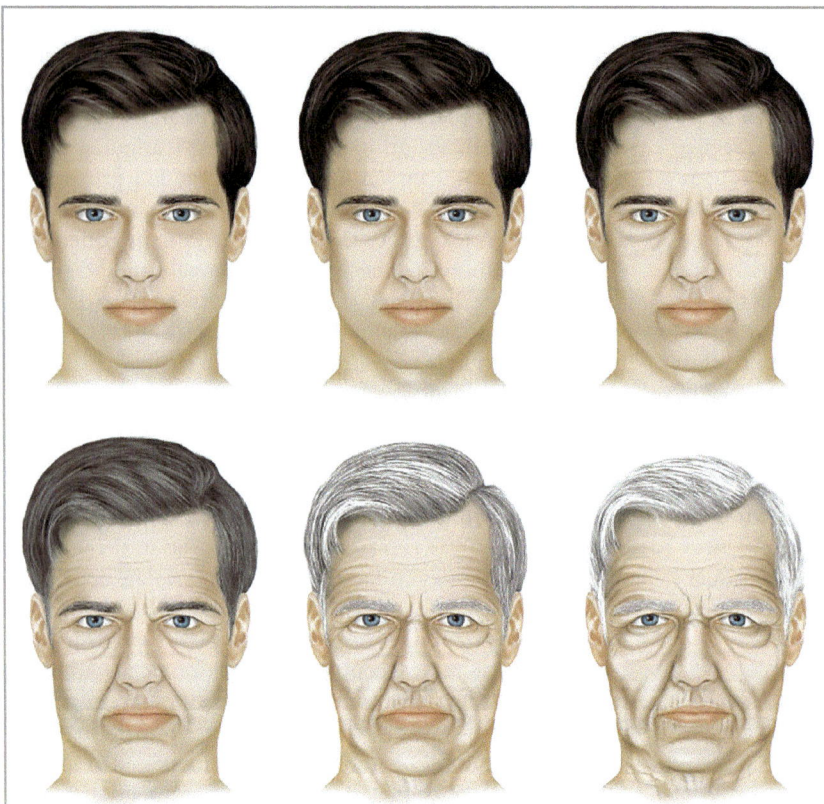

Figura 1-2. Cambios longitudinales en la anatomía facial masculina. (Reproducido con permiso de Steinbrech S, ed. Cirugía Plástica Estética Masculina. 1ª edición. Nueva York: Thieme; 2020.)

propensos a tratar primero y la correlación con sus áreas de mayor preocupación, la conciencia de los procedimientos y sus motivaciones para someterse a tratamientos inyectables mínimamente invasivos, específicamente neuromoduladores y rellenos de tejidos blandos.[7] Se reclutó un total de 600 hombres sin experiencia en tratamientos inyectables, de entre 30 y 65 años de edad, con conocimientos en tratamientos estéticos, y conscientes del uso de la toxina botulínica conscientes de la toxina botulínica y estaban considerando al menos un tratamiento facial en los próximos 2 años.

En este estudio, se encontró que la mayoría de los hombres estaban dispuestos a hablar con sus médicos sobre las arrugas faciales (48%) y las bolsas debajo de los ojos (44%). Además,

se observó que eran menos propensos a hablar sobre la apariencia facial roja/vascular (14%) y la irritación por afeitado (16%). La conciencia general de todos los procedimientos estéticos osciló entre el 2% y el 6%. Específicamente, para los rellenos de tejidos blandos, la conciencia fue del 39%, y para procedimientos quirúrgicos como la liposucción y el trasplante de cabello, fue superior al 90%. Los dos principales motivadores para someterse a procedimientos cosméticos fueron querer lucir bien para su edad (70%) y querer lucir más joven (51%).[7]

Por otro lado, las principales barreras para el tratamiento fueron no creer que necesitaban tratamiento todavía (47%) y preocupaciones sobre la seguridad o efectos secundarios

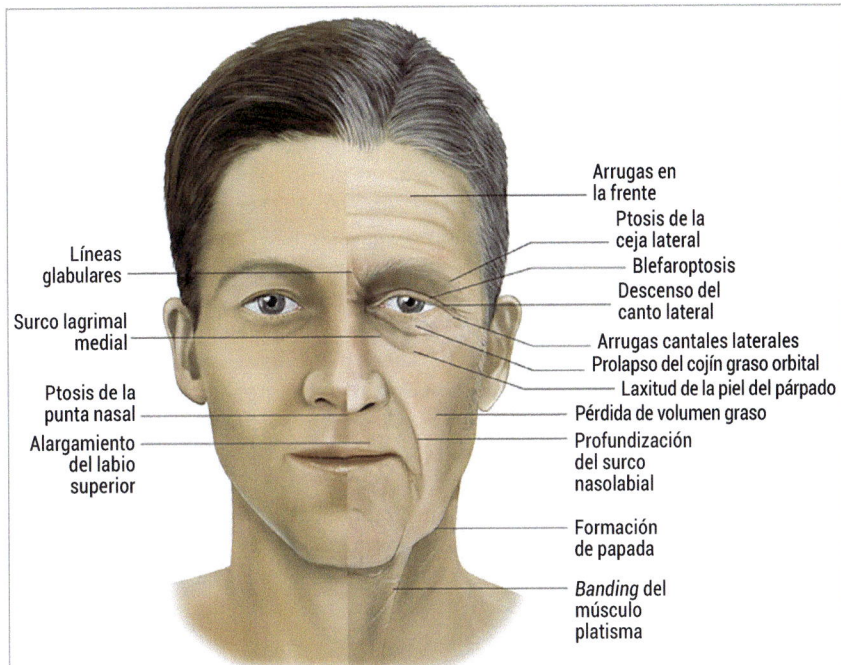

Figura 1-3. Características del envejecimiento del rostro masculino. (Reproducido con permiso de Leatherbarrow B, ed. Cirugía Oculoplástica. 3ª edición. Nueva York: Thieme; 2019.)

(46%). Las cinco áreas de mayor preocupación estética fueron la pérdida de cabello (27%), la papada (22%), los surcos lagrimales (22%), las patas de gallo (18%) y las líneas de la frente (15%). No sorprendentemente, dadas las diferencias en la anatomía facial masculina, las líneas periorales fueron el área de menor preocupación (3%). Los surcos lagrimales y las patas de gallo fueron las dos áreas que se priorizaron en términos de recibir tratamiento (80%). Finalmente, se observó una fuerte correlación ($r2 = 0.81$) entre las áreas de mayor preocupación y las áreas con prioridad de tratamiento.[7]

De interés, las preocupaciones relacionadas con el envejecimiento en los hombres se correlacionan directamente con los cambios anatómicos esperados según el género (**Fig. 1-3**). A medida que los hombres envejecen, están más preocupados por las líneas faciales superiores, a diferencia de las mujeres que pasan de preocuparse por las líneas faciales superiores a estar más preocupadas por las líneas faciales inferiores y las arrugas periorales.[8] Estas preocupaciones probablemente se originan en la inversión esperada relacionada con la edad del triángulo de la juventud, donde las mejillas se aplanan y se forman papadas, así como en la falta de unidades pilosebáceas terminales en la piel perioral de las mujeres. Todos estos cambios parecen ser más acentuados en el rostro femenino debido a los drásticos cambios hormonales que se experimentan durante la menopausia.

Además, una de las principales barreras para el tratamiento identificadas por este estudio fue la falta de conocimiento sobre en qué consisten los procedimientos cosméticos mínimamente invasivos, incluyendo los riesgos, beneficios, seguridad y perfiles de efectos secundarios. Esto sugiere que incluso los pacientes masculinos con conocimientos en tratamientos estéticos merecen y requieren una consulta cosmética completa con educación específica sobre los procedimientos que pueden adaptarse a su estilo de vida y objetivos de envejecimiento a largo plazo. Esta visita de consulta previa al tratamiento es un evento crucial para formular un plan de tratamiento exitoso que conduzca a un resultado positivo para el paciente.

Finalmente, es importante reiterar que las dos principales razones por las que los hombres deciden someterse a un procedimiento estético son lucir bien para su edad y parecer más jóvenes. Estas dos motivaciones también tienen implicaciones sociales en sus vidas, ya que tener un aspecto juvenil les otorga a los hombres un atractivo más competitivo en el lugar de trabajo, lo que puede llevar a un salario entre un 5% y un 10% más alto.[9] Además, dos estudios han demostrado que los procedimientos estéticos, como la neuromodulación con toxina botulínica, pueden mejorar la autoestima y los sentimientos de atractivo, lo que conduce a una mejor calidad de vida.[10,11] Todos estos factores psicosociales deben tenerse en cuenta durante la consulta cosmética.

1.4 Práctica clínica

El objetivo de la visita inicial para procedimientos estéticos, al igual que cualquier encuentro con el paciente, es establecer una sólida relación médico-paciente para prepararse para el procedimiento estético. El primer paso es comprender el motivo de la visita. Es necesario determinar, por ejemplo, si el paciente desea mejoras generales como rejuvenecimiento en general o mejora en la calidad de la piel, o si tiene metas específicas como borrar algunas líneas antes de un evento importante o realzar su estructura ósea natural. Dado el desconocimiento de los hombres sobre los procedimientos estéticos disponibles y sus indicaciones, en general, no es raro que los pacientes masculinos presenten quejas cosméticas vagas. «Me veo cansado» y «me estoy haciendo mayor» son preocupaciones comunes que requieren que el médico averigüe lo que el paciente desea. Hay pistas que el médico puede utilizar para identificar las preocupaciones estéticas de un paciente masculino. Por ejemplo, un paciente masculino que está preocupado por «verse cansado» puede estar molesto subconscientemente por cambios perioculares. Una vez que se discuten y comprenden en detalle las preocupaciones y metas, se debe realizar un examen físico exhaustivo. Este examen debe incluir la evaluación de líneas estáticas y dinámicas, movimiento facial, masa muscular, estructura ósea y calidad de la piel (Fig. 1-4). El examen físico ayudará al médico a comprender qué productos o dispositivos son apropiados para la piel del paciente. También servirá como guía en términos de aproximar cuánto producto o cuántas sesiones serán necesarias para lograr el resultado discutido. Una vez que el médico formula un plan, se debe educar al paciente sobre los posibles procedimientos estéticos que abordarían mejor sus preocupaciones específicas. Además de revisar los riesgos, beneficios y alternativas, esta discusión detallada debe incluir la posible necesidad de múltiples sesiones o retratamientos, así como el tiempo de inactividad anticipado de los procedimientos recomendados. Este punto es crucial, ya que una de las formas más fáciles y evitables de perder a un nuevo paciente masculino es obtener un resultado no deseado e inesperado.

En nuestra experiencia clínica, hemos notado algunas diferencias clave en cómo abordar la primera sesión de tratamiento cosmético en hombres. En primer lugar, es importante tener en cuenta que los hombres programan una cita de seguimiento de 2 semanas para posibles retoques después de su primer tratamiento con neuromoduladores. Hemos observado que los pacientes masculinos son menos propensos a hacer

un seguimiento si no están satisfechos en comparación con las mujeres. Por lo tanto, tener esa cita de seguimiento de 2 semanas programada garantiza que se pueda discutir lo que les gustó y lo que no les gustó. Los médicos pueden comunicar al paciente que esto les permitirá tener un plan de tratamiento reproducible para visitas posteriores que ayudará a garantizar el resultado estético deseado en visitas posteriores. En cuanto a los neuromoduladores, hay que tener en cuenta que los hombres pueden necesitar una dosis un 50% más alta para lograr el mismo resultado que se esperaría en una mujer. Esto se debe a que anatómicamente los hombres tienden a tener una mayor masa muscular y músculos más fuertes. Los hombres también tienen una frente más plana en comparación con sus contrapartes femeninas, por lo que es aceptable tratar el músculo corrugador hasta su inserción más lateral en la piel, incluso si eso resulta en una frente más plana. Las mujeres no estarían satisfechas con este resultado, ya que este enfoque puede producir una ptosis de cejas poco atractiva. Por último, la frente masculina debe ser más superior que la de las mujeres, dado que pueden tener una línea de cabello retrocedida, y tratar el músculo frontal inferior sin prestar atención al superior puede resultar en la apariencia antinatural de una "gorro de ducha", donde las fibras frontales superiores continúan contrayéndose. Una vez que se trata el rostro con neuromoduladores, se debe dibujar un mapa o tomar una fotografía que muestre los puntos de inyección precisos para utilizarlo como una plantilla reproducible para los tratamientos de seguimiento. Los autores han encontrado que este enfoque (fotografía inmediatamente después de la inyección) es especialmente útil para tratar la frente en los hombres. Los pacientes masculinos tienden a ser muy leales, pero requieren un tratamiento adecuado durante su primera visita. Por lo tanto, los proveedores deben hacer obligatoria la cita de seguimiento de 2 semanas después de la primera sesión de tratamiento para asegurarse de que el paciente esté satisfecho y tener una plantilla de tratamiento reproducible para futuras visitas.

1.5 Conclusión

Con el continuo aumento de los procedimientos estéticos mínimamente invasivos realizados por hombres, es importante que los médicos reconozcan las principales diferencias anatómicas y estéticas entre hombres y mujeres. Comprender estas variaciones anatómicas conducirá a una dosificación y colocación correctas del producto, y por lo tanto a un paciente satisfecho y leal.

1.6 Consejos

• Las diferencias de género en la anatomía facial masculina incluyen un mayor grosor de la piel, mayor masa muscular, mayor número de cabellos terminales y glándulas sebáceas, mayor vascularidad asociada a las unidades pilosebáceas y diferentes tasas de reabsorción de grasa y hueso con el envejecimiento debido a variaciones hormonales.

• Las dos principales razones por las que los hombres se someten a un procedimiento estético son para lucir bien para su edad y parecer más jóvenes.

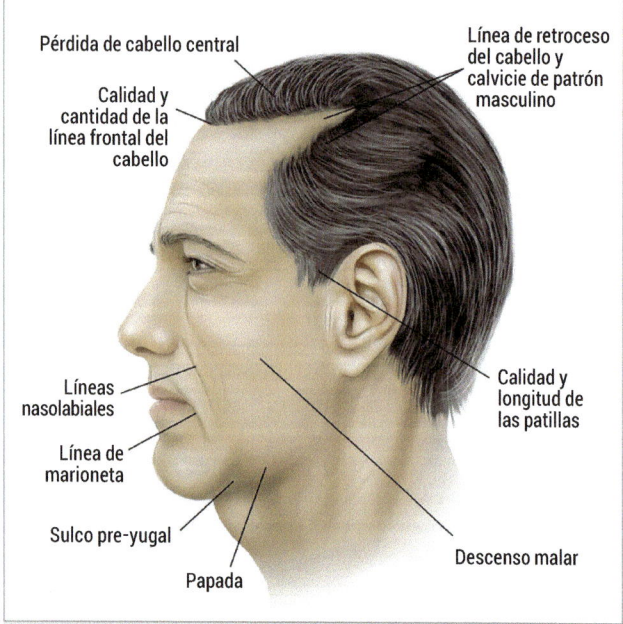

Figura 1-4. Examen físico del paciente masculino estético. (Reproducido con permiso de Steinbrech S, ed. Cirugía Plástica Estética Masculina. 1ª edición. Nueva York: Thieme; 2020.)

- Una de las principales barreras para el tratamiento identificadas en este estudio fue la falta de conocimiento sobre en qué consisten los procedimientos estéticos mínimamente invasivos, incluyendo los riesgos, beneficios, seguridad y perfiles de efectos secundarios.
- Los hombres son menos propensos a hacer un seguimiento si no están satisfechos en comparación con las mujeres, por lo tanto, programe una visita de seguimiento a corto plazo (2-4 semanas) al final de su tratamiento.

Referencias

1. ASPS 2018 Annual Survey. Available at: https://www.plasticsurgery.org/documents/News/Statistics/2018/cosmetic-procedures-men-2018.pdf. Accessed October 24, 2019
2. Leong PL. Aging changes in the male face. Facial Plast Surg Clin North Am. 2008; 16(3):277–279, v
3. Hage JJ, Becking AG, de Graaf FH, Tuinzing DB. Gender-confirming fa- cial surgery: considerations on the masculinity and femininity of faces. Plast Reconstr Surg. 1997; 99(7):1799–1807
4. Rudolph C, Hladik C, Hamade H, et al. Structural gender dimorphism and the biomechanics of the gluteal subcutaneous tissue: im- plications for the pathophysiology of cellulite. Plast Reconstr Surg. 2019; 143(4):1077–1086
5. Frank K, Gotkin RH, Pavicic T, et al. Age and gender differences of the frontal bone: a computed tomographic (CT)-based study. Aesthet Surg J. 2019; 39(7):699–710
6. Cotofana S, Gotkin RH, Morozov SP, et al. The relationship between bone remodeling and the clockwise rotation of the facial skeleton: a computed tomographic imaging-based evaluation. Plast Reconstr Surg. 2018; 142(6):1447–1454
7. Jagdeo J, Keaney T, Narurkar V, Kolodziejczyk J, Gallagher CJ. Facial treatment preferences among aesthetically oriented men. Dermatol Surg. 2016; 42(10):1155–1163
8. Narurkar V, Shamban A, Sissins P, Stonehouse A, Gallagher C. Facial treatment preferences in aesthetically aware women. Dermatol Surg. 2015; 41 Suppl 1:S153–S160
9. Rieder EA, Mu EW, Brauer JA. Men and cosmetics: social and psychological trends of an emerging demographic. J Drugs Dermatol. 2015; 14(9):1023–1026
10. Dayan SH, Arkins JP, Patel AB, Gal TJ. A double-blind, randomized, placebo-controlled health-outcomes survey of the effect of botu- linum toxin type a injections on quality of life and self-esteem. Der- matol Surg. 2010; 36 Suppl 4:2088–2097
11. Carruthers A, Carruthers J. Prospective, double-blind, randomized, parallel-group, dose-ranging study of botulinum toxin type A in men with glabellar rhytids. Dermatol Surg. 2005; 31(10):1297–1303

Dejar el tiempo pasar: envejecimiento facial y consideraciones anatómicas

2

Jose Raúl Montes y Jonathan J. Dutton

Resumen

El envejecimiento genético y el fotoenvejecimiento resultan en el adelgazamiento de todas las capas, el borrado de la unión dermoepidérmica, la pérdida de colágeno, la desorganización de las fibras de elastina, la agrupación de los melanocitos y la elastosis dérmica avanzada. Este proceso, impulsado por factores extrínsecos e intrínsecos, ocurre por igual en ambos géneros, masculino y femenino, sin embargo, se ha publicado que los factores extrínsecos como la exposición al sol y el consumo de tabaco están más asociados al género masculino. Por lo tanto, se espera que los cambios de envejecimiento de la piel se aceleren en la población masculina antes que en las mujeres.

La cara y el cuero cabelludo están compuestos por seis tejidos concéntricos que son más gruesos y pesados en los hombres, lo que provoca una mayor fuerza gravitacional con el envejecimiento y un descenso consecuente de los tejidos, lo que se traduce en un descenso de las cejas con el envejecimiento, más pronunciado que en las mujeres. Además, la frente es más alta y ancha, y los bordes supraorbitarios forman una cresta más prominente en los hombres que en las mujeres. En los hombres, se espera que las sienes sean planas o ligeramente convexas en contraste con su contraparte femenina, donde las sienes son planas o ligeramente cóncavas. La región de la cara media en el paciente masculino se caracteriza por una nariz con un dorso más recto y ancho. En general, el pómulo femenino es más lleno con un punto de reflexión de luz más alto (o proyección) lateralmente. Los pómulos de los hombres suelen ser más planos y presentan una mayor distancia bizigomática. En este capítulo se discutirán las características anatómicas masculinas como una guía para la planificación de tratamientos cosméticos quirúrgicos y no quirúrgicos en el paciente masculino.

Palabras clave: anatomía del envejecimiento, anatomía masculina, diferencias anatómicas entre hombres y mujeres, procedimientos estéticos masculinos, enfoques para el envejecimiento facial

2.1 Antecedentes

El número de procedimientos estéticos realizados en Estados Unidos ha aumentado significativamente en las últimas décadas. Entre 1997 y 2016, hubo un aumento del 99,2% en el número de procedimientos quirúrgicos estéticos realizados anualmente en Estados Unidos, y un enorme aumento del 650,2% en los procedimientos no quirúrgicos.[1] En 2014, los estadounidenses gastaron más de $12 mil millones en procedimientos estéticos combinados, entre los que se encontraban la cirugía de párpados, la cirugía de nariz, la toxina botulínica, los rellenos y los *peelings* químicos. Más del 40% de todos los procedimientos estéticos se realizaron en personas de entre 35 y 50 años. Casi el 70% de los adultos en Estados Unidos están considerando actualmente someterse a un procedimiento estético.[2] Si bien el 90% de los procedimientos estéticos se realizan en mujeres, el interés entre los hombres sigue aumentando. Entre 1997 y 2014, hubo un aumento del 273% en el número de procedimientos estéticos realizados en hombres, siendo la toxina botulínica y los rellenos dérmicos los más comunes. Esto se compara con un aumento del 429% para las mujeres durante el mismo período.

El envejecimiento facial es un proceso multifactorial y resulta en una amplia gama de cambios fisiológicos y morfológicos que afectan a todos los sistemas de tejidos, incluyendo huesos, ligamentos, músculos, fascia, grasa profunda y subcutánea, y piel. El proceso de envejecimiento es el mismo para todos, aunque la edad de inicio y la velocidad de los cambios de envejecimiento varían considerablemente entre diferentes individuos, géneros, grupos étnicos y estilos de vida. Los cambios relacionados con la edad del esqueleto facial subyacen en las alteraciones de los tejidos blandos que están suspendidos de él, y se reconocen como elementos clave en el proceso de envejecimiento.[3,4,5,6]

Los hombres envejecen de manera diferente a las mujeres, en gran parte debido a diferencias en características genéticas y hormonales, anatomía facial, exposición ambiental y comportamiento. En una encuesta a 600 hombres orientados estéticamente, las áreas faciales de mayor preocupación fueron las arrugas faciales y de la frente, los párpados caídos, los surcos de las lágrimas, la piel flácida y la pérdida de cabello, lo que refleja la importancia de la parte superior del rostro en la interacción social.[7] Teniendo en cuenta el creciente número de hombres que buscan procedimientos quirúrgicos y especialmente estéticos, no invasivos cada año, el médico estético debe familiarizarse con la anatomía facial masculina y los aspectos más importantes del envejecimiento facial. Aunque los procedimientos realizados en hombres y mujeres son similares, los detalles anatómicos pueden variar, al igual que los objetivos estéticos de los hombres.[8]

2.2 Anatomía facial masculina y cambios del envejecimiento

2.2.1 Envejecimiento y género

Numerosos cambios en los tejidos blandos se desarrollan gradualmente durante el proceso de envejecimiento en el rostro. Tanto factores intrínsecos como extrínsecos contribuyen al envejecimiento de la piel. Fumar y la radiación ultravioleta (UV) son los factores de riesgo extrínsecos más importantes para el envejecimiento de la piel y la formación de arrugas gruesas.[9,10,11,12] Fumar reduce el flujo sanguíneo capilar, disminuyendo las fibras de colágeno y elastina en la dermis y afectando la elasticidad. La exposición a los rayos UV conduce a una degradación acelerada de la matriz de colágeno dérmico.

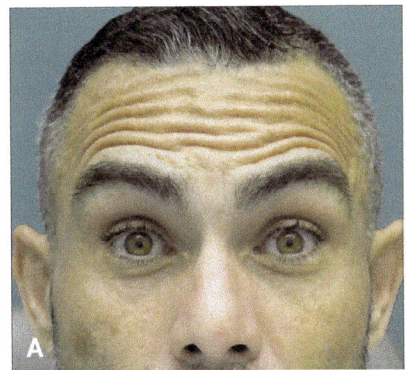 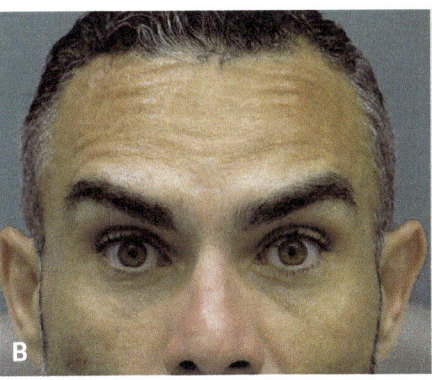

Figura 2-1. Un paciente masculino con crestas y arrugas frontales profundas antes y después del tratamiento con neuromoduladores (45 unidades en total en la glabela, el *orbicularis oculi* lateral y el músculo frontal). **(A)** Antes. **(B)** Después.

En general, los hombres desarrollan más arrugas antes en la vida que las mujeres. Aunque a veces se ha atribuido a una mayor exposición solar ocupacional en los hombres, la diferencia sigue siendo significativa incluso después de ajustar las arrugas por exposición solar ocupacional.[13] Otros factores extrínsecos incluyen la gravedad, que actúa sobre los tejidos blandos del rostro, así como otros insultos ambientales, como los contaminantes (por ejemplo, metales pesados) y los pesticidas. Los hábitos personales, como la dieta y la falta de sueño, también contribuyen al inicio y grado de los cambios del envejecimiento.

La edad y el trasfondo genético son los principales factores intrínsecos relacionados con el envejecimiento facial y la formación de arrugas finas. Los hombres tienden a mostrar fenómenos de envejecimiento más que las mujeres debido a una capacidad antioxidante innata reducida y niveles aumentados de estrés oxidativo.[14] Los hombres son más propensos a participar en comportamientos como fumar, consumir alcohol y exponerse a los rayos UV, que aceleran el proceso de envejecimiento.[15] El esqueleto facial es más grande en los hombres y los músculos faciales tienen una masa aumentada, lo que contribuye a la formación de arrugas estáticas inducidas por la contracción con el tiempo. Bajo la influencia de estos factores intrínsecos y extrínsecos, toda la piel facial experimenta cambios importantes con la edad que progresan a diferentes ritmos para cada individuo. El envejecimiento genético y el fotoenvejecimiento resultan en el adelgazamiento de todas las capas, el borrado de la unión dermoepidérmica, la pérdida de colágeno, la desorganización de las fibras de elastina, la agrupación de los melanocitos y la elastosis dérmica avanzada.[16] Esto resulta en la pérdida de la estructura dérmica con el desarrollo de crestas y arrugas, pigmentación desigual, pérdida de elasticidad y estiramiento de los vasos sanguíneos pequeños con áreas de enrojecimiento irregular (**Fig. 2-1**).

2.2.2 Frente y sienes

La cara y el cuero cabelludo están compuestos por seis capas de tejido concéntricas que consisten en piel, tejido subcutáneo, capa musculofascial superficial, tejido areolar laxo, fascia profunda y periostio, y hueso.[17] A excepción del grosor, la piel y las capas subcutáneas son básicamente las mismas en toda la cara y el cuero cabelludo. La capa fascial musculofascial está unida por encima a la piel y las capas subcutáneas mediante finas bandas de tejido conectivo llamadas fibras de *retinacula cutis*. Sobre el cuero cabelludo y la frente, la capa musculofascial está formada por la galea aponeurótica

y sus dos componentes musculares, el músculo occipitalis en la parte posterior y el músculo frontalis en la parte anterior. Aquí, la piel, la capa subcutánea y la galea forman una unidad funcional única que se mueve sobre una capa de tejido areolar laxo subyacente sin vasos sanguíneos.

Estas seis capas de tejido son más gruesas y pesadas en los hombres, lo que se traduce en una mayor fuerza gravitacional con el envejecimiento y un descenso consecuente de los tejidos, lo que se traduce en el descenso de las cejas con el envejecimiento, más pronunciado que en las mujeres. Sin embargo, en el cráneo, las mujeres mayores tienen un grosor óseo mayor en comparación con los hombres.

Las cejas forman parte de la anatomía de la frente y el cuero cabelludo, y su movilidad es parte del complejo sistema de expresión facial. Están situadas sobre los bordes orbitales óseos superiores, en la unión entre el párpado superior y la frente. Las cejas se extienden desde justo encima de la fosa troclear medialmente, cerca de la línea de sutura frontozigomática lateralmente. La región glabela, plana está en el centro de la línea media y separa las dos cejas. Por encima de las cejas, la frente está cubierta por piel que se vuelve más delgada cerca de la parte superior de la cabeza y más gruesa cerca de las cejas. La ceja está separada del borde orbital superior por un prominente cojín de grasa subyacente. La piel en esta región contiene pelos de cejas cortos y gruesos que emergen en un ángulo oblicuo. Medialmente, estos pelos pueden estar dirigidos ligeramente hacia arriba, pero generalmente están dirigidos más horizontalmente o ligeramente hacia abajo y lateralmente en la ceja central y lateral. Estas orientaciones variables son importantes de considerar durante las elevaciones directas de cejas con resección de piel inmediatamente por encima de la línea de las cejas, ya que cortar los folículos pilosos resultará en la pérdida de pestañas y exposición de la línea de cicatriz.

La ceja es capaz de un amplio rango de movimiento vertical. Estos movimientos se logran mediante la interacción de cinco músculos estriados que se insertan en los tejidos dérmicos a lo largo de la ceja. Estos son los músculos frontales, procero, depresor del supercilio, corrugador del supercilio y orbicular de los ojos.[18] Todos están inervados por el séptimo nervio craneal, o nervio facial. Las fibras musculares frontales están orientadas verticalmente en la frente y forman el vientre anterior del complejo musculofascial occipitofrontal. La galea aponeurótica cubre e invierte los músculos frontales y occipitales en ambos extremos, y lleva un rico suministro de vasos sanguíneos y nervios. La galea está unida a la piel superpuesta por una capa adiposa densa y firme, y está separada del periostio craneal subyacente por un espacio fascial areolar laxo también denominado gálea aponeurótica que permite la movilidad del cuero cabelludo. A 8 a 10 cm por encima del borde orbital superior, la galea se divide en capas superficiales y profundas que se extienden hacia adelante y rodean los músculos de la frente. La capa profunda de la galea se extiende por debajo del músculo frontal y se fusiona con el periostio de 8 a 10 mm por encima del borde orbital superior. La capa superficial continúa hacia abajo sobre la superficie anterior del músculo frontal hasta el borde orbital, donde se inserta en una línea de fusión, el arco marginal, alrededor del margen del borde orbital. Desde el arco marginal, la galea anterior continúa hacia abajo en el párpado superior, donde continúa como la capa anterior del septo orbital.

Esto explica la contribución del músculo frontalis, no solo en la posición de las cejas sino también en la altura de los párpados. En pacientes con una posición de párpado en el límite inferior o ptosis palpebral documentada, evite las inyecciones de toxina neurotóxica en la frente o sea muy conservador, porque un descenso insignificante del párpado subyacente se revelará de manera drástica.

El músculo frontalis es pareado y no tiene inserciones óseas. Sus fibras proximales se originan en la galea aponeurótica aproximadamente a nivel de la línea de sutura coronal y se extienden hacia el borde supraorbitario (**Fig. 2-2**).

Las fibras del músculo frontalis se entrelazan con el corrugador y la porción orbital de los músculos orbiculares.[19] Las fibras mediales se mezclan con las del músculo *procerus* y el músculo depresor del supercilio. El músculo frontalis no se

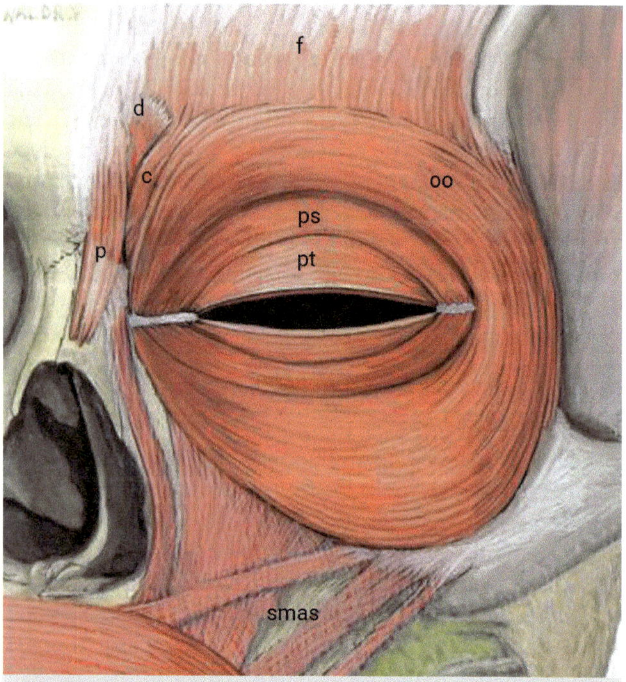

extiende más allá de la unión de los tercios medio y lateral de la ceja, por lo que la ceja lateral carece de un elevador. Debido a esta relación, la ceja lateral está bajo la influencia depresora de la porción lateral del músculo orbicular.

Debido a la falta de acción del músculo frontalis, la ceja lateral o la cola de la ceja tienden a descender con el envejecimiento. La inyección de toxina neurotóxica en el músculo orbicular lateral está indicada para elevar la ceja lateral.

La fascia superficial sobre la frente y las cejas es relativamente delgada. La piel se aplica estrechamente a la capa superficial de la galea sobre el músculo frontalis mediante septos fibrosos que se extienden a través de la galea y la grasa superficial hasta la dermis. En su superficie profunda, el músculo frontalis está separado del periostio subyacente por una capa de grasa dentro de la fascia profunda de la frente. Esto se ha denominado cojín de grasa subceja o grasa retroorbicular superior, o ROOF.[20] Este cojín de grasa mide aproximadamente 1 cm verticalmente y tiene un grosor de aproximadamente 5 mm, y ayuda a amortiguar la ceja durante el movimiento sobre el borde óseo supraorbitario. Este cojín de grasa subceja puede desinflarse con el envejecimiento y es una de las zonas objetivo en el área periocular para implantes inyectables. El músculo frontalis eleva la ceja y, junto con el vientre occipital posterior, tensa el cuero cabelludo proporcionando movilidad de la piel a lo largo de las sienes (**Fig. 2-3** y ▶ **Vídeo 2-1**).

La ptosis de la frente y las cejas es una característica prominente del envejecimiento facial.[21,22,23] A medida que progresa la ptosis de las cejas, la dermatoacalasia de los párpados superiores puede volverse más pronunciada. Cuando se evalúa a un paciente para una blefaroplastia, es importante evaluar si la dermatoacalasia es el resultado de piel redundante en el párpado superior, o una manifestación de piel de la frente desplazada hacia abajo, o ambas. No reconocer la etiología de esta deformidad puede resultar en la falta de corrección del defecto anatómico responsable (**Fig. 2-4**).

En casos seleccionados, la inyección de toxina botulínica, específicamente en los músculos depresores de la ceja y el orbicular lateral, puede resultar en la elevación de la ceja que puede corregir una "pseudo dermatoacalasia".

Figura 2-2. Músculos de la frente (c, corrugador; ds, depresor del supercilio; f, frontalis; oo, orbicular de los ojos; p, *procerus;* smas, sistema musculofascial superficial; ps, preseptal; pt, pretarsal).

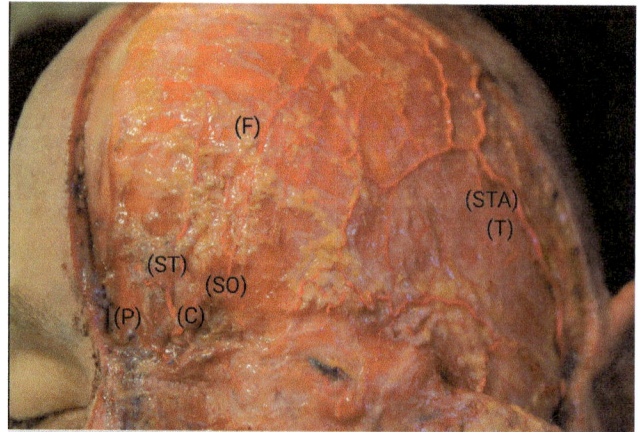

Figura 2-3. Los músculos *procerus* y corrugador con las arterias supraorbitaria y supratroclear.

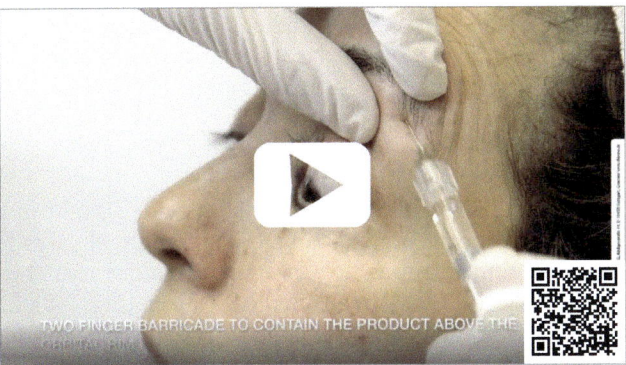

Vídeo 2-1. Inyección en el ROOF.

Tres hallazgos anatómicos que pueden ayudar a predecir una elevación efectiva de la ceja con toxina neurotóxica:

• Pacientes con piel delgada en la frente/ceja, generalmente mujeres.

• Pacientes con exposición preexistente de la placa tarsal.

• Pacientes con una acción fuerte del músculo orbicular lateral (patas de gallo).

El músculo *procerus* es un pequeño músculo piramidal estrechamente relacionado con el complejo del músculo frontalis. Se origina a través de fibras tendinosas del periostio en la porción inferior del hueso nasal. El músculo asciende verticalmente entre las cejas y se divide en 2 cabezas, que se entrelazan con los bordes mediales del músculo frontalis a cada lado e se insertan en la dermis de la piel sobre la frente central inferior (v. **Fig. 2-2**). La contracción del músculo *procerus* hace descender la porción medial de la ceja y produce arrugas transversales sobre la glabela y el puente nasal. Anteriormente se creía que el músculo depresor superciliar era parte del músculo orbicular, pero ahora se considera una estructura separada.[24] Se origina en el proceso frontal del hueso maxilar como dos cabezas distintas, se extiende superiormente por debajo del borde lateral del *procerus* e se inserta en la dermis de la ceja medial (v. **Fig. 2-2**).

Los pacientes con una fuerte contracción del músculo nasalis o *bunny lines* generalmente también tienen un reclutamiento fuerte del músculo depresor del supercilio. En estos pacientes, extienda su patrón de inyecciones de toxina botulínica en la glabela para incluir estos músculos.

El músculo corrugador superciliar forma una banda piramidal de fibras debajo de las fibras mediales de los músculos frontalis y orbicular (v. **Fig. 2-2**). Se origina en el extremo medial del hueso frontal en el borde orbitario superomedial y se divide en dos cabezas separadas. La cabeza oblicua se extiende superiormente y ligeramente lateralmente y se entrelaza a través de los músculos frontalis y orbicular para insertarse en la dermis a lo largo de la ceja medial. Esta cabeza, junto con el músculo depresor superciliar, el *procerus* y la porción orbital medial del músculo orbicular, actúa para deprimir la cabeza de la ceja.[25] La cabeza transversal más grande del músculo corrugador pasa lateralmente y ligeramente superiormente debajo de la porción orbital del músculo orbicular dentro del compartimento de grasa galeal se inserta en la fascia profunda de los músculos frontalis y orbicular a lo largo de un tercio central de la ceja. La contracción del músculo corru-

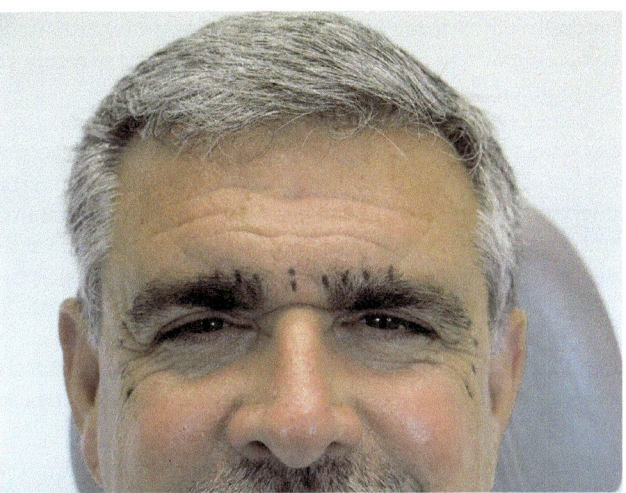

Figura 2-4. Un rostro masculino envejecido con arrugas horizontales en la frente y pliegues glabulares horizontales y verticales.

gador tira de la ceja hacia el centro y hacia abajo, y produce pliegues verticales en la glabela.

En cuanto a la forma, la frente es más alta y ancha, y los bordes supraorbitarios forman una cresta más prominente en los hombres que en las mujeres.[26] Las crestas supraorbitarias mediales en los hombres se fusionan con la glabela central, de modo que la región de la glabela es más prominente que en las mujeres.[27] Aunque la órbita es absolutamente más grande y redondeada en los hombres, la órbita masculina es proporcionalmente más pequeña en relación con el tamaño general del cráneo.[28] La ceja tiene un contorno más plano y se encuentra más baja a lo largo del borde orbital.[29] Los hombres con ojos hundidos y un borde supraorbitario más prominente pueden presentar una posición ligeramente más baja de la ceja (v. **Fig. 2-4**).[30]

Los hombres con músculos más fuertes y grandes en la glabela requieren más unidades de toxina botulínica.[31] Las cejas bajas en los hombres requieren una evaluación cuidadosa de la acción del músculo frontalis antes de la inyección de neuromoduladores para prevenir la posible caída de la ceja. En pacientes masculinos con cejas bajas y pesadas, considere la inyección de toxina botulínica en la glabela y el músculo orbicular lateral; evite las inyecciones en la frente (v. **Fig. 2-4**).

La sien se refiere a la zona anatómica de la fosa temporal. Los límites son la línea temporal superior en la parte superior, el proceso frontal del cigoma en la parte anterior, el proceso cigomático del hueso temporal y el cigoma en la parte inferior, y la línea del cabello temporal y la oreja en la parte posterior.[32] La fosa temporal contiene el músculo temporal, que se origina en la línea de fusión temporal superior e se inserta inferiormente en el proceso coronoides de la mandíbula. La superficie del músculo temporal está cubierta por una capa fibrosa densa, la fascia temporal profunda, que contiene un compartimento de grasa temporal inferior. Superficial a la fascia temporal profunda hay una capa areolar suelta, la fascia temporoparietal o superficial temporal. La arteria temporal superficial se extiende superiormente, y las ramas temporales del nervio facial atraviesan diagonalmente esta capa facial. Estas son estructuras importantes que deben evitarse en los procedimientos de elevación temporal de la frente y durante la colocación de rellenos en la zona temporal, ya que se reconoce como una de las "zonas de peligro".

La frente, las sienes, la glabela, los párpados, la nariz, la mitad de la cara y el pliegue nasolabial son "zonas de peligro" faciales porque están conectadas a la compleja circulación orbital. La inyección accidental de relleno intraarterial puede producir una embolización retrógrada que llega a la circulación orbital y retiniana con resultados catastróficos como la ceguera[33] (**Fig. 2-5**).

Se reconoce que la remodelación ósea ocurre a lo largo de la vida, con una proyección gradual aditiva del hueso en la frente debido al engrosamiento del hueso frontal.[34,35] La parte superior de la frente también muestra cierta regresión debido a la pérdida de altura y volumen de la calota con el envejecimiento.[36] El hundimiento temporal es una característica prominente del rostro envejecido, a menudo atribuido a la atrofia del compartimento de grasa temporal. Sin embargo, estudios más recientes sugieren que la redistribución de grasa hacia abajo en lugar de la atrofia es más probable que sea responsable del hundimiento superior relativo en esta región.[37]

En los hombres, es común la prominencia supraorbitaria o protuberancia frontal con una concavidad aumentada en la frente central con el envejecimiento; considere una combinación de toxina botulínica e inyecciones de relleno en casos seleccionados para mejorar la apariencia de las arrugas profundas sin bajar la parte más pesada de las cejas (**Fig. 2-6** y ▶ **Vídeo 2-2**).

Las sienes de las mujeres "jóvenes" suelen ser planas; con el envejecimiento, pueden volverse notablemente cóncavas. En los hombres, se espera que las sienes sean planas o ligeramente

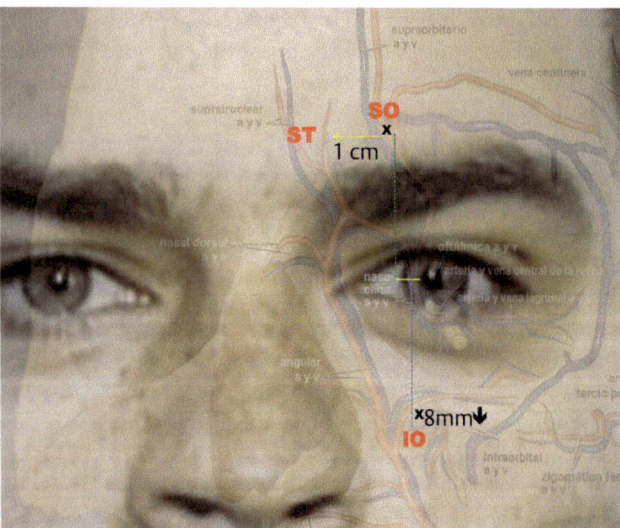

Figura 2-5. Localización de las principales estructuras vasculares periorbitales. Nota: La mejor manera de localizar los principales vasos alrededor del ojo es utilizar la pupila del paciente como brújula guía. Por ejemplo, para encontrar el foramen (o hendidura donde emerge el conjunto de nervios y vasos supraorbitales), utilice el limbo medial del iris y el margen superior de la órbita. Las estructuras neurovasculares del foramen infraorbitario están alineadas entre el limbo medial del iris y la pupila, aproximadamente a 8 mm a 1 cm del borde orbital inferior. Recuerde que la arteria supratroclear se encuentra aproximadamente a 1 cm medial a la arteria supraorbitaria. Todas estas estructuras emergen desde lo profundo de estos forámenes.

convexas. Para la inyección de relleno en la sien, existen dos enfoques: inyección superficial/subcutánea o inyección profunda supraperióstica. En nuestra opinión, la inyección profunda sobre el hueso es más segura (**Fig. 2-7** y ▶ **Vídeo 2-3**).

2.2.3 Párpados y región periorbitaria

En el adulto joven, la fisura palpebral mide de 10 a 11 mm de altura vertical, pero con el paso de los años, el párpado superior asume una posición más ptótica, lo que resulta en una fisura de solo aproximadamente 8 a 9 mm (**Fig. 2-8**). La longitud horizontal de la fisura es de 30 a 31 mm a los 15 años aproximadamente. Los párpados superior e inferior se encuentran medial y lateralmente en un ángulo de aproximadamente 60 grados. La fisura palpebral generalmente está ligeramente inclinada hacia arriba en su extremo lateral, de modo que el ángulo cantal lateral generalmente es de aproximadamente 2 a 3 mm más alto que el ángulo cantal medial. En la posición primaria de la mirada, el margen del párpado superior generalmente se encuentra en el limbo corneal superior en los niños y de 1.5 a 2.0 mm por debajo en los adultos. El contorno marginal del párpado superior generalmente alcanza su punto más alto justo nasal al pupila, y el margen del párpado inferior descansa en el limbo corneal inferior. Estos puntos anatómicos son similares tanto en hombres como en mujeres.

Los pacientes con párpados superiores que descansan cerca de sus pupilas, a menos de 3 mm del reflejo de luz en la pupila, pueden tener una caída del párpado subyacente que puede agravarse por el tratamiento con neurotoxina en el complejo de la frente. Del mismo modo, si el margen del párpado inferior está más bajo que el limbo corneal inferior, con exposición escleral, se deben evitar las inyecciones de neurotoxina en el *orbicularis* pretarsal o en el párpado inferior, ya que solo acentuarán una retracción o descenso del párpado "indeseado".

El músculo *orbicularis oculi* es una lámina muscular estriada periocular que se encuentra justo debajo de la piel. Anatómicamente, se divide en tres segmentos arbitrarios: la porción orbital, preseptal y pretarsal en los párpados superior e inferior (**Fig. 2-9**). La porción orbital se superpone a los bordes orbitarios óseos. Se origina en inserciones en el proceso frontal del hueso maxilar, el proceso orbital del hueso frontal y del ligamento cantal medial común. Las fibras rodean el borde orbitario para formar un círculo continuo e insertarse medialmente justo debajo de sus puntos de origen. La porción palpebral del músculo *orbicularis* se superpone al párpado móvil desde los bordes orbitarios hasta los márgenes del párpado. Aunque esta porción forma una unidad anatómica única en cada párpado, se divide habitualmente topográficamente en dos partes, el *orbicularis* preseptal y pretarsal.

La parte preseptal se encuentra sobre el septo orbitario en ambos párpados superior e inferior, y la parte pretarsal se superpone a las placas tarsales. El plano fascial postorbicular es una capa areolar laxa avascular entre el músculo *orbicularis* y el complejo fascial septo orbitario-*levator* aponeurótico. Este plano es una referencia quirúrgica importante que permite una disección fácil y sin sangrado e identificación del septo orbitario subyacente. El septo orbitario es una membrana fibrosa y multicapa que comienza

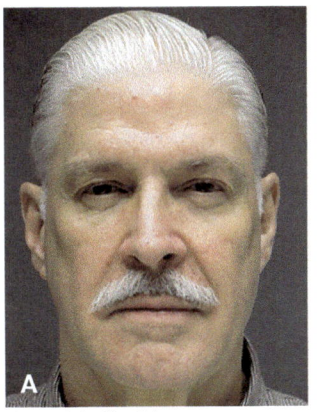
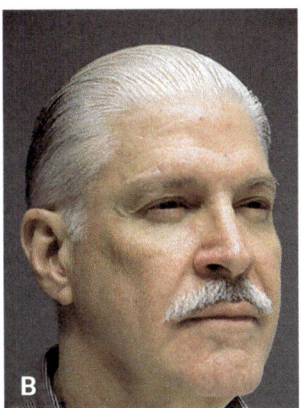
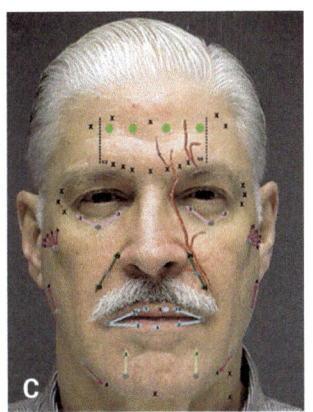
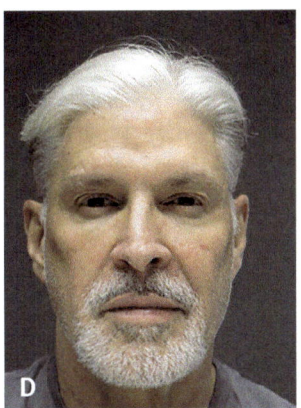

Notas de la Fig. 2.6c

●	(X)	●	→	→	→	→	→	→	→
Perforación de cánula	(X) Botox- 55 Unidades	Ácido Hialurónico - 0,5 ml	Ácido Hialurónico- 1.0 ml	Ácido Hialurónico- 1.0 ml	Ácido Hialurónico - 1.0 ml	Ácido Hialurónico - 1.0 ml	Ácido Hialurónico - 1.0 ml	Ácido Hialurónico - 3.0 ml

Área de inyección	Técnica de inyección	Plano de inyección
Frente	Aguja: microbolo	Periosteo
Surco orbitomalar: surco orbitomalar	Cánula retrógrada	*Suborbicularis*
Malar cigomático	Cánula retrógrada	Subcutáneo
Surco nasolabial	Cánula retrógrada	Dermis profunda
Melolabial	Cánula retrógrada	Subcutáneo
Línea de la mandíbula	Cánula retrógrada	Subcutáneo
Labios	Cánula retrógrada	Submucosa
	Aguja	Depósito

Figura 2-6. Paciente de 61 años con características masculinas ejemplares: cejas bajas, prominencia frontal, mentón prominente y línea mandibular cuadrada. **(A)** Antes (frente). **(B)** Antes (lado derecho). **(C)** Marcación para la inyección. **(D)** Después.

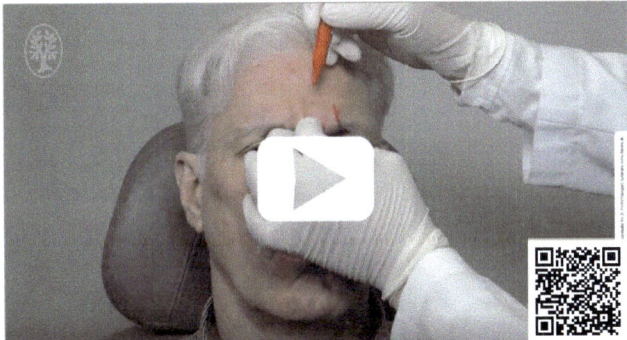

Vídeo 2-2. Inyección en la mitad de la frente en combinación con neurotoxina; aumento de labios con cánula; inyección en la línea mandibular con cánula.

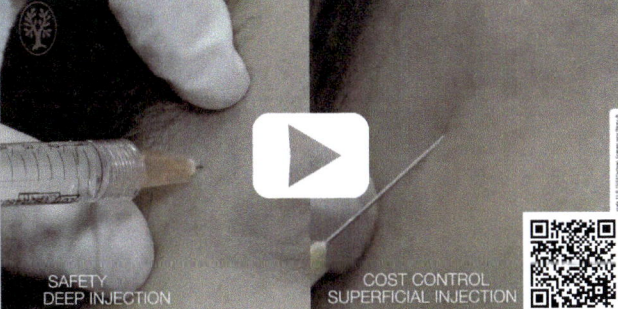

Vídeo 2-3. Inyección en la fosa temporal, técnica de inyección profunda con aguja.

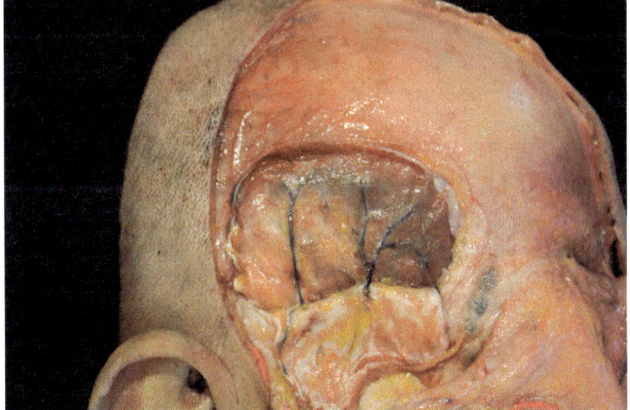

Figura 2-7. Fascia temporal superficial.

anatómicamente en el arcus marginalis a lo largo del borde orbitario (**Fig. 2-10**).

La estructura multicapa del septo orbitario se puede observar fácilmente en la mayoría de las personas durante la cirugía de párpados y proporciona un punto de referencia crítico que separa las láminas anteriores de las láminas posteriores del párpado. Inmediatamente detrás del septo orbitario se encuentran los compartimentos de grasa preaponeurótica amarillentos. Estos son extensiones anteriores de la grasa orbitaria extraconal o periférica (**Fig. 2-11**). Hay dos compartimentos en el párpado superior, medial y central, y tres en el párpado inferior,

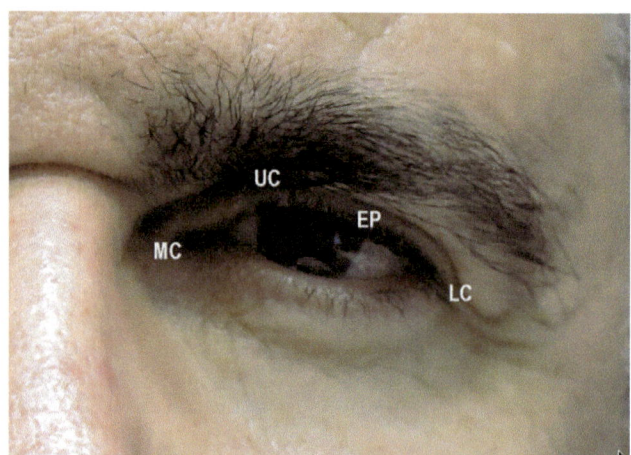

Figura 2-8. Párpado externo y región periorbitaria (EP, plataforma del párpado; LC, ángulo cantal lateral; MC, ángulo cantal medial; UC, pliegue del párpado superior).

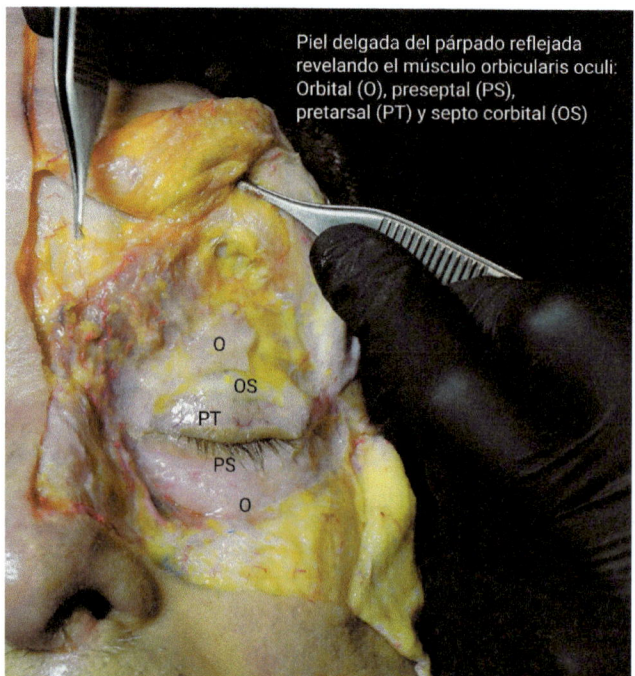

Piel delgada del párpado reflejada revelando el músculo orbicularis oculi: Orbital (O), preseptal (PS), pretarsal (PT) y septo corbital (OS)

Figura 2-9. Músculo *orbicularis oculi*.

medial, central y lateral. Estos compartimentos de grasa son puntos de referencia quirúrgicamente importantes que ayudan a identificar un plano inmediatamente anterior a los principales retractores del párpado, la aponeurosis del elevador en el párpado superior y la fascia capsulopalpebral en el párpado inferior.

Con el envejecimiento, los compartimentos de grasa en el párpado superior experimentan cambios. El compartimento de grasa medial tiende a crecer y el depósito de grasa central se atrofia.[38] Estos cambios en el volumen de los compartimentos de grasa hacen que el párpado superior parezca desinflado o hundido en el centro, de manera más prominente en las mujeres debido a la piel más delgada del párpado superior. La colocación de un relleno de ácido hialurónico de baja concentración debajo del músculo *orbicularis* puede corregir este cambio involutivo (▶ **Vídeo 2-4**).

El principal retráctor del párpado superior es el músculo elevador del párpado superior. Se origina en lo profundo de la órbita desde la ala esfenoidal menor y avanza a lo largo de la órbita superior. En el borde orbitario, la vaina fibrosa que rodea al músculo se engrosa para formar una condensación horizontal que se extiende horizontalmente a través de la órbita superior, unida medial y lateralmente a la fascia y los huesos orbitarios. Este es el ligamento orbital transverso superior de Whitnall que contribuye al soporte de los sistemas suspensorios fasciales orbitarios anteriores que mantienen las relaciones espaciales entre una variedad de estructuras anatómicas en la órbita superior y el párpado superior (v. **Fig. 2-11**). Parece funcionar como una hamaca que sostiene la aponeurosis del elevador, donde cambia el vector de horizontal a vertical. También puede servir como un ligamento de control contra la excesiva excursión posterior del músculo elevador.

Desde el ligamento de Whitnall, la aponeurosis del elevador continúa hacia abajo de 14 a 20 mm hasta sus inserciones. Contrariamente a la enseñanza anterior, solo un pequeño porcentaje de las fibras terminales de la aponeurosis se inserta directamente en el tarso. La mayoría de las fibras aponeuróticas se insertan en la fascia pretarsal y en los septos interfasciculares del músculo *orbicularis* pretarsal. Algunas fibras continúan a través del músculo para fusionarse con las fibras de la fascia

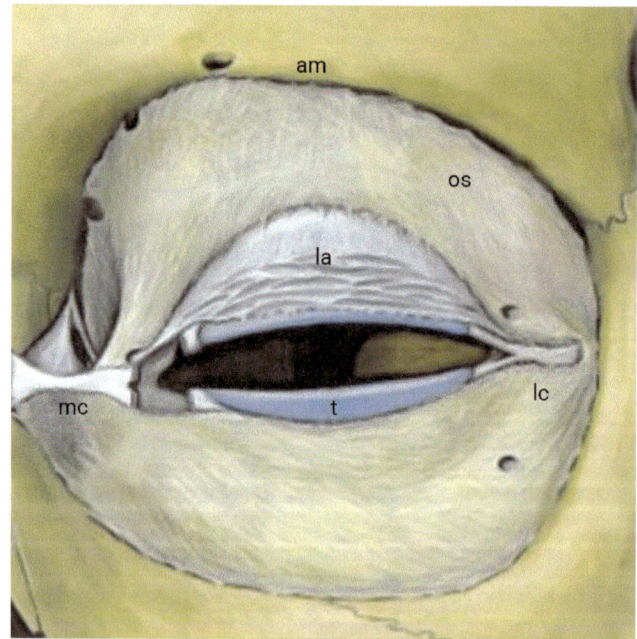

Figura 2-10. Septo orbitario (am, *arcus marginalis*; la, aponeurosis del elevador; lc, ligamento cantal lateral; mc, ligamento cantal medial; t, tarso; os, septo orbitario).

subcutánea. Estos deslizamientos multicapa mantienen una aproximación cercana de la piel, el músculo, la aponeurosis y las láminas tarsales en la porción marginal de los párpados, lo que contribuye a la formación de la plataforma marginal del párpado que es estéticamente importante en el párpado caucásico. Los hombres tienden a tener una placa tarsal más pequeña que las mujeres, y este hallazgo es consistente con el envejecimiento.

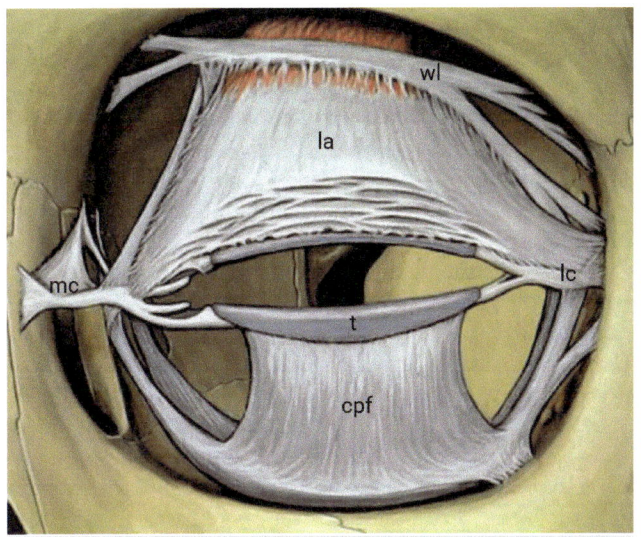

Figura 2-11. Aparato suspensorio del párpado superior (cpf, fascia capsulopalpebral; la, aponeurosis del elevador; lc, ligamento cantal lateral; mc, ligamento cantal medial; t, placa tarsal; wl, ligamento de Whitnall).

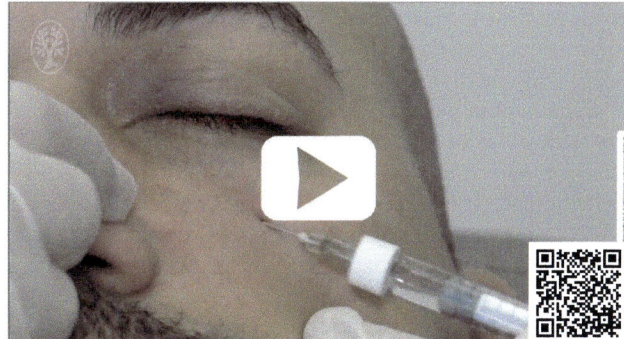

Vídeo 2-4. Corrección del surco orbitomalar con técnicas de ácido hialurónico y cánula.

En ambos párpados superior e inferior, están presentes fibras musculares lisas inervadas por el sistema nervioso simpático. En el párpado superior, el músculo supratarsal de Müller se origina en la superficie inferior del músculo elevador justo anterior al ligamento de Whitnall. Desciende posteriormente al aponeurosis del elevador, al cual está débilmente adherido. El músculo de Müller se inserta en el borde anterior de la línea tarsal superior a través de una zona de tejido conectivo denso. En el párpado inferior, las fibras musculares lisas están presentes a lo largo de la superficie posterior de la fascia capsulopalpebral, a una corta distancia distal al ligamento de Lockwood. Las placas tarsales proporcionan la integridad estructural firme de los márgenes del párpado superior e inferior (Fig. 2-12).

Las placas tarsales consisten en tejido fibroso denso de aproximadamente 1,0 a 1,5 mm de grosor. La altura vertical central de la placa tarsal es de 12 mm en el párpado superior y de 3,5 a 5,0 mm en el párpado inferior. Dentro de cada tarso se encuentran las glándulas sebáceas de Meibomio, aproximadamente 25 en el párpado superior y 20 en el párpado inferior. Medial y lateralmente, las placas tarsales se convierten en bandas fibrosas que forman los ligamentos cantales medial y lateral. Estos se encuentran entre el músculo orbicular anteriormente y la conjuntiva posteriormente. El ligamento cantal medial se divide en un patrón complejo de cruras anterior, superior y posterior que rodean el saco lagrimal e insertan en las crestas de los huesos maxilar y lagrimal. Lateralmente, las placas tarsales se convierten en hebras fibrosas menos desarrolladas que forman el ligamento cantal lateral que se inserta en el periostio justo dentro del borde orbital lateral.

La posición cantal lateral puede descender con el envejecimiento independientemente del género. En los hombres obesos con apnea del sueño, los tejidos fibrosos de las placas tarsales se estiran progresivamente con una serie de signos y síntomas conocidos como síndrome del párpado flojo. Estos pacientes requieren intervención quirúrgica para corregir la

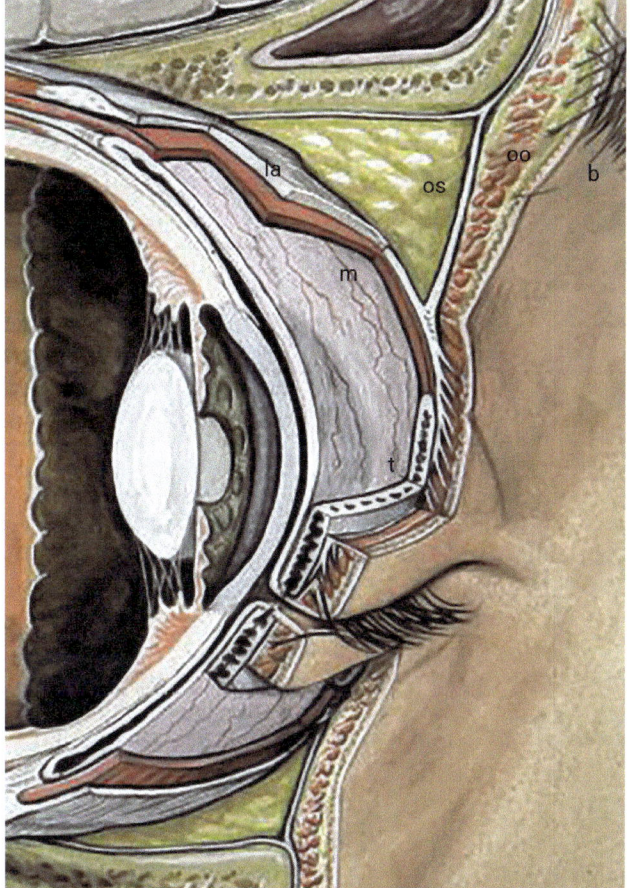

Figura 2-12. Anatomía transversal de los párpados (la, aponeurosis del elevador; mm, músculo simpático de Müller; oo, músculo orbicular de los ojos; os, septo orbitario; t, placa tarsal con glándulas de Meibomio).

mala posición del párpado debido a la laxitud excesiva del tejido.[39] El párpado inferior se vuelve laxo y cae hacia abajo, especialmente lateralmente, y puede ser significativamente más grave en hombres mayores.[40,41] El septo orbitario se vuelve laxo permitiendo la herniación de la grasa orbitaria anteroinferior por encima del ligamento orbitomalar, lo que resulta en párpados inferiores abultados comúnmente vistos en el rostro masculino envejecido. El hundimiento infraorbitario es un fenómeno relacionado que se observa a lo largo de la interfaz del párpado y la mejilla, exacerbado por el descenso hacia abajo de los compartimentos de grasa malar.

El entrópion y el ectropion son algunas de las malposiciones adquiridas más comunes del párpado inferior asociadas con el envejecimiento. La resorción del borde óseo orbitario inferolateral y la laxitud de los ligamentos retentivos del *orbicularis* causan la caída del párpado inferior lateral y el desplazamiento hacia abajo del ángulo cantal lateral.[8]

El paciente masculino con "vector negativo" que presenta una proyección maxilar anterior deficiente puede mostrar signos tempranos de malposición del párpado inferior (como el ectropion) y prolapso de la grasa orbitaria, creando una transición abrupta entre la órbita inferior y el tercio medio de la cara (**Fig. 2-13** y v. ▶ **Vídeo 2-4**). La concavidad del tercio medio de la cara del paciente con "vector negativo" requiere convexidad; nuestras plataformas de aterrizaje de relleno para el paciente con "vector negativo" son el surco lagrimal óseo y la cara maxilar lateral a la arteria infraorbitaria. Se creará un contrafuerte mediante la inyección en estos dos sitios.

Una de las áreas de mayor preocupación para el paciente masculino es la región de los ojos, específicamente la depresión debajo de los ojos. Para el paciente con vector negativo, se deben considerar enfoques de dos puntas: inyecciones infraorbitarias e inyección concomitante de relleno maxilar (▶ **Vídeo 2-5**).

2.2.4 Anatomía del tercio medio y envejecimiento

La nariz dorsal masculina es más ancha y recta en comparación con las mujeres, donde es relativamente más estrecha y cóncava lateralmente.[42]

Se espera que la nariz dorsal masculina sea recta y más ancha que en las mujeres. Tenga mucho cuidado con los pacientes que hayan tenido cirugía nasal previa, ya que la anatomía puede estar alterada y la seguridad de la inyección se ve disminuida (▶ **Vídeo 2-6**).

El pómulo masculino tiene más plenitud, una prominencia malar de base más amplia y un ápice más medial y sutilmente definido.[43] Las protuberancias frontal y cigomático son más anchos en los hombres, lo que crea una apariencia más plana.[44] La piel del tercio medio de la cara es estructural e histológicamente similar a otras áreas de la cara, pero el grosor de la epidermis y la dermis es mayor que en los párpados y similar al de la frente.[45] Al igual que en otras áreas de la piel de la cara, los cambios relacionados con el envejecimiento ocurren tanto por mecanismos genéticos intrínsecos como por exposición ambiental, principalmente a la luz ultravioleta. Fumar puede tener un efecto perjudicial al alterar la microvasculatura con pérdida de colágeno y elastina, reemplazo de sustancia fundamental por tejido fibroso y disminución en la tasa de renovación celular. La piel seca resulta de la pérdida de las glándulas sebáceas y la hiperpigmentación se produce por un aumento de melanina.

En el tercio medio de la cara, el sistema músculo-aponeurótico superficial (SMAS) es parte de la fascia subcutánea de la cabeza y el cuello. Es continuo superiormente con la aponeurosis galea sobre la frente y lateralmente con la fascia temporoparietal o superficial temporal sobre las fosas temporales. Inferiormente, el SMAS es continuo con el platisma del cuello y la parte inferior de la cara. El SMAS envuelve los músculos de la expresión facial y separa la grasa subcutánea en capas superficiales y profundas. Los septos fibrosos se extienden desde el SMAS, a través de la capa de grasa superficial, hasta la dermis subyacente. Los nervios motores de los músculos faciales se encuentran justo por debajo del SMAS.

Los depósitos de grasa subcutánea en el tercio medio de la cara influyen en las propiedades mecánicas de la piel que los recubre. Los cambios progresivos en estos compartimentos de grasa se consideran factores importantes que contribuyen al envejecimiento facial. La grasa facial se divide ampliamente en capas superficiales y profundas, por encima y por debajo del SMAS, y estas se subdividen aún más en compartimentos de grasa distintos, separados por ligamentos fasciales, septos y músculos.[46] Los diferentes compartimentos de grasa difieren en tipos de grasa según el tamaño de las células adiposas, la composición colágena de su matriz extracelular y las características mecánicas.[47] También varían en propiedades fisiológicas que difieren de la grasa en otras partes del cuerpo, como el abdomen, e incluso difieren de un compartimento localizado a otro en la cara.[48] Estas diferencias resultan en cambios de envejecimiento dispares en varias partes de la cara. El resultado es inestabilidad estructural y arrugas en la piel que la recubre, así como atrofia o redistribución de grasa que se manifiesta como pérdida general del volumen del tercio medio de la cara, pérdida de volumen en las regiones de las sienes, periorbitales y mentón, y aumento relativo del volumen de grasa en las mejillas y pliegues nasolabiales laterales. Los hombres muestran una mayor pérdida de volumen facial que las mujeres.[49] La fuerza descendente de la gravedad y la pérdida de elasticidad debido al fotoenvejecimiento provocan la caída

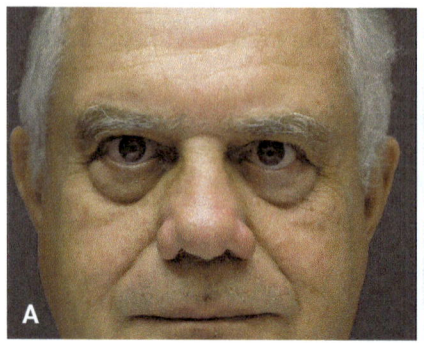
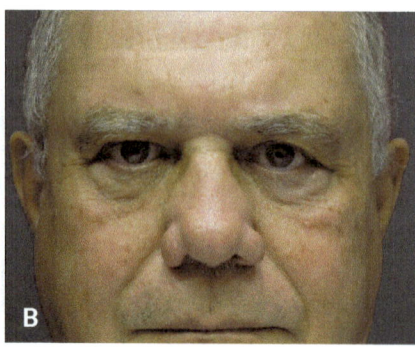

Figura 2-13. Paciente con vector negativo antes y después del tratamiento con un agente bioestimulante inyectable, ácido poliláctico (PLLA; Sculptra) en la unión de la maxila y los ligamentos orbitomalar infraorbitarios.
(A) Antes.
(B) Después del ácido poliláctico.

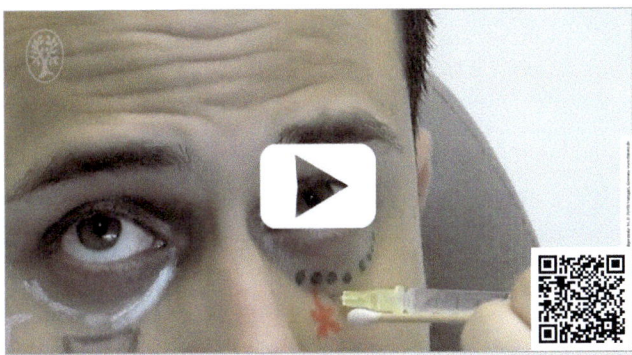

Vídeo 2-5. Paciente con vector negativo.

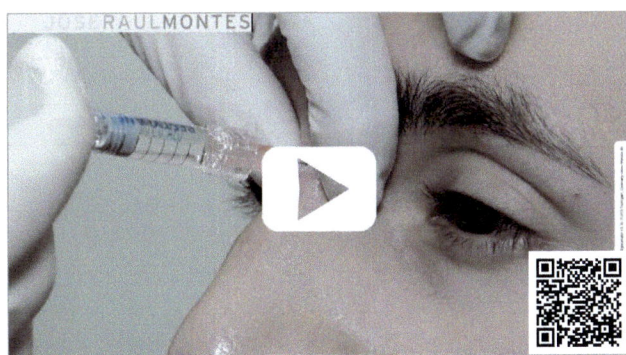

Vídeo 2-6. Inyección en la nariz dorsal.

de los tejidos blandos faciales, la redistribución descendente de los compartimentos de grasa facial y cambios relacionados con la edad en la piel que la recubre. Los hombres tienen una mayor masa muscular facial y movimientos faciales más amplios.[50] Esto resulta en un mayor grado y una distribución más amplia de arrugas en el tercio medio de la cara, y tienden a aparecer a una edad más temprana.[51] Los hombres también tienen menos grasa subcutánea, lo que acentúa la apariencia de arrugas profundas en hombres mayores.[52]

Se creía que el crecimiento craneofacial terminaba en la edad adulta temprana, excepto por cambios degenerativos menores. El concepto de que el esqueleto facial estaba en un estado de cambio continuo fue introducido por Humphrey[53] en 1858, y posteriormente desarrollado por Enlow,[54] quien desarrolló la idea de campos de crecimiento. Según este concepto, los huesos frontonasales depositan nuevo hueso en la parte superior de la cara y se desplazan hacia adelante, mientras que el esqueleto del tercio medio de la cara se reabsorbe y muestra un desplazamiento gradual hacia atrás.[34,55] Este modelo teórico postulaba que el esqueleto facial, visto desde la derecha, muestra una rotación gradual alrededor de la órbita, de manera que la frente rota hacia adelante y ligeramente hacia abajo, mientras que el tercio medio de la cara rota hacia atrás y ligeramente hacia arriba.[34,35,56,57,58]

También se demostró que la apertura orbital aumentaba de diámetro en dirección superomedial e inferolateral, junto con un aplanamiento del ángulo glabelo-maxilar.[59] Estos cambios en el esqueleto facial con el envejecimiento hacen que los ángulos maxilares, piriformes y glabelares se vuelvan más agudos, con efectos significativos en el drapado de los tejidos blandos sobresalientes. Esta regresión de la proyección ósea afecta la estructura de suspensión de todos los tejidos blandos faciales y contribuye a algunos de los cambios comunes de envejecimiento del tercio medio de la cara, incluyendo la pérdida de volumen, la flacidez, el desarrollo de pliegues prominentes sobre los ligamentos de retención y la pérdida de dentición.[60]

La resorción ósea y la atrofia o redistribución de los tejidos blandos en el tercio medio de la cara ocurren tanto en hombres como en mujeres. Sin embargo, la conexión de estos cambios involutivos requiere un enfoque individualizado y personalizado que preserve las diferencias de género. En general, las mujeres buscan un pómulo más lleno y un punto de reflexión de la luz más alto (**Fig. 2-14**), mientras que los

hombres requieren suavizar la depresión debajo de los ojos hacia el tercio medio de la cara, o soporte en las zonas submalar y anteromalar.

2.2.5 Línea de la mandíbula y tercio inferior de la cara

La cara masculina suele ser cuadrada y con contornos más angulosos, especialmente en la parte inferior de la cara, y la atracción masculina suele estar definida por una línea de la mandíbula fuerte y una proyección anterior del complejo de la barbilla. La "atracción femenina" se encuentra en los pómulos y en los hombres se encuentra en la barbilla.[15] Los hombres tienen una boca más grande con labios más delgados, especialmente el labio superior.[61] Como se observa en las mujeres, los labios de los hombres se vuelven más delgados durante el proceso de envejecimiento. A pesar de los cambios relacionados con el envejecimiento, el remodelado de los labios no es un procedimiento común solicitado por los hombres. La revisión de fotografías antiguas es una herramienta poderosa al evaluar al paciente masculino o femenino y asesorarlos sobre los cambios involutivos del área perioral (v. ▶ **Vídeo 2-2**).

Un error común sobre el modelado del rostro con inyectables es creer que solo se trata de agregar volumen. Sin embargo, la posibilidad de reducción juega un papel especialmente en la parte inferior de la cara. A diferencia de los hombres, en las mujeres, la hipertrofia maseterina puede ser una característica "indeseada" ya que esto transmite masculinización al tercio inferior de la cara. Esto se puede mejorar con el tratamiento con neurotoxina (**Fig. 2-15**).

Otra área donde la reducción juega un papel es el acúmulo de grasa submental o "papada". Con la aprobación de Kybella, ácido desoxicólico para la reducción de grasa submental, por parte de la Administración de Alimentos y Medicamentos (FDA), muchas clínicas de estética experimentaron un aumento en el número de pacientes masculinos que buscaban una solución no quirúrgica para la papada.

Al planificar el tratamiento en la parte inferior de la cara en hombres, los objetivos son mejorar la definición de la línea de la mandíbula, mientras que en las mujeres se trata más de reducir los papadas y definir la línea de la mandíbula. El modelado facial con inyectables requiere un enfoque integral que incluya todas las zonas faciales y la combinación de productos. La posibilidad de reducciones juega un papel especialmente en la parte inferior de la cara (**Fig. 2-16** y ▶ **Vídeo 2-7**). Una

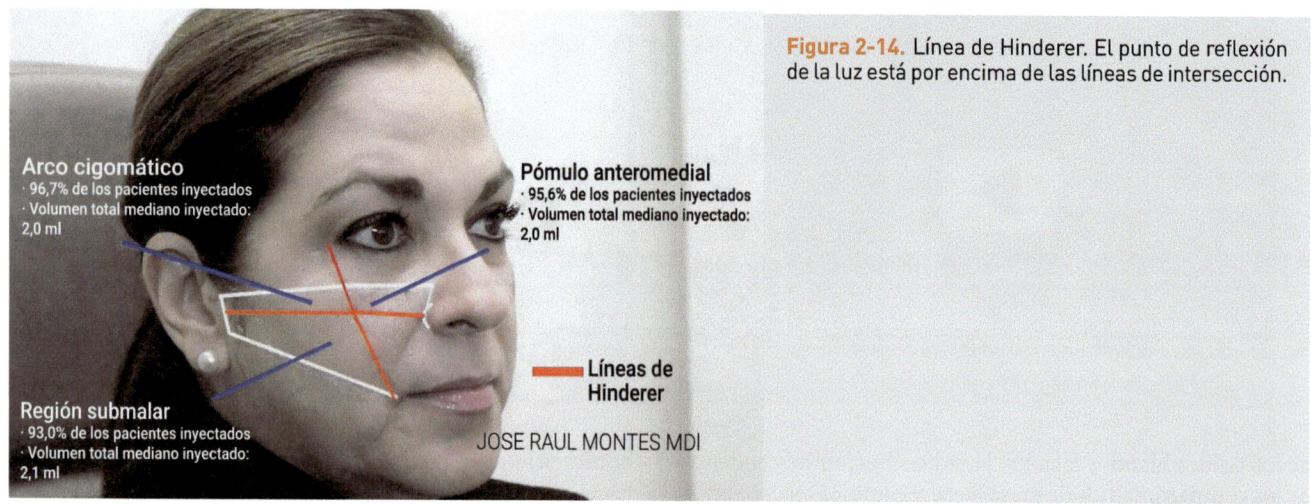

Figura 2-14. Línea de Hinderer. El punto de reflexión de la luz está por encima de las líneas de intersección.

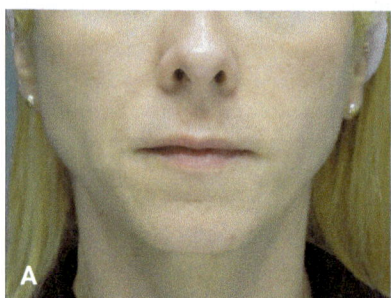
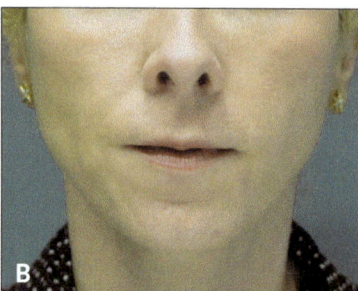

Figura 2-15. Hipertrofia maseterina femenina. **(A)** Antes y **(B)** después del tratamiento con neurotoxina.

de las áreas de mayor preocupación para los hombres es la plenitud debajo de la barbilla.[62]

2.2.6 Línea del cabello y pérdida de cabello de patrón masculino

La pérdida de cabello es una condición común que afectará a hombres y mujeres en algún momento de sus vidas. La causa más común de alopecia en hombres es la pérdida de cabello de patrón masculino.[63] Los estudios sugieren que a los 35 años, el 66% de los hombres estadounidenses experimentará algún grado de pérdida de cabello apreciable.[64] La pérdida de cabello de patrón masculino es un problema muy común que aumenta con la edad. Las opciones de tratamiento actuales se discuten y se comparan en la **tabla 2-1**. Las opciones incluyen minoxidil, inhibidores de la 5-alfa-reductasa, implantación de células foliculares, trasplante de cabello, plasma rico en plaquetas, terapia de luz de bajo nivel y suplementación nutricional (**Fig. 2-17**). Esto se abordará con más detalle en el Capítulo 5.

2.3 Conclusión

La preferencia de los hombres en los procedimientos estéticos no quirúrgicos es similar a la de las mujeres, clasificando las neurotoxinas en primer lugar y los inyectables en segundo lugar. En cuanto a los procedimientos quirúrgicos, la cirugía de párpados es uno de los tratamientos más buscados tanto por hombres como por mujeres. Esto explica la importancia de la zona periocular como foco de rejuvenecimiento facial.

Existen diferencias anatómicas significativas entre hombres y mujeres, con implicaciones clínicas:

- Los hombres tienen una piel más gruesa y una mayor masa muscular y fuerza. Esto tiene un impacto en los tratamientos con neurotoxinas que requieren dosis más altas.
- Los cambios involutivos en el párpado inferior masculino pueden requerir corrección quirúrgica y soporte con inyectables en el tercio medio de la cara para compensar la retrusión maxilar y la falta de soporte orbital. Los implantes inyectables en el tercio medio de la cara en hombres se colocan más comúnmente en la zona anteromalar o submalar, mientras que en las mujeres las inyecciones se colocan más comúnmente en la zona malar superolateral para crear un "punto de reflexión de luz más alto".
- En la parte inferior de la cara, en las mujeres se trata de los labios y el área perioral. En los hombres, se trata de la definición de la línea de la mandíbula y la proyección del mentón.
- La reducción juega un papel en la modelación facial con inyectables. En las mujeres, las inyecciones de neurotoxina son efectivas para reducir la hipertrofia maseterina, y el ácido desoxicólico (Kybella) es efectivo para reducir la papada o la grasa submental tanto en hombres como en mujeres.

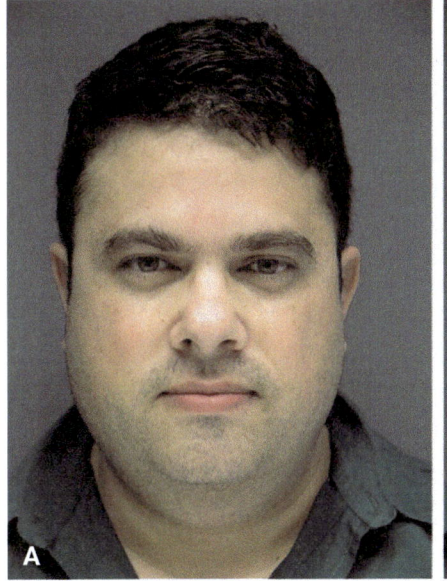 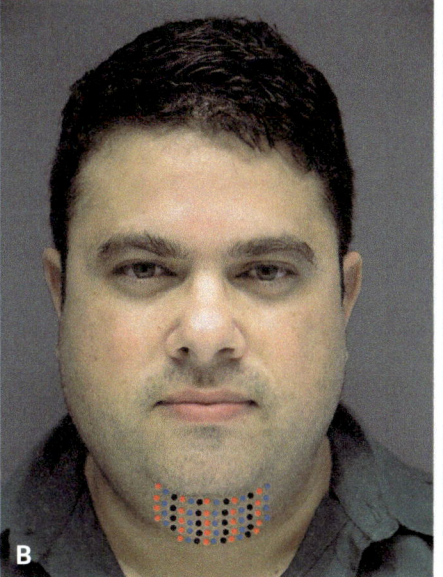 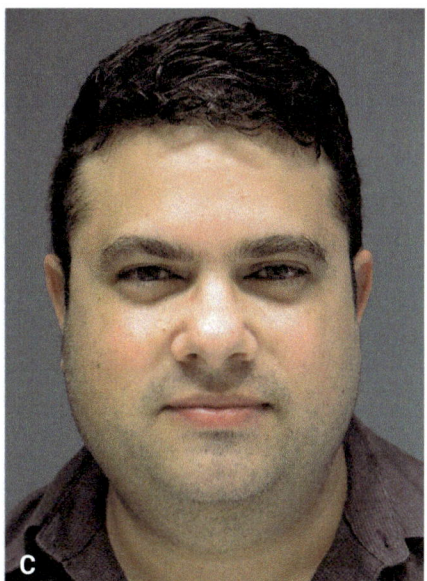

Notas para la Fig. 2.16b

● ● ● Inyección de ácido desoxicólico: 6,0 ml

Área de inyección	Técnica de inyección	Plan de inyección
Doble mentón	Aguja	Subdérmica preplatisma

Figura 2-16. Un paciente con grasa submental severa. Tratado con tres viales (6 mL en total) de ácido desoxicólico (Kybella) en la primera sesión. **(A)** Antes. **(B)** Marcas de inyección. **(C)** Después.

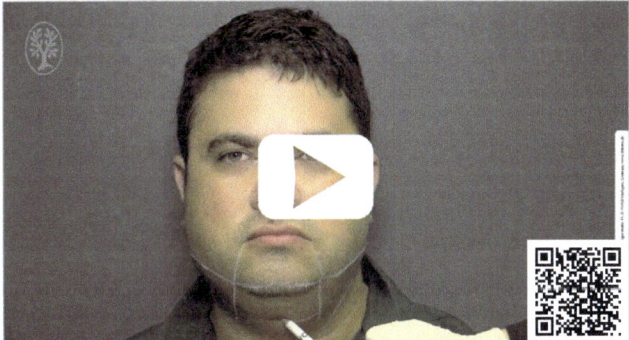

Vídeo 2-7. Inyección de grasa submental con Kybella.

- Solemos decir que "Los hombres son de Marte y las mujeres son de Venus". Con el advenimiento de procedimientos estéticos menos invasivos, la distancia entre estos dos planetas se está reduciendo cada día más.

2.4 Consejos

- En pacientes con posición baja del párpado o ptosis documentada, evite las inyecciones de neurotoxina en la frente o sea muy conservador.

- En pacientes con una fuerte contracción del músculo *nasalis* o *bunny lines*, extienda su patrón de inyecciones de neurotoxina en el entrecejo hasta el depresor del supercilio, ya que generalmente también tienen una fuerte contracción en esa área.
- Los músculos más fuertes y grandes en el entrecejo de los hombres requieren más unidades de neurotoxina. Las cejas bajas en los hombres requieren una evaluación cuidadosa de la acción del músculo frontal antes de la inyección de neuromoduladores para prevenir la posible caída de las cejas.
- Para el paciente con vector negativo, considere enfoques de dos puntos: inyecciones infraorbitarias e inyección concomitante de relleno maxilar.
- Al planificar el tratamiento en la parte inferior de la cara en hombres, los objetivos son mejorar la definición de la línea de la mandíbula.

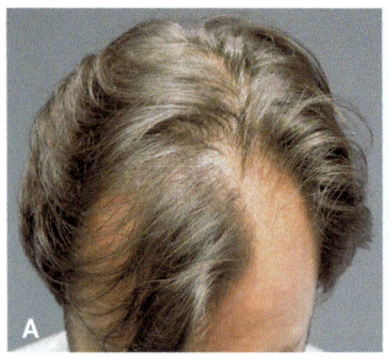
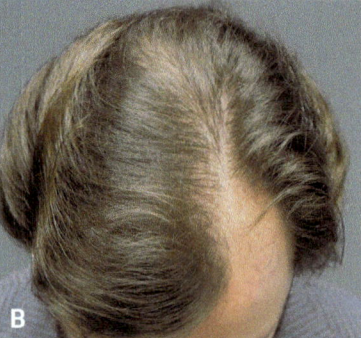

Figura 2-17. Pérdida típica de cabello de patrón masculino tratada con suplemento nutracéutico oral. **(A)** Antes. **(B)** Después de 3 meses de Nutrafol.

Tabla 2-1. Tratamientos actuales para la pérdida de cabello de patrón masculino

Tratamiento		Mecanismos	Hallazgos	Ventajas	Desventajas
Minoxidil		Actúa acortando la fase telógena y aumentando el diámetro del cabello[64]	El 40% de los pacientes masculinos experimentan un crecimiento del cabello con minoxidil al 5%[65]	La efectividad está comprobada en hombres y mujeres[66, 67]	El proceso es difícil de incorporar en la rutina diaria de cuidado del cabello[68]
Inhibidores de la 5-alfa-reductasa	Finasterida	Previene la conversión de testosterona a su forma activa 5-dihidro-testosterona[69]	El gel de finasterida al 1% tiene la mayor absorción dérmica y será un buen reemplazo de la terapia oral[60]	Se puede considerar el uso de finasterida tópica para el mantenimiento de la densidad del cabello[70]	La disfunción eréctil es el efecto secundario más común, seguido de la disfunción eyaculatoria y la pérdida de libido[70] Los pacientes deben usarlo durante 1 año para ver resultados[71]
	Dutasterida	Se demostró que reduce la dihidrotestosterona en suero[72]	La dutasterida parece proporcionar una mayor eficacia en comparación con la finasterida en el tratamiento de la alopecia androgenética[73]	Es más potente que la finasterida[70, 71]	Se asoció con una mayor prevalencia de quejas sexuales[74]
Implantación de células foliculares (FCI)		Se inducen nuevos folículos mediante las células de la papila dérmica cultivadas en conjunto con la epidermis existente en el cuero cabelludo[75]	El 70% de los pacientes experimentaron un aumento promedio del 11,8% en la densidad del cabello[64]	Sería permanente y no estaría limitado por la cantidad de cabello donante[75]	Rechazo del injerto por parte del receptor[75]
Trasplante de cabello	Unidad de transferencia folicular (FTU)	Se extrae una tira de unidades foliculares individuales de una gran sección de tejido del cuero cabelludo mediante cirugía[76]	Se ha observado un efecto positivo significativo en hombres en cuanto a la atracción y la percepción de la edad por parte de los evaluadores después de someterse al tratamiento[77]	Mayor número de injertos obtenidos y menos folículos transectados[64]	Lleva tiempo, deja una cicatriz en línea y puede causar disestesia en el sitio donante[64,78]
	Extracción de unidades foliculares (FUE)	Es una técnica que utiliza punzones de 0,8-1 mm de diámetro para extraer las unidades foliculares[77]	Las principales ventajas de la FUE robótica en comparación con la elipse estándar son su naturaleza mínimamente invasiva y la ausencia de una cicatriz lineal. La tasa promedio de transección con el robot hasta la fecha es del 6,6% (rango: 0,4-32,1%)[78]	Se evita la cicatriz lineal	Estaba limitado por la habilidad clínica del operador al extraer los injertos[79]

(Continúa)

Tabla 2-1. *(Continuación)* Tratamientos actuales para la pérdida de cabello de patrón masculino

Tratamiento	Mecanismos	Hallazgos	Ventajas	Desventajas
LLLT (terapia con láser de baja intensidad)	Aumenta la producción de trifosfato de adenosina (ATP), lo que provoca la proliferación celular, la oxigenación de los tejidos y el aumento de los factores de crecimiento al actuar sobre las mitocondrias[80]	El 37% del grupo de tratamiento experimentó un aumento en el crecimiento del cabello en comparación con el grupo placebo[81]	Podría ser un tratamiento efectivo, seguro y bien tolerado, especialmente para pacientes que no desean someterse a opciones más invasivas[82, 83]	Aún se deben determinar los parámetros óptimos, como la longitud de onda, la coherencia y la dosimetría[84]
Plasma rico en plaquetas (PRP) y *microneedling*	Preparación autóloga de plaquetas en plasma concentrado. Contiene numerosos factores de crecimiento que se liberan presumiblemente en el tejido donde se introduce el PRP[85]	El 28% de los pacientes informaron una mejora excelente y el 64% informó una mejora moderada[86]	Mejor penetración de un medicamento tópico como el minoxidil[86]	La mayoría de las pruebas son anecdóticas
Suplemento nutracéutico	Cápsulas con un enfoque multimodal compuesto por fitoactivos estandarizados con propiedades antiinflamatorias clínicamente probadas, adaptadores al estrés, antioxidantes y dihidrotestosterona (DHT)[87]	El 81% informó una mejora en el crecimiento general del cabello. Además, mejora la calidad de vida (CV) y los parámetros de cabello auto-percibidos de los sujetos[87]	Apunta a los numerosos desencadenantes que comprometen la salud del cabello a nivel del folículo: microinflamación, estrés, desequilibrios hormonales y daño oxidativo[88]	Se requiere un mínimo de 3 meses de uso

Referencias

1. American Society of Aesthetic Plastic Surgery. Statistics. Available at: http://www.surgery.org/media/statistics. Accessed December 28, 2018
2. American Society for Dermatologic Surgery. ASDS Consumer Survey. 2018. Available at: https://www.asds.net/consumer-survey/. Accessed December 28, 2018
3. Enlow DH. A morphogenetic analysis of facial growth. Am J Orthod. 1966; 52(4):283–299
4. Pessa JE, Chen Y. Curve analysis of the aging orbital aperture. Plast Reconstr Surg. 2002; 109(2):751–755, discussion 756–760
5. Kahn DM, Shaw RB, Jr. Aging of the bony orbit: a three-dimensional computed tomographic study. Aesthet Surg J. 2008; 28(3):258–264
6. Kim SJ, Kim SJ, Park JS, Byun SW, Bae JH. Analysis of age-related changes in Asian facial skeletons using 3D vector mathematics on picture archiving and communication system computed tomography.Yonsei Med J. 2015; 56(5):1395–1400
7. Jagdeo J, Keaney T, Narurkar V, Kolodziejczyk J, Gallagher CJ. Facial treatment preferences among aesthetically oriented men. Dermatol Surg. 2016; 42(10):1155–1163
8. Farhadian JA, Bloom BS, Brauer JA. Male aesthetics: a review of facial anatomy and pertinent clinical implications. J Drugs Dermatol. 2015; 14(9):1029–1034
9. Vierkötter A, Schikowski T, Ranft U, et al. Airborne particle exposure and extrinsic skin aging. J Invest Dermatol. 2010; 130(12):2719–2726
10. Daniell HW. Smoker's wrinkles. A study in the epidemiology of "crow's feet.". Ann Intern Med. 1971; 75(6):873–880
11. Green AC, Hughes MC, McBride P, Fourtanier A. Factors associated with premature skin aging (photoaging) before the age of 55: a population-based study. Dermatology. 2011; 222(1):74–80
12. Gunn DA, Dick JL, van Heemst D, et al. Lifestyle and youthful looks. Br J Dermatol. 2015; 172(5):1338–1345
13. Hamer MA, Pardo LM, Jacobs LC, et al. Lifestyle and physiological factors associated with facial wrinkling in men and women. J Invest Dermatol. 2017; 137:1692e 1699
14. Keaney TC. Aging in the male face. Intrinsic and extrinsic factors. Dermatol Surg. 2016; 42(7):797–803
15. Keaney TC. "Man-some": a review of male facial aging and beauty. J Drugs Dermatol. 2017; 16(6):91–93
16. Kimball AB, Alora-Palli MB, Tamura M, et al. Age-induced and photo- induced changes in gene expression profiles in facial skin of Caucasian females across 6 decades of age. J Am Acad Dermatol. 2018; 78 (1):29–39.e7
17. Mendelson BC, Jacobson SR. Surgical anatomy of the midcheek: facial layers, spaces, and the midcheek segments. Clin Plast Surg. 2008; 35 (3):395–404, discussion 393
18. Dutton JJ. Atlas of Surgical Orbital Anatomy. 2nd ed. Philadelphia, PA: Elsevier, Saunders; 2011:130–131
19. Knize DM. An anatomically based study of the mechanism of eye- brow ptosis. Plast Reconstr Surg. 1996; 97(7):1321–1333
20. Most SP, Mobley SR, Larrabee WF, Jr. Anatomy of the eyelids. Facial Plast Surg Clin North Am. 2005; 13(4):487–492, v
21. Dutton JJ. Atlas of clinical and Surgical Orbital Anatomy. 2nd ed. Philadelphia, PA: Elsevier, Saunders; 2011:131
22. Lavker RM. Structural alterations in exposed and unexposed aged skin. J Invest Dermatol. 1979; 73:59–66
23. Lavker RM, Zheng PS, Dong G. Aged skin. J Invest Dermatol. 1987; 88 s uppl:44s–51s
24. Cook BE, Jr, Lucarelli MJ, Lemke BN. Depressor supercilii muscle: anatomy, histology, and cosmetic implications. Ophthal Plast Reconstr Surg. 2001; 17(6):2001–404–411

25. Knize DM. Muscles that act on glabellar skin: a closer look. Plast Re- constr Surg. 2000; 105(1):350–361
26. Dempf R, Eckert AW. Contouring the forehead and rhinoplasty in the feminization of the face in male-to-female transsexuals. J Craniomax- illofac Surg. 2010; 38(6):416–422
27. Ferembach D, Schwindezky I, Stoukal M. Recommendation for age and sex diagnoses of skeletons. J Hum Evol. 1980; 9:517–549
28. Pretorius E, Steyn M, Scholtz Y. Investigation into the usability of geomet- ric morphometric analysis in assessment of sexual di- morphism. Am J Phys Anthropol. 2006; 129(1):64–70
29. Spiegel JH. Facial determinants of female gender and feminizing fore- head cranioplasty. Laryngoscope. 2011; 121(2):250–261
30. Russell MD, Brown T, Garn SM, et al. The supraorbital torus. Curr An- thropol. 1985; 26:337–360
31. Flynn TC. Botox in men. Dermatol Ther. 2007; 20(6):407–413
32. Rihani J. Aesthetics and rejuvenation of the temple. Facial Plast Surg. 2018; 34(2):159–163
33. Scheuer JF, III, Sieber DA, Pezeshk RA, Campbell CF, Gassman AA, Roh- rich RJ. Anatomy of the facial danger zones: maximizing safety dur- ing soft-tissue filler injections. Plast Reconstr Surg. 2017; 139(1): 50e–58e
34. Shaw RB, Jr, Kahn DM. Aging of the midface bony elements: a three- dimensional computed tomographic study. Plast Reconstr Surg. 2007; 119(2):675–681, discussion 682–683
35. Richard MJ, Morris C, Deen BF, Gray L, Woodward JA. Analysis of the anatomic changes of the aging facial skeleton using computer-assisted to- mography. Ophthal Plast Reconstr Surg. 2009; 25(5):382–386
36. Frank K, Gotkin RH, Pavicic T. Age and gender differences of the frontal bone: a computed tomographic (CT)-based study. Aesthet Surg J. 2019; 39(7):699–710
37. Foissac R, Camuzard O, Piereschi S, et al. High-resolution magnetic reso- nance imaging of aging upper face fat compartments. Plast Re- constr Surg. 2017; 139(4):829–837
38. Oh SR, Chokthaweesak W, Annunziata CC, Priel A, Korn BS, Kikkawa DO. Analysis of eyelid fat pad changes with aging. Ophthal Plast Re- constr Surg. 2011; 27(5):348–351
39. Abenavoli FM, Lofoco G, DeGaetano C. A technique to correct flop- py eyelid syndrome. Ophthal Plast Reconstr Surg. 2008; 24(6): 497–498
40. van den Bosch WA, Leenders I, Mulder P. Topographic anatomy of the eyelids, and the effects of sex and age. Br J Ophthalmol. 1999; 83: 347–352
41. Sadcik NS. Volumetric structural rejuvenation for the male face. Der- matol Clin. 2018; 36:43–48
42. Swift A. The mathematics of facial beauty. In: Jones D, ed. Injectable Fillers: Principles and Practice. Hoboken, NJ: Blackwell Pub.; 2010:140
43. Koudelová J, Brůžek J, Cagáňová V, Krajíček V, Velemínská J. De- velop- ment of facial sexual dimorphism in children aged between 12 and 15 years: a three-dimensional longitudinal study. Orthod Craniofac Res. 2015; 18(3):175–184
44. Chopra K, Calva D, Sosin M, et al. A comprehensive examination of topographic thickness of skin in the human face. Aesthet Surg J. 2015; 35(8):1007–1013
45. Saban Y, Polselli R, Bertossi D, East C, Gerbault O. Facial layers and fa- cial fat compartments: focus on midcheek area. Facial Plast Surg. 2017; 33(5):470–482
46. Kruglikov I, Trujillo O, Kristen Q, et al. The facial adipose tissue: a re- vision. Facial Plast Surg. 2016; 32(6):671–682
47. Wollina U, Wetzker R, Abdel-Naser MB, Kruglikov IL. Role of ad- ipose tissue in facial aging. Clin Interv Aging. 2017; 12:2069–2076
48. Rossi AM. Men's aesthetic dermatology. Semin Cutan Med Surg. 2014; 33(4):188–197
49. Janssen I, Heymsfield SB, Wang ZM, Ross R. Skeletal muscle mass and distribution in 468 men and women aged 18–88 yr. J Appl Physiol (1985). 2000; 89(1):81–88
50. Tsukahara K, Hotta M, Osanai O, Kawada H, Kitahara T, Takema Y. Gen- der-dependent differences in degree of facial wrinkles. Skin Res Technol. 2013; 19(1):e65–e71
51. Sjöström L, Smith U, Krotkiewski M, Björntorp P. Cellularity in differ- ent regions of adipose tissue in young men and women. Metabolism. 1972; 21(12):1143–1153
52. Humphrey GM. A Treatise on the Human Skeleton. Cambridge, Eng- land: MacMillan; 1858
53. Enlow DH. The Human Face: An Account of the Postnatal Growth and Development of the Craniofacial Skeleton. New York, NY: Harper and Row; 1968
54. Pessa JE. An algorithm of facial aging: verification of Lambros's theo- ry by three-dimensional stereolithography, with reference to the pathogenesis of midfacial aging, scleral show, and the lateral sub- orbital trough deformity. Plast Reconstr Surg. 2000; 106(2):479–488, discussion 489–490
55. Pessa JE, Zadoo VP, Mutimer KL, et al. Relative maxillary retrusion as a natural consequence of aging: combining skeletal and soft-tissue changes into an integrated model of midfacial aging. Plast Reconstr Surg. 1998; 102(1):205–212
56. Paskhover B, Durand D, Kamen E, Gordon NA. Patterns of change in facial skeletal aging. JAMA Facial Plast Surg. 2017; 19:413–417
57. Mendelson B, Wong CH. Changes in the facial skeleton with aging: im- plications and clinical applications in facial rejuvenation. Aesthetic Plast Surg. 2012; 36:753–760
58. Mendelson B, Wong CH. Changes in the facial skeleton with aging: im- plications and clinical applications in facial rejuvenation. Aesthetic Plast Surg. 2012; 36(4):753–760
59. de Maio M. Ethnic and gender considerations in the use of facial in- ject- ables: male patients. Plast Reconstr Surg. 2015; 136(5) Suppl: 40S–43S
60. Chatham DR. Special considerations for the male patient: things I wish I knew when I started practice. Facial Plast Surg. 2005; 21(4): 232–239
61. Santos LD, Shapiro J. Update on male pattern hair loss. J Drugs Der- ma- tol. 2014; 13(11):1308–1310
62. McAndrews P. American Hair Loss Association: Men's Hair Loss/ In- troduction. 2010. Available at: https://www.americanhairloss. org/ men_hair_loss/introduction.html
63. Santos LD, Shapiro J. Update on male pattern hair loss. J Drugs Der- matol. 2014; 13(11):1308–1310
64. Fabbrocini G, Cantelli M, Masarà A, Annunziata MC, Marasca C, Cac- ciapuoti S. Female pattern hair loss: a clinical, pathophysiologic, and ther- apeutic review. Int J Womens Dermatol. 2018; 4(4):203–211
65. Blume-Peytavi U, Hillmann K, Dietz E, Canfield D, Garcia Bartels N. A randomized, single-blind trial of 5% minoxidil foam once daily versus 2% minoxidil solution twice daily in the treatment of androgenetic alopecia in women. J Am Acad Dermatol. 2011; 65(6):1126–1134.e2
66. Gupta AK, Foley KA. 5% Minoxidil: treatment for female pattern hair loss. Skin Therapy Lett. 2014; 19(6):5–7
67. Farris PK, Rogers N, McMichael A, Kogan S. A novel multi-targeting approach to treating hair loss, using standardized nutraceuticals. J Drugs Dermatol. 2017; 16(11):s141–s148
68. Mella JM, Perret MC, Manzotti M, Catalano HN, Guyatt G. Effi- cacy and safety of finasteride therapy for androgenetic alopecia: a systematic review. Arch Dermatol. 2010; 146(10):1141–1150
69. Hajheydari Z, Akbari J, Saeedi M, Shokoohi L. Comparing the therapeutic effects of finasteride gel and tablet in treatment of the androgenetic alopecia. Indian J Dermatol Venereol Leprol. 2009; 75(1):47–51
70. Price VH, Menefee E, Sanchez M, Kaufman KD. Changes in hair weight in men with androgenetic alopecia after treatment with fi- nasteride (1 mg daily): three- and 4-year results. J Am Acad Derma- tol. 2006; 55(1):71–74
71. Clark RV, Hermann DJ, Cunningham GR, Wilson TH, Morrill BB, Hobbs S. Marked suppression of dihydrotestosterone in men with benign pros- tatic hyperplasia by dutasteride, a dual 5alpha-reductase in- hibitor. J Clin Endocrinol Metab. 2004; 89(5):2179–2184
72. Zhou Z, Song S, Gao Z, Wu J, Ma J, Cui Y. The efficacy and safety of dutasteride compared with finasteride in treating men with an- drogenetic alopecia: a systematic review and meta-analysis. Clin In- terv Aging. 2019; 14:399–406
73. Traish AM, Mulgaonkar A, Giordano N. The dark side of 5⊠-reductase inhibitors' therapy: sexual dysfunction, high Gleason grade prostate cancer and depression. Korean J Urol. 2014; 55(6):367–379
74. Teumer J, Cooley J. Follicular cell implantation: an emerging cell ther- apy for hair loss. Semin Plast Surg. 2005; 19(02):193–200
75. Bicknell LM, Kash N, Kavoušpour C, Rashid RM. Follicular unit ex- trac- tion hair transplant harvest: a review of current recom- mendations and future considerations. Dermatol Online J. 2014; 20(3):doj_21754
76. Bater KL, Ishii M, Joseph A, Su P, Nellis J, Ishii LE. Perception of hair transplant for androgenetic alopecia. JAMA Facial Plast Surg. 2016; 18 (6):413–418
77. Rashid RM, Morgan Bicknell LT. Follicular unit extraction hair trans- plant automation: options in overcoming challenges of the latest technology in hair restoration with the goal of avoiding the line scar. Dermatol Online J. 2012; 18(9):12
78. Jiménez-Acosta F, Ponce-Rodríguez I. Follicular unit extraction for hair transplantation: an update. Actas Dermosifiliogr. 2017; 108(6): 532–537

79. Avram MR, Watkins SA. Robotic follicular unit extraction in hair transplantation. Dermatol Surg. 2014; 40(12):1319–1327

80. Keaney T. Emerging therapies for androgenetic alopecia. J Drugs Dermatol. 2015; 14(9):1036–1040

81. Leavitt M, Charles G, Heyman E, Michaels D. HairMax LaserComb laser phototherapy device in the treatment of male androgenetic alopecia: a randomized, double-blind, sham device-controlled, multi-centre trial. Clin Drug Investig. 2009; 29(5):283–292

82. Lanzafame RJ, Blanche RR, Chiacchierini RP, Kazmirek ER, Sklar JA. The growth of human scalp hair in females using visible red light laser and LED sources. Lasers Surg Med. 2014; 46(8):601–607

83. Jimenez JJ, Wikramanayake TC, Bergfeld W, et al. Efficacy and safety of a low-level laser device in the treatment of male and female pattern hair loss: a multicenter, randomized, sham device-controlled, double-blind study. Am J Clin Dermatol. 2014; 15(2):115–127

84. Afifi L, Maranda EL, Zarei M, et al. Low-level laser therapy as a treatment for androgenetic alopecia. Lasers Surg Med. 2017; 49(1):27–39

85. Avci P, Gupta GK, Clark J, Wikonkal N, Hamblin MR. Low-level laser (light) therapy (LLLT) for treatment of hair loss. Lasers Surg Med. 2014; 46(2):144–151

86. Rose PT. Hair restoration surgery: challenges and solutions. Clin Cosmet Investig Dermatol. 2015; 8:361–370

87. Shah KB, Shah AN, Solanki RB, Raval RC. A comparative study of microneedling with platelet-rich plasma plus topical minoxidil (5%) and topical minoxidil (5%) alone in androgenetic alopecia. Int J Trichology. 2017; 9(1):14–18

88. Ablon G, Kogan S. A six-month, randomized, double-blind, placebo-controlled study evaluating the safety and efficacy of a nutraceutical supplement for promoting hair growth in women with self-perceived thinning hair. J Drugs Dermatol. 2018; 17(5):558–565

89. Sadick NS, Callender VD, Kircik LH, Kogan S. New insight into the pathophysiology of hair loss trigger a paradigm shift in the treatment approach. J Drugs Dermatol. 2017; 16(11):s135–s140

Analizando detenidamente: aumento de tejidos blandos 3

Shino Bay Aguilera, Cameron Chesnut, Michael B. Lipp y Luis Soro

Resumen

A medida que aumenta el número de pacientes masculinos que buscan mejoras cosméticas, es crucial comprender las diferencias y similitudes entre ambos géneros para adaptar técnicas más adecuadas para el paciente estético masculino y obtener resultados óptimos. Con el fin de evitar la feminización de un rostro masculino, es importante apreciar las áreas del rostro que representan el dimorfismo sexual. Junto con una mayor conciencia de estas características faciales clave, los inyectores deben comprender las propiedades reológicas de los rellenos inyectables para preservar y crear la masculinidad del rostro, obteniendo bordes fuertes y definidos que generalmente se perciben como más atractivos en los hombres. En este capítulo, abordamos estos principios para ayudar mejor a los proveedores a lograr resultados exitosos con sus pacientes masculinos.

Palabras clave: dimorfismo, simetría, esculpido, masculino

3.1 Antecedentes

Según las estadísticas nacionales de cirugía plástica de la Sociedad Americana de Cirujanos Plásticos de 2017, se realizaron 14,1 millones de procedimientos estéticos, de los cuales 1,1 millones correspondieron a hombres.[1] Esto representa el 8% del mercado, que ha crecido significativamente (76%) desde 2000.[1] Los rellenos de tejido blando se encuentran entre los cinco principales procedimientos estéticos no quirúrgicos y mínimamente invasivos realizados en hombres. En un estudio de más de 52,000 hombres y mujeres, las mujeres superaron a los hombres en una proporción de 9:1 en cuanto a procedimientos estéticos realizados. Curiosamente, las mujeres solo superaron a los hombres en una proporción de 2:1 en su interés por los procedimientos estéticos,[2] lo que sugiere que existe una necesidad no satisfecha para el paciente estético masculino. A pesar de la creciente demanda de procedimientos estéticos para hombres, hay poca literatura disponible para guiar a los médicos en la comprensión de las preferencias de tratamiento del paciente estético masculino, así como en los enfoques de tratamiento.

En una encuesta realizada a hombres interesados en procedimientos estéticos y sin experiencia previa en ellos, los hombres estaban más motivados a considerear someterse a un procedimiento inyectable para "tener buen aspecto para su edad" o "parecer más joven".[3] Las áreas faciales que más preocupaban y que más probablemente se priorizarían para el tratamiento eran los surcos lagrimales y las patas de gallo, lo que destaca que las áreas periorbitales son probablemente el enfoque principal de los hombres orientados estéticamente. Las áreas faciales que menos preocupaban y que menos probablemente se priorizarían para el tratamiento incluían el volumen de los labios y las líneas periorales. Esto puede deberse a preocupaciones de feminización y porque los hombres son menos propensos al desarrollo de arrugas periorales debido a la mayor cantidad inherente de anexos cutáneos y a la piel más gruesa.[4,5,6] Las

principales razones por las que los hombres no considerarían un procedimiento estético inyectable fueron, en el siguiente orden: pensar que aún no lo necesitaban, preocupaciones por los efectos secundarios/seguridad, preocupaciones por inyectar un material extraño en su cuerpo, coste, mantenimiento de los procedimientos y preocupaciones por no lucir natural.[3]

La encuesta sugirió que muchas de las barreras para probar tratamientos estéticos como los rellenos dérmicos se originan en un bajo nivel de conocimiento y falta de educación sobre los procedimientos. Como médico estético, es crucial educar al paciente estético masculino, comprender sus intereses y necesidades, y abordar los tratamientos teniendo en cuenta los dimorfismos faciales únicos entre los géneros.

Los cambios volumétricos son un componente clave del envejecimiento facial masculino y de las áreas de preocupación mencionadas, y existen numerosas opciones disponibles para revoluminizar el rostro masculino. El ácido poli-L-láctico (PLLA) es un relleno bioestimulador no ácido hialurónico que produce un aspecto natural al estimular la producción de colágeno y, en opinión de los autores, ayuda a mantener e imitar la arquitectura ósea cuando se coloca correctamente.[7] El PLLA tiene propiedades rejuvenecedoras y prejuvenecedoras, lo cual es ideal para los pacientes estéticos masculinos que se preocupan por lucir "exagerados o feminizados" o sienten que "aún no lo necesitan".

Para lograr un aspecto masculino, más esculpido, angulado y cuadrado, el médico estético debe elegir los productos de relleno adecuados. Es esencial comprender las propiedades reológicas de los rellenos para comprender la personalidad de cada uno.[8] Una de las medidas de rellenos más utilizadas y referenciadas es el G prima (G'). El G' se utiliza principalmente para describir la dureza de los rellenos y su capacidad para proyectar tejido. Los rellenos de alto G', como el hidroxiapatita de calcio (CaHA) o el ácido hialurónico (AH), cuando se colocan correctamente, pueden corregir y realzar las características masculinas. Una excepción serían los rellenos colocados en el surco lagrimal o en la región de los labios, que requieren un relleno de AH de bajo G'. El trasplante de grasa presenta una opción autóloga para la revoluminización que puede ofrecer una variación similar en las características según la extracción y preparación, lo que permite propiedades estructurales específicas para su uso en áreas específicas. La augmentación de tejido blando con volumen es un equilibrio entre la anatomía y los objetivos estéticos. Con una comprensión del dimorfismo facial entre los géneros junto con los cambios relacionados con la edad, se puede utilizar la colocación y el volumen adecuados para lograr un aspecto masculino y natural.

3.2 Dimorfismos faciales

Las características dimórficas que diferencian característicamente el rostro de un hombre del rostro de una mujer son el resultado de las influencias hormonales que ocurren durante la pubertad.[9] En un hombre adulto, se pueden observar diferencias en la piel, el tejido subcutáneo y la estructura ósea. La epidermis y la dermis en los hombres son en general más gruesas en comparación con las mujeres y se deben en gran medida a una mayor densidad de colágeno en los hombres.[6] Esto probablemente esté influenciado por los andrógenos, ya que la densidad de colágeno en la piel aumenta en las mujeres con virilismo cutáneo primario en comparación con los controles femeninos normales.[10] Sin embargo, los hombres tienen menos grasa subcutánea facial.[9]

Como generalidad, excluyendo las variaciones étnicas, el rostro de un hombre tiene una forma más cuadrada en comparación con la forma en forma de corazón o triangular invertido de una mujer. Al evaluar a un paciente masculino, el ancho de las sienes idealmente debería alinearse con el cigoma lateral, que también debería alinearse con la proyección de la mandíbula. Equilibrar estas tres áreas ayudará a lograr un aspecto cuadrado, que es considerado una característica masculina ideal por los expertos.[9]

3.3 El rostro envejecido

Teniendo en cuenta las características masculinas, también ocurren cambios en la estructura ósea en el rostro envejecido, y no abordar estos cambios fundamentales puede limitar los beneficios de los procedimientos de rejuvenecimiento. Los hombres tienden a envejecer de manera más lineal en comparación con las mujeres, que experimentan mayores cambios relacionados con la edad después de la menopausia.[11] Estudios de densidad mineral ósea de los cráneos de hombres y mujeres han demostrado que tanto hombres como mujeres experimentan una disminución en la densidad ósea, especialmente en el maxilar y la mandíbula, entre individuos jóvenes (20-40 años) y de mediana edad (41-60 años).[12] También ocurre una reabsorción ósea en las aberturas orbitarias, la apertura piriforme, el maxilar, los cigomas y la mandíbula, y se describe con más detalle a continuación (Fig. 3-1).

La apertura orbital aumenta con la edad. Esto se debe en gran medida a la reabsorción que tiende a ocurrir en el cuadrante inferolateral y superomedial de la órbita.[13] El tercio medio de la cara, formado por la maxila y el cigoma, experimenta retrusión.[14,15,16] Al igual que la apertura piriforme, la apertura piriforme también aumenta. Ocurre reabsorción en las paredes inferior y lateral. La reabsorción posterior es mayor en la apertura piriforme inferior, que es la estructura de soporte principal de las cruras laterales y las válvulas nasales externas.[17] La espina nasal anterior, que sostiene la columela, también experimenta reabsorción. Estos cambios se manifiestan como un alargamiento clínico de la nariz, caída de la punta y desplazamiento posterior de la columela y las cruras laterales.[18] Apoyar esta área con inyecciones supraperiósticas en la fosa piriforme con un relleno de alto G′ puede ayudar a suavizar y levantar los pliegues perinasales y nasolabiales. El PLLA se puede utilizar en esta área para construir colágeno y proporcionar soporte adicional a los tejidos blandos actuando como un sustituto donde ha ocurrido la reabsorción ósea.[7] En hombres y mujeres dentados, la maxila y la mandíbula experimentan cambios de reabsorción, a pesar de

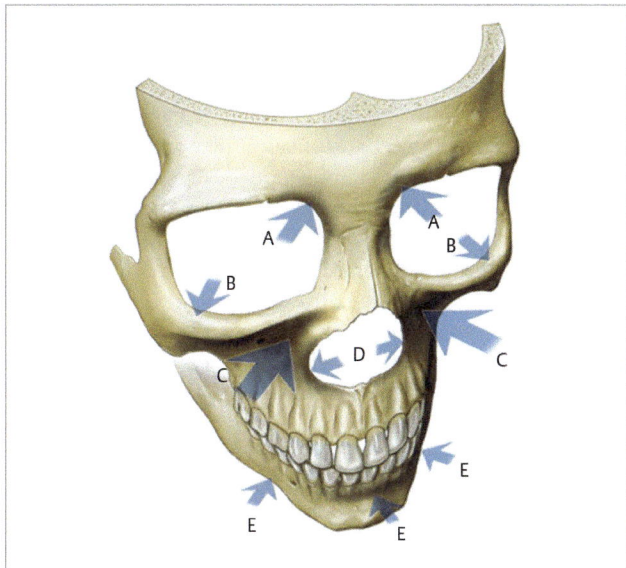

Figura 3-1. Reabsorción ósea del cráneo humano con el envejecimiento. Las *flechas* indican las áreas donde tiende a ocurrir la reabsorción con el envejecimiento. **(A)** Borde orbital superomedial. **(B)** Borde orbital inferomedial. **(C)** Maxila. **(D)** Apertura piriforme. **(E)** Mandíbula.

que tradicionalmente se pensaba que solo ocurría en individuos sin dientes.[19] Un factor acelerador puede observarse en pacientes con bruxismo, una contracción y rechinamiento inconsciente de los dientes.[20] La altura de la rama, la altura del cuerpo mandibular y la longitud del cuerpo mandibular disminuyen con la edad en ambos géneros, mientras que el ángulo mandibular aumenta con la edad.[21] El aumento del ángulo mandibular probablemente se debe a la combinación de disminución de las longitudes en la altura de la rama y la longitud del cuerpo mandibular. El CaHA a lo largo de los bordes inferiores de la mandíbula puede ayudar a ocultar estos cambios al mantener las proporciones mandibulares.

3.3.1 Tercio superior

Un factor importante que contribuye a la apariencia del envejecimiento en el tercio superior del rostro es la concavidad frontal. La ptosis de las cejas y el eventual fruncimiento de las cejas son el resultado de una disminución del volumen de los tejidos blandos en la frente, creando expresiones proyectadas de enojo, tristeza y cansancio. El género y la genética juegan un papel en la presentación de variaciones de la concavidad frontal.[22,23,24]

El tercio superior del rostro de las estructuras óseas de la frente y la glabela de una mujer es más curvilíneo y menos pronunciado. El reborde supraorbitario de una mujer es menos notable que el de un hombre. Un hombre tiene una frente más oblicua, una glabela más prominente y un reborde supraorbitario más pronunciado. El reborde supraorbitario pronunciado establece la posición de la ceja masculina, que se encuentra plana a lo largo del reborde orbital en comparación con las mujeres que tienen una ceja más arqueada. Como resultado, las mujeres tienden a dominar en el tercio superior del rostro con cejas más arqueadas y una apariencia más abierta de los ojos.[25] Por el contrario, los hombres dominan en el tercio inferior del rostro debido a líneas de la mandíbula pronunciadas, pero también presentan cejas más bajas, prominencia de los huesos de las cejas y menos volumen de tejido blando en el tercio superior del rostro. Debido a estos factores combinados, la concavidad frontal pronunciada es naturalmente más prevalente en los hombres. El envejecimiento prematuro en el tercio superior del rostro también puede deberse a diferencias genéticas. Las etnias asiáticas y mestizas específicamente tienen deficiencia de volumen de tejido blando que contribuye a una proyección frontal muy plana o incluso cóncava. Por lo tanto, la presencia de concavidad frontal aparece antes en ciertas poblaciones, generalmente en la cuarta década.

La posición de la ceja masculina descansa sobre el reborde orbitario superior y su forma es plana, con menos prominencia lateral que la ceja femenina. Esta posición más baja y plana en estado basal hace que la ceja masculina sea propensa a la ptosis con la edad. Dado que las técnicas de elevación de cejas para hombres a menudo son limitadas y menos deseables debido a la recesión de la línea del cabello, el uso progresivo de volumen para controlar la posición y forma de la ceja se vuelve especialmente importante a través de la frontoplastia. La voluminización puede afectar y elevar los dos tercios mediales de la ceja a través de la conexión muscular del músculo frontal, mientras que el aumento del cojín graso lateral de la ceja, el compartimento graso retroorbitario ocular puede elevar el tercio de la ceja lateral al septo temporal superior.

Los neurotoxinas, aunque excelentes para reducir las arrugas, cuando se usan en un músculo frontal que ya está agotado de volumen, pueden llevar a una apariencia de envejecimiento exagerada y empeoramiento de la ptosis de la ceja y el párpado.[26] Para evitar este posible resultado indeseable, describimos aquí una técnica que utiliza un relleno de AH de baja viscosidad y bajo G' para voluminizar la concavidad frontal.

Anatomía

Comprender los límites anatómicos y las zonas de peligro en la región frontal es de suma importancia al realizar inyecciones para evitar complicaciones. Lo más importante es tener un conocimiento claro de los nervios y el suministro vascular del área. Las principales zonas de peligro arterial a tener en cuenta al utilizar esta técnica incluyen las arterias supratroclear, supraorbitaria y las ramas de la arteria temporal superficial.

La rama frontal de la arteria temporal superficial se dirige superior y medialmente para anastomosarse con las arterias supratroclear y supraorbitaria, que son ramas de la arteria oftálmica. Bilateralmente, estas suministran la mayor parte de la región frontal. La glabela está predominantemente suministrada por pequeñas ramas arteriales de las arterias supratroclear y supraorbitaria con circulación colateral limitada.[7] Las venas en la región frontal acompañan a las arterias y drenan hacia la vena angular y la vena yugular interna. Los nervios supratroclear y supraorbitario se ramifican del nervio trigémino y proporcionan inervación sensorial a la región (Fig. 3-2).

El plano anatómico de todas las estructuras debe tenerse en cuenta antes de la inyección de relleno para disminuir complicaciones como el compromiso vascular. La oclusión vascular puede ocurrir por compresión externa del suministro sanguíneo por la inyección de relleno adyacente, inyección

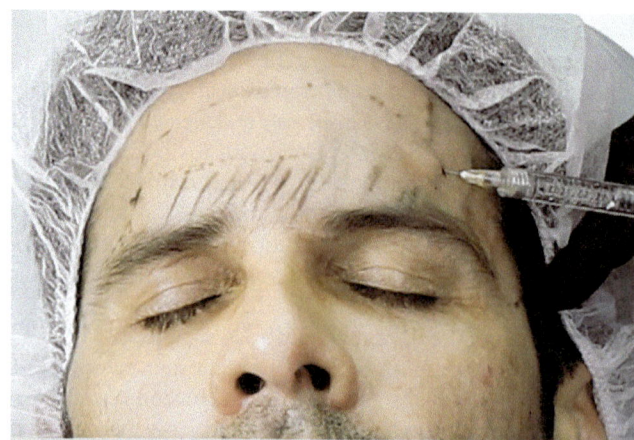

Figura 3-2. La inyección en el espacio subgaleal resulta segura y efectiva al realizar frontoplastia con rellenos inyectables.

intraarterial directa del producto y por lesión vascular durante la inyección.[26,27,28] Los síntomas de compromiso vascular son enrojecimiento de la piel, un cambio progresivo de coloración de la piel a un tono oscuro y eventual ulceración con formación de escara. En la región de la glabela específicamente, la oclusión vascular puede provocar ceguera. Finalmente, además de la lesión vascular, puede ocurrir daño nervioso, y puede presentarse como molestias durante la inyección, dolor de cabeza, neuralgia y/o parestesia.

Si se sospechan eventos adversos, se deben utilizar protocolos de tratamiento.[27,28] El riesgo de estos eventos se puede minimizar mediante una cuidadosa selección del sitio de inyección, aspiración antes de la inyección, inyección en el espacio subgaleal y monitoreo continuo de signos y síntomas de oclusión vascular.

Técnica de frontoplastia

Siempre teniendo en cuenta los puntos de referencia vasculares importantes (Fig. 3-3A), encuentre la cresta temporal como punto de referencia y delimite esta área. Dependiendo de qué tan ancha y profunda sea la concavidad frontal de cada individuo, marque de dos a cuatro puntos de entrada en cada lado de la cresta temporal (Fig. 3-3B). Antes de las inyecciones, se limpia la cara (por ejemplo, con ácido hipocloroso o clorhexidina) para promover una técnica aséptica y estéril. Se puede utilizar una aguja de calibre 21 para crear las aberturas y una cánula de calibre 25 o 22, de 2 pulgadas, para llenar la concavidad frontal en el plano subgaleal levantando el músculo frontal entre el pulgar y el índice y deslizando la cánula en el espacio subgaleal (Fig. 3-3C). El ácido hialurónico se puede depositar de manera lineal y retrógrada. El uso de cánulas de calibre pequeño (es decir, cánulas de calibre 25 o 22), saber dónde se encuentra la punta de la cánula en todo momento, moverse al menos 1 a 2 mm de manera retrógrada antes de comenzar a depositar pequeñas cantidades del producto, conocer la trayectoria de las arterias importantes y asegurarse de inyectar siempre de manera perpendicular a ellas puede ayudar a prevenir la canalización de la arteria y reducir el riesgo de oclusión intravascular. El punto final de cada inyección se alcanza cuando ya no se aprecia el déficit visualmente

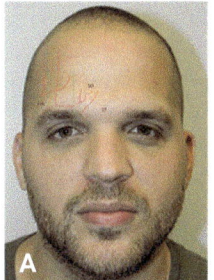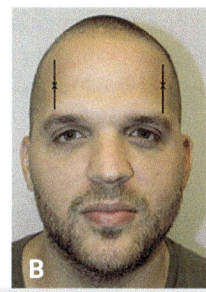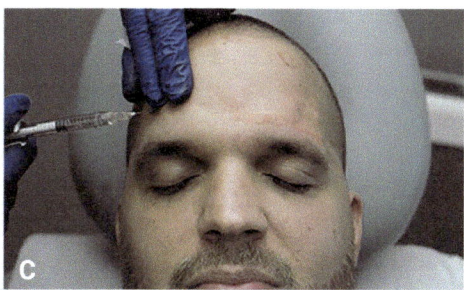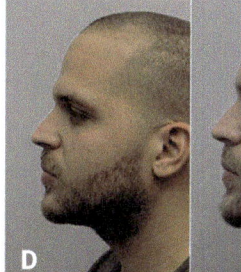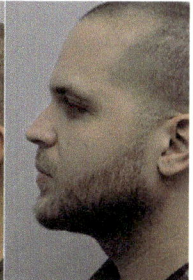

Figura 3-3. (A) Puntos de referencia vasculares importantes a tener en cuenta al prepararse para tratar la concavidad frontal. **(B)** Puntos de entrada marcados aquí con una X que pueden variar según el tamaño y la ubicación del defecto de concavidad frontal. Se inyecta un pequeño bolo de lidocaína al 1% con epinefrina hasta que se observe enrojecimiento en cada punto de entrada marcado. **(C)** Antes de las inyecciones, se limpia la cara con clorhexidina o ácido hipocloroso y se eliminan las marcas de lápiz para promover una técnica aséptica o estéril. Los puntos de entrada se inyectan con lidocaína al 1% con epinefrina para anestesia. Se utiliza una aguja de calibre 21 para crear las aberturas y una cánula de calibre 25 de 2 pulgadas se utiliza para llenar la concavidad frontal en el plano subgaleal. **(D)** Paciente tratado con un total de 1,8 mL de ácido hialurónico para aliviar la concavidad frontal moderada.

(**Fig. 3-3D**). Es importante fomentar la retroalimentación del paciente durante la inyección para evaluar si hay compresión o compromiso nervioso. La mayoría de los pacientes muestran una gran mejoría con volúmenes pequeños, como una jeringa de 1 a 2 mL de producto. Al utilizar ácido hialurónico, es importante elegir un producto con la consistencia adecuada que permita un flujo fácil (es decir, baja viscosidad) a través del espacio subgaleal, pero con suficiente capacidad de elevación (es decir, bajo G') para voluminizar la frente. Cuando se utiliza transferencia de grasa para esta región, un autor (C.C.) prefiere utilizar un injerto de micrograsa moderadamente estructural, menos homogeneizado o emulsionado con el objetivo de lograr una corrección suave y duradera, ya que el músculo frontal y la piel superpuesta se encuentran en un plano más profundo con el cual se puede realizar el injerto estructural y proporcionar dicha corrección de contorno.

El cojín graso lateral de la ceja se puede abordar a través de un sitio de entrada y un plano de inyección similares a los de la cánula; también se puede realizar al mismo tiempo que el aumento de la zona temporal. Cuando se utiliza grasa autóloga, la profundidad flexible en la fosa temporal permite el uso de un injerto de micrograsa más grueso y estructural con el objetivo de proyectar la masa densa de tejido blando que lo cubre. El tamaño de cánula más grande, generalmente de calibre 19, utilizado con dichos injertos de micrograsa permite al inyector sentir la penetración de la fascia temporal profunda para la colocación del injerto profundo y obtener dicha proyección de tejido blando.

En resumen, la inyección de un relleno de ácido hialurónico cohesivo, de baja viscosidad y bajo G', o un injerto de grasa estructural a través de la técnica de inyección subgaleal con cánula permite rejuvenecer eficazmente la concavidad frontal. Un relleno colocado adecuadamente en la mitad de la frente brinda una apariencia más juvenil y fresca al rostro y los pacientes indican un alto nivel de satisfacción con el resultado del tratamiento. La mayoría de los pacientes tratados observan una durabilidad de esta técnica de relleno de ácido hialurónico diluido de aproximadamente 2 a 3 años.

3.3.2 Tercio medio de la cara

En el tercio medio de la cara, las mejillas de las mujeres son más redondas y llenas, con un ápex más anterolateral. Esto se debe a una combinación de más grasa subcutánea en las mejillas[29,30,31] junto con un hueso cigomático más curvilíneo.[32] Los hombres tienen un ápex más anteromedial y sutil, con una prominencia malar de base más amplia.[33] Esto se debe en gran parte a que los procesos cigomáticos son más anchos y los arcos cigomáticos son más grandes en los hombres.[11] Los hombres también tienen menos grasa subcutánea superficial en la mitad de la cara/mejillas.[30,31,34] La inyección de rellenos en las mejillas de los hombres debe realizarse con un relleno de alto G' equilibrando una proporción de 1:1 entre la mejilla medial y lateral.[11] En comparación, la proporción de grosor de la mejilla de medial a lateral es de 1,5:1 en las mujeres.[35] Un médico estético que inyecte un relleno en esta región debe ser consciente de estas diferencias para no causar feminización al inyectar en las mejillas.

La revoluminización del tercio medio de la cara y la mejora del arco cigomático es segura y efectiva. Esta técnica aborda el aplanamiento y la flacidez del tercio medio de la cara, que ocurren naturalmente debido al envejecimiento, y en muchos casos también mejora la atracción facial general. Estudios han demostrado que una mayor relación de ancho bizigomático a altura facial medida desde el labio superior hasta el párpado superior o la ceja se percibe como más atractiva.[25]

Anatomía

Varias estructuras anatómicas deben tenerse en cuenta en el uso adecuado de todas las inyecciones de relleno. Esto es especialmente importante cuando se utiliza un producto que es más difícil de disolver, como la CaHA. Con los procedimientos quirúrgicos, es de suma importancia tener en cuenta el peligro de transección de nervios y vasos sanguíneos. Con las inyecciones de relleno, se aplica la misma precaución. El enfoque debe estar centrado en la vasculatura subyacente, ya que la oclusión por la inyección de un producto en la luz de un vaso o la compresión externa es la complicación más fundamental que se debe evitar. Afortunadamente, la oclusión vascular es rara y el potencial se minimiza aún más cuando se inyecta un producto en la región periosteal como se describe con esta técnica.[36]

Debido a la naturaleza variable de la anatomía facial, al trabajar alrededor de las arterias y nervios principales, se debe tener precaución adicional. En la región del tercio medio de la cara, estas incluyen la arteria infraorbitaria que surge del foramen infraorbitario, la arteria facial transversa que atraviesa justo por debajo del borde inferior del arco cigomático y la tortuosa arteria facial con su arteria angular anastomosante (**Fig. 3-4**). El nervio principal al que se debe prestar atención en esta región es el nervio infraorbitario, que también emerge del foramen infraorbitario palpable. La lesión de este nervio puede resultar en neuralgia intratable durante un período prolongado, por lo que se debe aplicar extrema precaución al inyectar alrededor del foramen.

Tercio medio con hidroxiapatita de calcio

Antes de inyectar CaHA en áreas de peligro, considere transferir el producto a una jeringa de seguridad tipo BD de 1 ml, lo que facilita la aspiración y asegura que la punta de la aguja no se coloque intravascularmente.[36] Utilizar una técnica de inyección retrógrada y evitar grandes bolos también puede ayudar a minimizar la oclusión inadvertida.

Utilizando las líneas de Hinderer, el ápice de la mejilla es ligeramente más anteromedial en un hombre en comparación con una mujer. Una combinación de técnicas de aguja y cánula puede ser útil en esta área para crear una apariencia masculina que esté bien definida y esculpida. Utilizando una cánula y entrando desde detrás de la prominencia cigomática, se deben inyectar pequeñas cantidades continuas de producto en sentido retrógrado y paralelo al plano supraperióstico a lo largo del cigoma, teniendo en cuenta que el cigoma debe adelgazarse lateralmente. Esto acentúa y define la meji-

lla malar mientras utiliza el cigoma como plataforma para levantar directamente el tercio medio de la cara. Utilizando una aguja, se pueden colocar pequeñas cantidades de CaHA perpendicularmente al hueso en el ápice para proporcionar un levantamiento adicional (**Fig. 3-5A-G**).

Tercio medio con ácido hialurónico

El ácido hialurónico (AH) es el relleno inyectable más utilizado en la rejuvenecimiento facial. Tiene un bajo nivel de reacciones adversas debido a su biocompatibilidad con el tejido humano y la ventaja de ser reversible con la enzima hialuronidasa.[37] Para el paciente masculino, al seleccionar un relleno de AH inyectable, es importante utilizar la opción de mayor G′ para levantar el tercio medio de la cara o lograr un contorno y una angularidad adecuados que definan un rostro masculino. Restylane Lyft AH es una opción razonable para su uso en pacientes masculinos debido a su rigidez o mayor G′.

La siguiente técnica, descrita aquí por los autores para elevar y contornear el tercio medio de la cara del paciente masculino, utiliza cuatro inyecciones centradas en mantener los ligamentos de la cara para levantar y al mismo tiempo contornear el tercio medio de un paciente masculino en relación con la dismorfia sexual.[38]

Primero, se identifica el ápice de la mejilla, ya sea de un vistazo o utilizando las líneas de Hinderer como se describió anteriormente. La primera inyección se puede realizar aproximadamente 1 cm posterior al ápice, donde se coloca 0,1 ml de AH supraperiósticamente (**Fig. 3-6A**). A continuación, se realiza un bolo más grande de 0,2 ml directamente en el ápice

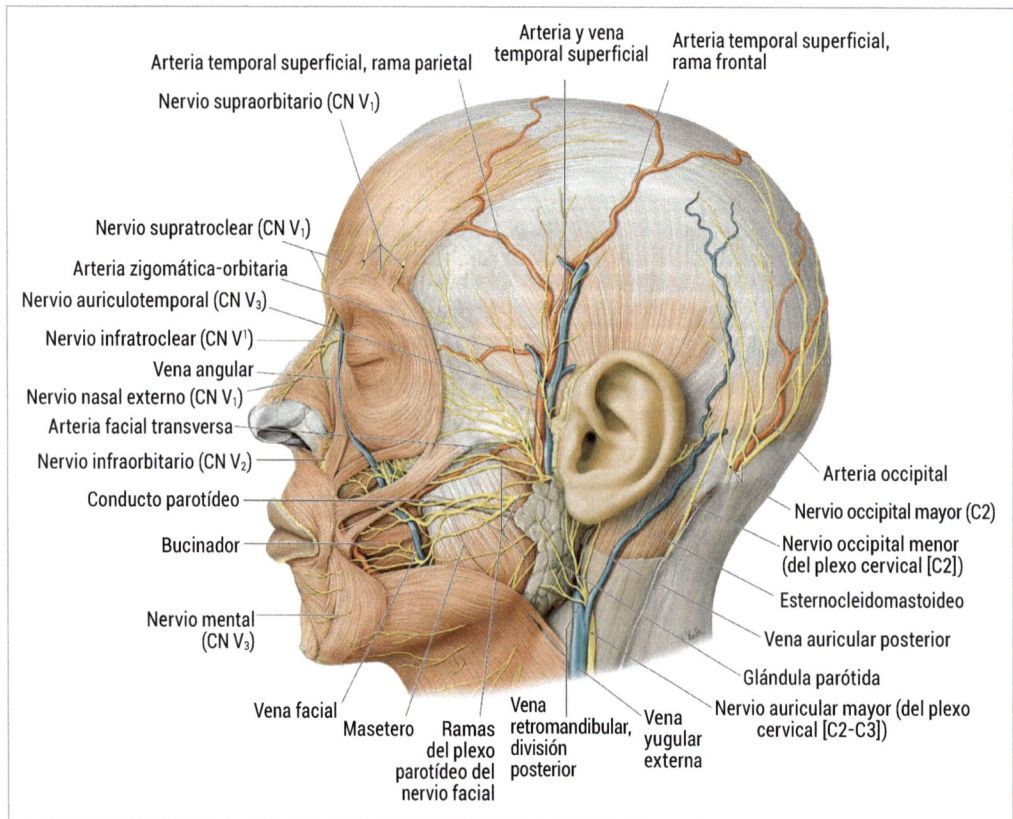

Figura 3-4. Arterias y venas superficiales de la cara y el cuero cabelludo. (Reproducido con permiso de Schünke M et al., ed. Thieme Atlas of Anatomy, Volume 3: Head, Neck, and Neuroanatomy. 3rd Edition. Nueva York: Thieme; 2020.)

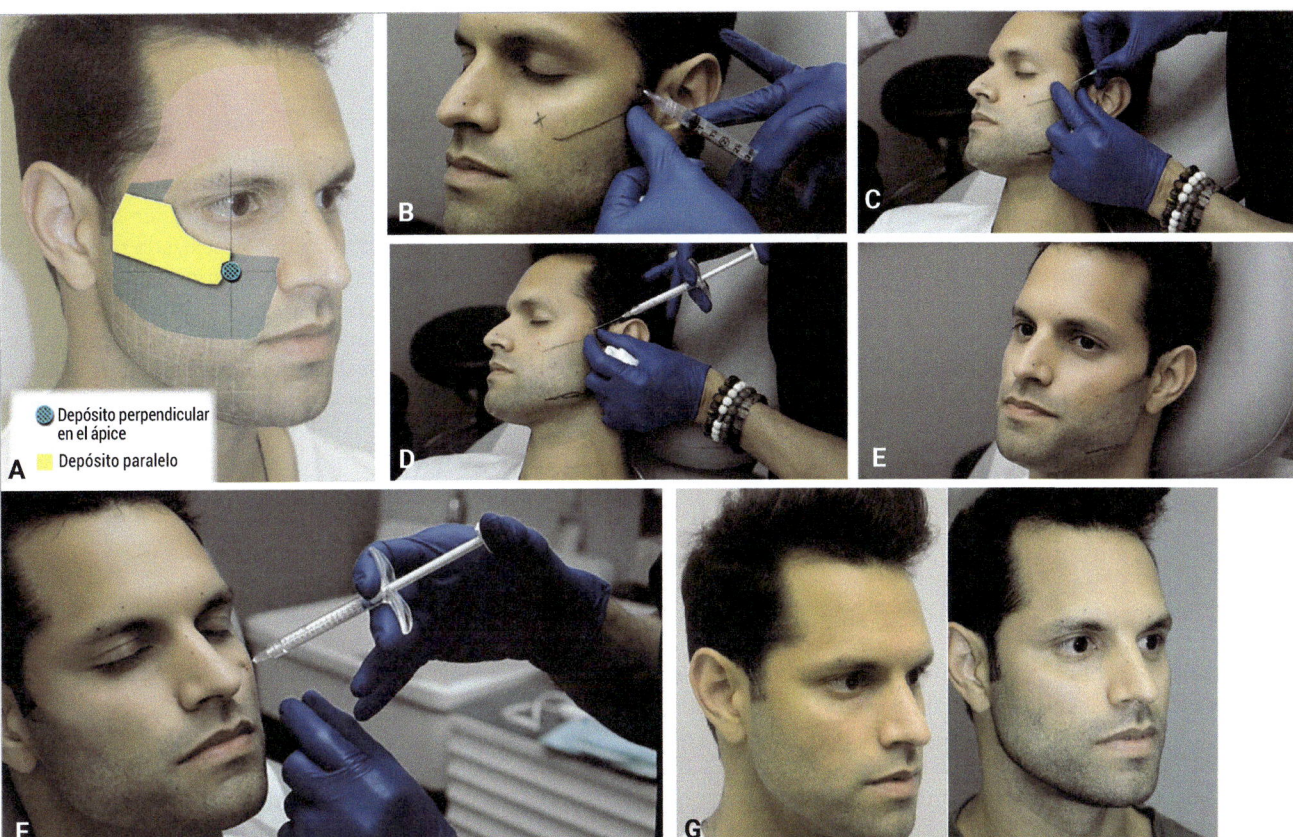

Figura 3-5. Tercio medio con hidroxiapatita de calcio. **(A)** Dibujo esquemático de la inyección de producto en el tercio medio de la cara. El *círculo azul* representa el ápice donde se coloca una inyección de depósito en un ángulo de 90 grados supraperiósticamente. La *región amarilla* representa el camino a lo largo del cual se debe colocar el producto en sentido retrógrado con una cánula de calibre 25 supraperiósticamente. **(B)** Adormecer el área con lidocaína al 1% con epinefrina. **(C)** Crear un punto de entrada con una aguja de calibre 21. **(D)** Introducir la cánula en un ángulo de 30 grados. Una vez en el plano supraperióstico, disminuir el ángulo a 10 grados y mantener la jeringa paralela al cigoma. La punta de la cánula debe estar de 1 a 2 mm detrás de la prominencia cigomática. **(E)** Inyectar mientras se mueve en sentido retrógrado y lateral hacia la línea del cabello, colocando 0,1 ml de producto continuamente con un total final de 0,5 ml colocado a lo largo del cigoma. **(F)** Colocar 0,2 ml de producto perpendicular al cigoma en el ápice con la aguja proporcionada. **(G)** El paciente fue tratado con Radiesse + en el tercio medio de la cara, línea de la mandíbula y mentón.

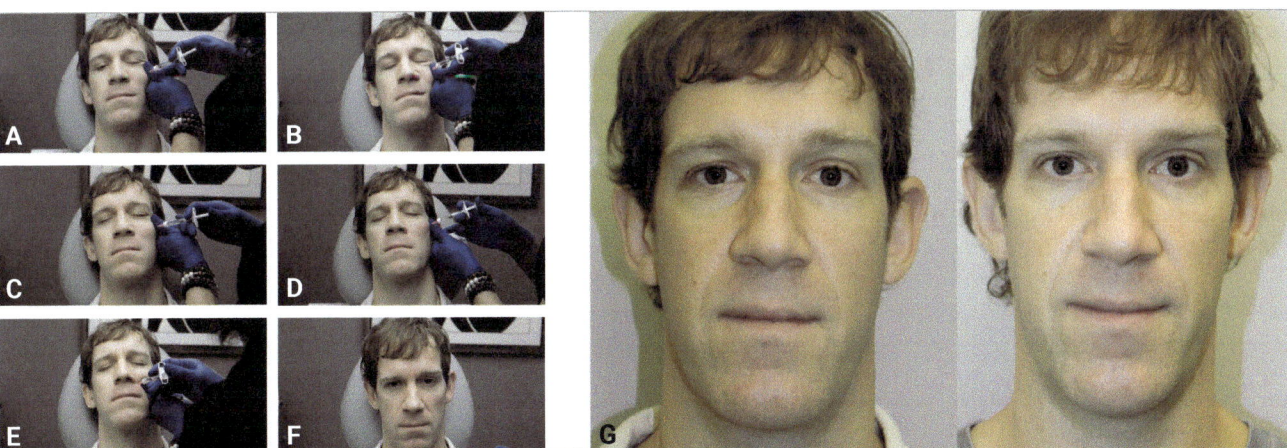

Figura 3-6. Tercio medio con ácido hialurónico. **(A)** Después de encontrar el ápice, nos movemos 1 cm posterior al ápice e inyectamos 0,1 ml de ácido hialurónico (AH) perpendicular al periostio (supraperióstico). **(B)** Inyectar 0,2 ml del producto justo en el ápice, que es nuestra posición n.º 2 (la inyección es perpendicular supraperióstica). Las posiciones n.º 1 y 2 levantan y anclan la cara. **(C)** Después de inyectar el ápice, inyectar 0,1 ml de producto frente al ligamento cigomático (zona de McGregor). **(D)** Después de inyectar la zona de McGregor, continuamos siguiendo el cigoma con pequeñas cantidades de 0,05 ml hasta llegar a la línea del cabello (generalmente espaciando las inyecciones aproximadamente a 0,5 cm de distancia). **(E)** Se inyectaron 0,2 ml de producto supraperiósticamente en la fosa canina para aliviar un surco nasolabial profundo. **(F)** Cara dividida mostrando el lado tratado y el lado no tratado. Mostrando un cigoma y arco cigomático mucho más definidos, fuertes y masculinos. **(G)** Antes y después de las inyecciones de AH en el tercio medio de la cara, demostrando un aspecto masculino y juvenil más rejuvenecido.

(**Fig. 3-6B**). Estos puntos de inyección ayudan a levantar y anclar el tercio medio de la cara. Luego, se inyecta un bolo de 0,1 ml aproximadamente 5 mm lateral al punto de inyección inicial (zona de McGregor) para levantar aún más el tercio medio de la cara (**Fig. 3-6C**). Finalmente, se realizan una serie de inyecciones a intervalos de 5 mm con pequeñas cantidades de 0,05 ml hasta llegar a la línea del cabello (**Fig. 3-6D**). Si es necesario y queda producto, también se puede inyectar la fosa canina o el área submalar utilizando un enfoque de punción en serie o una técnica retrógrada de abanico con una aguja o cánula (**Fig. 3-6E**).

Un consejo a tener en cuenta es que al tratar a pacientes masculinos en esta área, es importante evitar corregir en exceso la mejilla medial para evitar crear una "curva Ogee" más redondeada que a menudo buscan las pacientes femeninas. Se debe poner más énfasis en realizar el cigoma lateral.

Hundimientos infraorbitarios

Quizás uno de los primeros signos de envejecimiento visible del rostro tanto en hombres como en mujeres son los cambios en la región periocular. La lipoatrofia de los compartimentos de grasa profunda en el espacio infraorbitario en particular produce un aspecto hundido y hueco debido a que se hace más visible el músculo orbicular de los ojos subyacente y hay menos reflectancia de luz en la zona. Para combatir esto, el uso de un relleno de AH de baja G′ y preferiblemente uno con una concentración de AH más baja para evitar reacciones de hinchazón tardía puede ser muy beneficioso para los pacientes preocupados por los cambios en esta zona.

Con el trasplante de grasa en la región infraorbitaria, un injerto con una estructura celular más pequeña, como un injerto basado en la fracción vascular estromal con una preparación de micrograsa o nanograsa (Tulip Medical, San Diego, California, Estados Unidos), permite el injerto en múltiples planos dentro de los tejidos más delicados alrededor del músculo orbicular de los ojos y la piel delgada que lo recubre, lo que permite abordar de manera independiente cada tipo de tejido envejecido. El componente de células madre de este tipo particular de injerto también muestra beneficios para la calidad del tejido circundante a través de efectos paracrinos, que son especialmente útiles en esta área de tejido relativamente delgado que es especialmente propenso al fotodaño y al deterioro estructural debido a movimientos repetidos. También se puede colocar simultáneamente un injerto de grasa más estructural en el compartimento de grasa profunda para abordar la atrofia profunda y el descenso. Colocar tipos específicos de injertos de grasa en múltiples planos asegura una excelente supervivencia y resultados del injerto al abordar áreas específicas de cambio volumétrico.

Cuando se trata con AH, el volumen total utilizado debe ser conservador, generalmente no debe exceder los 0,5 ml por lado o 1 ml en total. El producto debe colocarse profundamente a lo largo del borde orbital para asegurar que el relleno quede debajo del músculo orbicular de los ojos. A menos que se use en cantidades extremadamente pequeñas, la colocación superficial del AH puede provocar hinchazón tardía y una apariencia abultada no deseada en el área y efecto Tyndall.

La técnica para tratar a pacientes masculinos en esta área es esencialmente la misma que para tratar a pacientes femeninas. Cada individuo tendrá deficiencias de volumen variables que deben evaluarse y localizarse antes de la inyección. Las inyecciones de relleno en los hundimientos infraorbitarios se deben realizar idealmente utilizando una cánula de calibre 25 a 27 para minimizar el trauma y el riesgo de hematomas. Una técnica exitosa es crear dos puntos de entrada por lado con una aguja de calibre 23 a 25, uno inferior al surco lagrimal y justo lateral a la línea media pupilar y otro punto que esté inferior al hundimiento infraorbitario lateral. La inserción de la cánula a través de estos dos puntos permite un fácil acceso a las zonas de tratamiento objetivo. Es importante asegurarse de la profundidad adecuada. El inyector idealmente no debería poder ver la punta de la cánula a través de la dermis. Una vez que la punta de la cánula está en el sitio de revoluminización previsto, un enfoque de abanico retrógrado utilizando no más de 0,1 a 0,2 ml en cada zona proporciona una corrección de volumen natural. A menudo se prefiere subcorregir esta área, ya que la hidratación del producto con el tiempo puede provocar hinchazón y abultamiento.

3.3.3 Tercio inferior de la cara

Línea de la mandíbula y mentón

Una línea de la mandíbula cuadrada y bien definida es una característica sexualmente dimórfica ampliamente aceptada asociada con la atracción masculina. Los pacientes con papada, una mala delimitación de la línea de la mandíbula lateral del cuello o aquellos que simplemente buscan mejorar el volumen y la definición del tercio inferior de la cara pueden beneficiarse enormemente de este procedimiento. El uso de un relleno más rígido y de alta G′ como CaHA o micrograsa estructural inyectada supraperiósticamente a través de una cánula puede ofrecer resultados estéticamente agradables.

En el tercio inferior de la cara, los hombres tienen mandíbulas más grandes y un mentón y una línea de la mandíbula con ángulos bien definidos, lo que resulta en un contorno más cuadrado del rostro. El mentón tiene tubérculos bien desarrollados y el cuerpo mandibular tiene una angulación prominente.[39,40] Los hombres también tienen músculos maseteros grandes, que dan más proyección y definición a la línea de la mandíbula. Estas características se perciben como altamente masculinas. Las mujeres tienen ángulos de la mandíbula más pequeños y sutiles. En un estudio en el que se les pidió a los sujetos que identificaran el género prototípico de un rostro femenino que superpusiera rasgos masculinos, se percibió la mandíbula como el cambio más significativo en el género. Esto fue seguido por las cejas/ojos y luego el mentón.[41] En opinión de los autores, se puede colocar un relleno de alta G′, idealmente CaHA, supraperiósticamente a lo largo de la línea de la mandíbula para proporcionar proyección y construir una línea de la mandíbula fuerte.

Línea de la mandíbula y mentón con hidroxiapatita de calcio

La altura del cuerpo mandibular, la altura del cuerpo de la rama mandibular y la longitud del cuerpo mandibular disminuyen con la edad, mientras que el ángulo mandibular aumenta con la edad.[21] El aumento en el ángulo mandibular se debe probablemente a la combinación de la disminución en las alturas de la rama y del cuerpo mandibular. La Hidroxiapatita de Calcio (CaHA) inyectada a lo largo de los bordes inferiores de la mandíbula puede ayudar a disimular estos cambios al mantener proporciones mandibulares más juveniles. Para el contorno de la línea de la mandíbula, se puede inyectar CaHA con una aguja a lo largo de los bordes inferior y posterior para crear un ángulo mandibular más pequeño. Las inyecciones colocadas lateralmente ensancharán la mandíbula, creando rasgos masculinos, y se evitan con mayor frecuencia al tratar a mujeres. Para abordar el surco pre-yugal, se pueden inyectar pequeñas cantidades de CaHA supraperiósticamente con una aguja a lo largo del borde evitando la inyección en el ápice del surco, ya que esto puede empeorar la apariencia del surco. Se debe tener mucho cuidado de evitar inyectar la arteria facial más allá del borde anterior del punto de inserción del masetero. La muesca antegonial a lo largo de la porción media del cuerpo mandibular a menudo se puede palpar como un punto de referencia que indica la ubicación de la arteria a medida que cruza la mandíbula y continúa tortuosamente a lo largo del pliegue nasolabial dividiéndose en las arterias labiales inferior y superior y la arteria angular. En la región antegonial, se recomienda una técnica con cánula colocando pequeñas cantidades de CaHA subcutáneamente de manera lineal retrógrada para unir el surco pre-yugal y las regiones masetericas de la línea de la mandíbula.

Cuando se aborda la línea de la mandíbula, también se debe evaluar y abordar el mentón, ya que es una continuación de la línea de la mandíbula. Idealmente, el gnation debe estar posicionado dentro de 1 a 2 mm del borde bermellón del labio inferior cuando se evalúa desde una posición lateral en el plano horizontal de Frankfurt. El tratamiento del mentón y la adición de proyección alargan la mandíbula, ayudando a reducir la apariencia de las líneas de marioneta y la papada. Las inyecciones en el pogonion aumentarán la proyección, mientras que las inyecciones en el mentón aumentarán la altura vertical. Las inyecciones en el gnation aumentarán tanto la proyección como la altura vertical del mentón. Para un efecto masculino, las inyecciones se pueden colocar más lateralmente para cuadrar el mentón. Es importante evitar el foramen infraorbitario, que se encuentra aproximadamente 1,5 cm por encima del borde mandibular en línea con los primeros y segundos premolares, ya que esta es una zona de peligro para inyección intravascular y lesiones nerviosas.

El trasplante de grasa para el aumento de la línea de la mandíbula y el mentón se alinea bien con el abordaje de esas características sexualmente dimórficas y tiene un buen desempeño debido a la capacidad de la musculatura y la vasculatura de soporte para mantener un injerto de tejido en las áreas específicas de necesidad a lo largo del mentón y el masetero. El aumento del mentón se realiza en y alrededor del músculo mentalis altamente vascular, se mezcla en el surco pre-yugal y se agrega a las ramas posteriores de la mandíbula tanto superficial como profundamente al masetero. Todas estas áreas se pueden acceder a través de un único punto de entrada de la cánula en el punto medio del cuerpo mandibular. El sistema músculo-aponeurótico superficial (SMAS)/platisma se integra

e inserta para funcionar como un depresor del labio en la región justo superior al borde inferior de la mandíbula; por lo tanto, sirve como un excelente soporte durante el trasplante de grasa a la línea de la mandíbula.

Rejuvenecimiento de los labios

Al igual que las mujeres, los hombres también pueden experimentar una pérdida sutil de volumen en los labios con el tiempo. Al tratar a pacientes masculinos con esta preocupación, es de suma importancia mantener un aspecto natural en los labios y evitar una sobreinflación artificial. El objetivo debe ser reemplazar el volumen de manera simple, no realzarlo. Los autores consideran que es mejor evitar realzar o definir el borde vermellón, a menudo un signo revelador de aumento de labios. Utilizar un relleno suave y de baja viscosidad (G') produce los mejores resultados en esta área. En particular, algunos de los autores (S.B.A., L.S.) han encontrado que el producto de ácido hialurónico Versa de Revanesse es una excelente opción para obtener un resultado estéticamente agradable y una alta satisfacción del paciente. Por lo general, inyectar aproximadamente 0,2 mL del producto de manera uniforme en cada uno de los cuatro cuadrantes del cuerpo vermellón es suficiente para obtener un resultado sutil y natural. Dado que los hematomas pueden ser una preocupación mayor para los pacientes masculinos en esta área, los autores también recomiendan inyectar el relleno utilizando una técnica con cánula para permitir menos traumatismo en los labios y menos hinchazón después del procedimiento.

3.3.4 Revoluminización panfacial con ácido poli-L-láctico

El ácido poli-L-láctico (PLLA) es único en su capacidad para estimular el propio colágeno tipo 1 del organismo, lo que permite voluminizar el tejido de manera gradual, progresiva y predecible.[42] Ahora se comprende bien que el envejecimiento facial es el resultado de cambios arquitectónicos en varias capas de tejido que contribuyen a cambios en la topografía, forma, proporciones y ratios de un rostro joven. A medida que envejecemos, la producción de colágeno por parte de los fibroblastos se desacelera después de los 25 años y eventualmente se detiene. Además, alrededor de la cuarta década, se hace evidente la mala posición de la grasa. La pérdida de grasa, especialmente en los compartimentos de grasa profunda, provoca un descenso y desinflado del tercio medio de la cara, lo que resulta en una apariencia demacrada y cansada.[43] La pérdida de los compartimentos de grasa superficiales también contribuye a deformidades en el contorno. Después de la quinta década y más allá, los cambios esqueléticos craneofaciales disminuyen el soporte estructural del rostro, debilitando los ligamentos de retención facial y provocando un efecto de acordeón y flacidez en el rostro (Fig. 3-7).[14]

Para aliviar los cambios en los compartimentos profundos de grasa medial y el periostio del maxilar, se utilizan dos puntos de inserción con una técnica de inyección retrógrada en abanico (Fig. 3-8A-B).

La mejilla anteromedial se recrea mejor entrecruzando estos dos puntos de entrada. Es importante evitar colocar la punta de la aguja cerca del foramen infraorbitario, retroceder lentamente

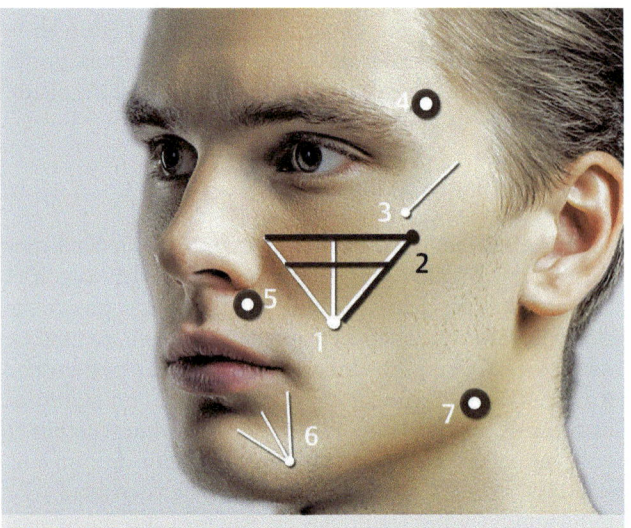

Figura 3-7. Técnica de inyeccción con ácido poli-L-láctico.

el émbolo durante 6 a 10 segundos antes de inyectar para confirmar que la aguja no está en un vaso sanguíneo.

El cigoma y el arco cigomático cambian con el paso del tiempo. Esto provoca una pérdida de soporte del periostio y el ligamento cigomático, lo que resulta en un descenso anteroinferior del tercio medio de la cara y la adquisición de rasgos propios de la vejez. Restaurar esta área con PLLA ha demostrado ser beneficioso con inyecciones anterógradas repetidas paralelas al hueso, permitiendo que el producto se desplace a lo largo del cigoma hacia la línea del cabello (**Fig. 3-8C**).

La fosa temporal es una de las áreas más pasadas por alto en el tercio superior del rostro y contribuye a un aspecto significativamente envejecido si no se aborda durante el proceso de rejuvenecimiento con PLLA. Al inyectar en esta área, es mejor pedir a los pacientes que abran la boca ampliamente para relajar el músculo temporal y la fascia. Esto reduce la incomodidad posterior a la inyección al masticar y también permite que la aguja penetre tanto en la fascia temporal como en el músculo con poco dolor. La aguja se introduce perpendicular a la piel sobre la fosa temporal, teniendo cuidado de evitar cualquier vaso sanguíneo visible. Es importante retroceder el émbolo y esperar de 6 a 10 segundos antes de inyectar para confirmar que la aguja no está en un vaso sanguíneo.

Un pliegue nasolabial pronunciado puede hacer que uno parezca cansado y mayor, y sigue siendo uno de los primeros cambios anatómicos que un paciente puede notar con la edad avanzada. Los factores que contribuyen pueden ser multifactoriales, pero las causas más comunes son el descenso de las estructuras medias faciales superpuestas debido a la remodelación ósea retrógrada en el maxilar superior y la pérdida ósea en la fosa canina y la apertura piriforme. Se postula que cuando los ligamentos de retención en el rostro se aflojan debido a la falta de soporte de los tejidos más profundos, esto contribuye a surcos y pliegues en el rostro (**Fig. 3-8E-F**). Las inyecciones de PLLA dirigidas hacia el surco alar profundo, así como hacia los compartimentos de grasa medial profunda (descritos anteriormente), con controles de seguridad de aspiración de 6 a 10 segundos, pueden ayudar a fortalecer los ligamentos de retención mediante sus propiedades de producción de colágeno.

Los pliegues melomentales a menudo son causados por la falta de soporte del periostio, los compartimentos de grasa profunda y el septo mandibular. El uso de PLLA supraperióstico puede ayudar a imitar estos tejidos más profundos y al mismo tiempo proporcionar soporte a los ligamentos en esta área (**Fig. 3-8G**).

Para tratar esta área, el músculo mental y el tejido blando se pellizcan y levantan con la mano no dominante del inyector justo medial al surco premandibular. La aguja debe introducirse asegurándose de que la punta de la aguja no esté dentro de un músculo. Nuevamente, es importante retroceder el émbolo durante 6 a 10 segundos antes de inyectar para confirmar que la aguja no está en un vaso sanguíneo.

La rama de la mandíbula puede ser la principal contribuyente a la formación de papada con la edad avanzada, pero a menudo no se piensa en ello al intentar mejorar la formación de una papada. Otros factores que contribuyen a la formación de una papada son la disminución de grasa lateral, la acumulación de grasa mandibular y la relajación del septo mandibular. A medida que envejecemos, la rama de la mandíbula se remodela y pierde altura esquelética, lo que hace que el tejido blando se deslice hacia adelante. Si esta estructura ósea se recrea con la ayuda de PLLA, se puede apreciar una mejora marcada o resolución de la papada, dependiendo de la gravedad de los otros factores que contribuyen a la formación de la papada (**Fig. 3-8H**). Para tratar esta área con PLLA, la aguja se introduce perpendicular a la piel sobre la parte más posterior de la rama del hueso de la mandíbula. Se recomienda realizar una comprobación de seguridad de aspiración de 6 a 10 segundos para confirmar que la aguja no está en un vaso sanguíneo antes de administrar un bolo supraperióstico.

Las diferentes proporciones de dilución, tiempos de reconstitución, técnicas de inyección y riesgo de formación de nódulos con PLLA pueden resultar intimidantes para los nuevos inyectores. El riesgo de formación de nódulos y pápulas en los primeros estudios clínicos fue del 17,2%; sin embargo, en estos estudios de la Administración de Alimentos y Medicamentos (FDA), los volúmenes de reconstitución fueron de 5 mL utilizando técnicas de inyección entrecruzada en la dermis profunda. Hoy en día, la mayoría de los inyectores experimentados de PLLA utilizan mayores volúmenes de reconstitución e inyectan más profundamente en el hueso o en los compartimentos de grasa profunda.

Se debe instruir a los pacientes que realicen masajes en casa utilizando la "regla de los 5" (5 minutos, 5 veces al día durante 5 días). El seguimiento programado debe ser de 8 a 12 semanas. Dependiendo del grado de pérdida de volumen, puede ser necesario realizar un segundo e incluso un tercer tratamiento para obtener resultados óptimos. Los resultados se pueden mantener con "retoques" anuales.

3.4 Complicaciones

Las técnicas de relleno inyectable se consideran procedimientos a ciegas; por lo tanto, es fundamental tener un buen conocimiento de la anatomía facial para evitar la posibilidad de

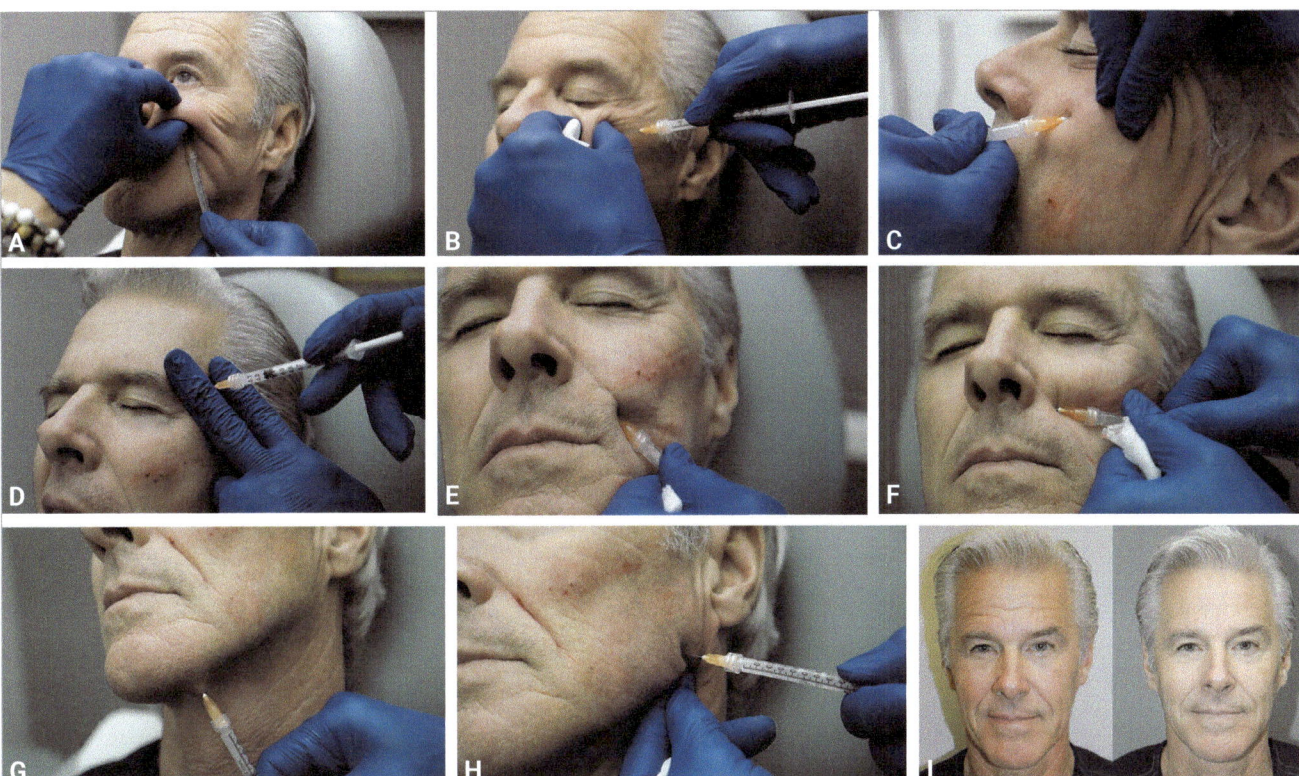

Figura 3-8. Revoluminización panfacial con ácido poli-L-láctico. **(A)** Jeringa n.º 1: abanico retrógrado. La aguja se introduce aproximadamente 2 cm por debajo del cigoma con la punta de la aguja dirigida hacia el canto medial. Inyecte lentamente aproximadamente 0,2 a 0,3 mL en sentido retrógrado. Retire parcialmente la aguja, redirija 15 a 20 grados lateralmente y repita el proceso. Se realizan un total de tres inyecciones lineales retrógradas, siendo la última inyección inclinada hacia el canto lateral. **(B)** Jeringa n.º 2: retrógrado paralelo / enrejado. Inyecte lentamente aproximadamente 0,2 a 0,3 mL en el periostio a lo largo de la mejilla anteromedial en sentido retrógrado. Retire parcialmente la aguja, redirija inferior y paralelamente a la primera inyección y repita el proceso, inyectando en sentido retrógrado. Retire parcialmente la aguja, redirija aproximadamente 45 grados hacia abajo e inyecte los 0,1 a 0,2 mL restantes. Estas inyecciones deben entrecruzarse con las de la jeringa n.º 1. **(C)** Jeringa n.º 3: inyección anterógrada. La aguja se inserta con un ángulo de 30 a 45 grados dirigido lateralmente. Una vez en el tejido subcutáneo, el ángulo de la aguja se reduce a 5 a 10 grados. Inyecte lentamente aproximadamente 0,2 a 0,3 mL en sentido anterógrado en el periostio a lo largo del cigoma mientras mantiene la aguja quieta. **(D)** Jeringa n.º 4: bolo en la fosa temporal. La aguja se introduce perpendicular a la piel sobre la fosa temporal, teniendo cuidado de evitar cualquier vaso sanguíneo visible. Avance la aguja hasta el periostio temporal. Retroceda el émbolo antes de inyectar para confirmar que la aguja no está en un vaso sanguíneo. Inyecte lentamente un bolo periostal. Se puede utilizar toda la jeringa si es clínicamente necesario. **(E)** Jeringa n.º 5: inyección retrógrada (parte 1). La aguja se introduce en la piel de la mejilla justo medial al punto medio del pliegue nasolabial con la punta de la aguja dirigida hacia el surco alar. Inyecte lentamente aproximadamente 0,2 a 0,3 mL en sentido retrógrado y paralelo al pliegue nasolabial. **(F)** Jeringa n.º 5: inyección aneterógrada (parte 2). Vuelva a introducir la aguja justo medial al polo superior del pliegue nasolabial, inyectando un empuje anterógrado de aproximadamente 0,2 a 0,3 mL en la apertura piriforme. **(G)** Jeringa n.º 6: abanico retrógrado. La aguja se introduce en la piel anterior y paralela al tubérculo mental con la aguja dirigida hacia arriba. Avance la aguja y retroceda el émbolo antes de inyectar para confirmar que la aguja no está en un vaso sanguíneo. Inyecte lentamente aproximadamente 0,2 a 0,3 mL en sentido retrógrado. **(H)** Jeringa n.º 7: bolo en la rama. La aguja se introduce perpendicular a la piel sobre la parte más posterior de la rama del hueso de la mandíbula, teniendo cuidado de evitar cualquier vaso sanguíneo visible. Avance la aguja hacia el periostio. Inyecte lentamente un bolo periostal. Se puede utilizar toda la jeringa si es clínicamente necesario. **(I)** Antes y después de 8 semanas del postprocedimiento. El paciente fue tratado con ácido poli-L-láctico en la sien, el tercio medio del rostro, el mentón y la línea de la mandíbula. Esta técnica es supraperióstica con una dilución de 6 mL.

reacciones adversas comunes y complicaciones graves al inyectar rellenos. Además, se debe tener en cuenta que siempre hay variaciones en la anatomía normal y se deben tomar otras medidas para reducir la incidencia de tales reacciones adversas. Se debe considerar el plano anatómico de todas las estructuras antes de la inyección de cualquier relleno para disminuir complicaciones como la compromiso vascular. La oclusión vascular puede ocurrir debido a la compresión externa del suministro sanguíneo por la inyección de relleno adyacente, pero está más comúnmente asociada con la inyección intraarterial directa del producto. Los síntomas de compromiso vascular

son palidez de la piel, un cambio progresivo de coloración reticulada amoratada o purpúrica y eventual ulceración con formación de escara. En la región glabellar o durante la frontoplastia, la oclusión vascular puede provocar ceguera. También puede ocurrir daño nervioso, y puede manifestarse como molestias durante la inyección, dolor de cabeza, neuralgia y / o parestesia después de la inyección.

Antes de la inyección de cualquier relleno, asegúrese de que la piel esté completamente limpia y sin maquillaje ni humectantes. Es importante evitar inyectar piel que tenga lesiones inflamatorias visibles como acné, rosácea o herpes simple.

Para optimizar la seguridad al inyectar AH, es importante retroceder el émbolo y contar de 6 a 10 segundos antes de inyectar para reducir el riesgo de una lesión intravascular. Sin embargo, no tener un reflujo de sángre al aspirar, no garantiza que la aguja no esté dentro de un vaso sanguíneo. Utilizar una técnica de inyección retrógrada al inyectar intradérmicamente y evitar grandes bolos, mayores de 0,3 mL, reducirá aún más el riesgo potencial.

Cuando se utiliza CaHA como relleno inyectable, considere utilizar una cánula al inyectar intradérmicamente o transferir el producto a una jeringa de 1 mL con un émbolo de goma para crear succión y facilitar la aspiración, ya que la jeringa proporcionada no permite la aspiración del producto.

Durante la técnica de frontoplastia, se deben tomar medidas de precaución extremas para prevenir lesiones nerviosas u oclusiones vasculares. Los efectos secundarios se reducen mediante una cuidadosa selección del sitio de inyección, aspiración antes de la inyección si se utiliza una aguja, inyección en el espacio subgaleal con una cánula de calibre 25 o 22, y monitoreo cercano de signos y síntomas de oclusión vascular. Los autores sugieren nunca seguir la trayectoria de las arterias, sino mantenerse perpendicular a su curso.

PLLA, al igual que cualquier otro relleno, puede ser perjudicial y capaz de provocar reacciones adversas graves si se inyecta intravascularmente. Por lo tanto, se deben aplicar las mismas medidas de seguridad al utilizar este producto. Además, la inyección profunda a lo largo del periostio puede ayudar a reducir la formación visible de nódulos.

Inyectar intravascularmente es uno de los mayores temores de todos los profesionales de la estética. Es importante tomar todas las medidas de precaución posibles para evitar que esto ocurra. En caso de que ocurra, es fundamental reconocer de inmediato una posible inyección intravascular. Algunos signos y síntomas comunes pueden ayudar a alertar al profesional para iniciar de inmediato un protocolo de reversión. La primera indicación es el enrojecimiento inmediato de la piel. Otro síntoma sugestivo es el dolor desproporcionado del paciente durante la inyección; sin embargo, debido a la adición de lidocaína en la mayoría de los rellenos inyectables, no todos los pacientes pueden experimentar esto. Varias horas después de la inyección, aparece una mancha reticulada de color marrón, que tiende a moverse hacia arriba desde el sitio de la inyección, siguiendo la trayectoria de la arteria. Un día o dos después, puede haber desarrollo de formación de pústulas, que pueden ser confundidas por inyectores inexpertos con herpes zóster o impétigo. El oscurecimiento posterior del tejido indica una necrosis inminente. Existen varios protocolos en caso de sospecha de una inyección intravascular, pero la primera línea de defensa es el uso de hialuronidasa (500-1.500 unidades), evitar compresas frías a favor de compresas calientes para aumentar el flujo sanguíneo, aspirina diaria y tratamiento con luz LED roja para aumentar la microcirculación. Se debe considerar el tratamiento con oxígeno hiperbárico si estos pasos no conducen a signos de reversión de la necrosis inminente. Los autores también recomiendan encarecidamente aprender a realizar inyecciones retrobulbares de hialuronidasa, o poder derivar al paciente a un médico competente en inyecciones retrobulbares de hialuronidasa para prevenir el riesgo de pérdida de visión debido a una lesión intravascular.

3.5 Conclusión

Cada vez más hombres buscan procedimientos estéticos mínimamente invasivos. Para satisfacer esta creciente demanda, los profesionales estéticos deben estar bien versados en las importantes diferencias anatómicas entre hombres y mujeres, así como en las respectivas diferencias en los estándares de belleza. Dado que la belleza masculina generalmente se asocia con una mayor angularidad en el rostro en lugar de las curvas y contornos más suaves asociados con las mujeres, los hombres a menudo pueden beneficiarse de la selección de rellenos más rígidos y con un mayor G' y de un injerto de grasa estructural cuando se inyecta en la zona media e inferior del rostro. La colocación adecuada del volumen en la zona media del rostro es de suma importancia para evitar una apariencia feminizada. Inyectar mayores cantidades de relleno a lo largo de la mandíbula puede ayudar a lograr una línea de la mandíbula más fuerte y definida, acorde con una estética masculina deseable. El uso de un relleno suave y con un G' bajo a menudo brindará el mejor resultado para la revoluminización sutil del labio masculino cuando esté indicado. Para el mantenimiento a largo plazo de la arquitectura ósea del rostro y para el acondicionamiento general de la piel, las inyecciones de PLLA son otra gran herramienta en el arsenal para contrarrestar los efectos del envejecimiento. Al igual que con las pacientes femeninas, se debe tener especial cuidado para evitar resultados que puedan parecer exagerados o antinaturales. Un conocimiento profundo de la anatomía facial subyacente, así como de los signos y síntomas de la inyección intravascular, ayudará a garantizar la seguridad de estos procedimientos en todos los pacientes.[44]

3.6 Consejos

- Una cara con forma cuadrada es una característica masculina ideal. El ancho de las sienes debe alinearse con el cigoma lateral y la proyección de la mandíbula.
- La estructura ósea facial de los hombres tiende a envejecer de manera más lineal en comparación con las mujeres, que experimentan mayores cambios relacionados con la edad después de la menopausia.
- La belleza masculina se asocia con la angularidad en comparación con las curvas y contornos más suaves asociados con las mujeres. Como tal, los hombres a menudo se benefician de la corrección con rellenos más rígidos y con un alto G' y de injertos de grasa estructural.
- Rejuvenecimiento de la parte superior del rostro:
  ○ La posición de las cejas es más baja en los hombres y puede volverse notablemente ptótica con la edad. La frontoplastia puede ayudar a corregir la posición y forma de las cejas con la adición progresiva de rellenos de AH cohesivos, de baja viscosidad y bajo G' o injertos de grasa estructural.

- Un conocimiento claro de los límites anatómicos y las zonas de peligro (es decir, nervios y vasos sanguíneos) es de suma importancia para evitar complicaciones.
  - Las inyecciones subgaleales utilizando una cánula son una técnica segura y un tratamiento efectivo para el rejuvenecimiento de la cavidad frontal.
- Rejuvenecimiento de la zona media del rostro:
  - Una relación mayor de ancho bizigomático a altura facial, medida desde el labio superior hasta el párpado superior o la ceja, se percibe como más atractiva.
  - Las inyecciones supraperiósticas en la zona media del rostro con un relleno de alto G' maximizan el levantamiento y se pueden utilizar para lograr un aspecto más esculpido.
- Hundimientos infraorbitales:
  - Un relleno de AH de baja viscosidad y baja concentración es ideal para los hundimientos infraorbitales.
  - El trasplante de grasa a la región infraorbitaria requiere un injerto con una estructura celular más pequeña.
- Rejuvenecimiento de la parte inferior del rostro:
  - Una línea de la mandíbula cuadrada y bien definida es una característica sexualmente dimórfica ampliamente aceptada asociada con la atracción masculina. El uso de un relleno rígido y de alto G' o un injerto de grasa estructural colocado supraperiósticamente puede lograr resultados estéticamente agradables.

Referencias

1. American Society of Plastic Surgeons. 2017 Plastic Surgery Statistics: Cosmetic Surgery Gender Distribution—Male. Available at: https://www.plasticsurgery.org/news/plastic-surgery-statistics. Accessed May 12, 2019
2. Frederick DA, Lever J, Peplau LA. Interest in cosmetic surgery and body image: views of men and women across the lifespan. Plast Re- constr Surg. 2007; 120(5):1407–1415
3. Jagdeo J, Keaney T, Narurkar V, Kolodziejczyk J, Gallagher CJ. Facial treatment preferences among aesthetically oriented men. Dermatol Surg. 2016; 42(10):1155–1163
4. Paes EC, Teepen HJ, Koop WA, Kon M. Perioral wrinkles: histologic differences between men and women. Aesthet Surg J. 2009; 29(6): 467–472
5. Lindsey S, Rosen A, Shagalov D, Weiss E. Sex differences in perioral rhytides-does facial hair play a role? Dermatol Surg. 2019; 45(2): 320–323
6. Shuster S, Black MM, McVitie E. The influence of age and sex on skin thickness, skin collagen and density. Br J Dermatol. 1975; 93(6):639–643
7. Aguilera SB, Branch S, Soro L. Optimizing injections of poly-L-lactic acid: the 6-step technique. J Drugs Dermatol. 2016; 15(12):1550–1556
8. Pierre S, Liew S, Bernardin A. Basics of dermal filler rheology. Derma- tol Surg. 2015; 41 Suppl 1:S120–S126
9. Rossi AM, Fitzgerald R, Humphrey S. Facial soft tissue augmentation in males: an anatomical and practical approach. Dermatol Surg. 2017; 43 Suppl 2:S131–S139
10. Burton JL, Johnson C, Libman L, Shuster S. Skin virilism in women with hrsutism. J Endocrinol. 1972; 53(3):349–354
11. Keaney TC, Anolik R, Braz A, et al. The male aesthetic patient: facial anatomy, concepts of attractiveness, and treatment patterns. J Drugs Dermatol. 2018; 17(1):19–28
12. Shaw RB, Jr, Katzel EB, Koltz PF, Kahn DM, Puzas EJ, Langstein HN. Fa- cial bone density: effects of aging and impact on facial rejuvenation. Aesthet Surg J. 2012; 32(8):937–942
13. Kahn DM, Shaw RB, Jr. Aging of the bony orbit: a three-dimensional computed tomographic study. Aesthet Surg J. 2008; 28(3):258–264
14. Pessa JE. An algorithm of facial aging: verification of Lambros's theo- ry by three-dimensional stereolithography, with reference to the pathogenesis of midfacial aging, scleral show, and the lateral sub- orbital trough deformity. Plast Reconstr Surg. 2000; 106(2):479–488, discussion 489–490
15. Shaw RB, Jr, Kahn DM. Aging of the midface bony elements: a three-dimensional computed tomographic study. Plast Reconstr Surg. 2007; 119(2):675–681, discussion 682–683
16. Mendelson BC, Hartley W, Scott M, McNab A, Granzow JW. Age- related changes of the orbit and midcheek and the implications for facial rejuvenation. Aesthetic Plast Surg. 2007; 31(5):419– 423
17. Pessa JE, Peterson ML, Thompson JW, Cohran CS, Garza JR. Pyriform augmentation as an ancillary procedure in facial rejuvenation sur- gery. Plast Reconstr Surg. 1999; 103(2):683–686
18. Rohrich RJ, Hollier LH, Jr, Janis JE, Kim J. Rhinoplasty with advancing age. Plast Reconstr Surg. 2004; 114(7):1936–1944
19. Mendelson B, Wong CH. Changes in the facial skeleton with aging: implications and clinical applications in facial rejuvenation. Aesthetic Plast Surg. 2012; 36(4):753–760
20. Aguilera SB, Brown L, Perico VA. Aesthetic treatment of bruxism. J Clin Aesthet Dermatol. 2017; 10(5):49–55
21. Shaw RB, Jr, Katzel EB, Koltz PF, Kahn DM, Girotto JA, Langstein HN. Aging of the mandible and its aesthetic implications. Plast Reconstr Surg. 2010; 125(1):332–342
22. Henderson JL, Larrabee WF, Jr. Analysis of the upper face and se- lection of rejuvenation techniques. Otolaryngol Clin North Am. 2007; 40(2):255–265
23. Lambros V. Observations on periorbital and midface aging. Plast Re- constr Surg. 2007; 120(5):1367–1376, discussion 1377
24. Charles Finn J, Cox SE, Earl ML. Social implications of hyperfunctional facial lines. Dermatol Surg. 2003; 29(5):450–455
25. Valentine KA, Li NP, Penke L, Perrett DI. Judging a man by the width of his face: the role of facial ratios and dominance in mate choice at speed-dating events. Psychol Sci. 2014; 25(3):806–811
26. Emer J, Waldorf H. Injectable neurotoxins and fillers: there is no free lunch. Clin Dermatol. 2011; 29(6):678–690
27. Glaich AS, Cohen JL, Goldberg LH. Injection necrosis of the glabella: protocol for prevention and treatment after use of dermal fillers. Dermatol Surg. 2006; 32(2):276–281
28. Van Loghem J, Humzah D, Kerscher M. Cannula versus sharp needle for placement of soft tissue fillers: an observational ca- daver study. Aesthet Surg J. 2017; 38(1):73–88
29. Wysong A, Joseph T, Kim D, Tang JY, Gladstone HB. Quantifying soft tissue loss in facial aging: a study in women using magnetic reso- nance imaging. Dermatol Surg. 2013; 39(12):1895–1902
30. Codinha P. Facial soft tissue thicknesses for the Portuguese adult pop- ulation. Forensic Sci Int. 2009; 184(1–3):80.e1–80.e7
31. Cha KS. Soft-tissue thickness of South Korean adults with normal facial profiles. Korean J Orthod. 2013; 43(4):178–185
32. Toledo Avelar LE, Cardoso MA, Santos Bordoni L, de Miranda Avelar L, de Miranda Avelar JV. Aging and sexual differences of the human skull. Plast Reconstr Surg Glob Open. 2017; 5(4):e1297
33. Farhadian JA, Bloom BS, Brauer JA. Male aesthetics: a review of facial anatomy and pertinent clinical implications. J Drugs Dermatol. 2015; 14(9):1029–1034
34. Wysong A, Kim D, Joseph T, MacFarlane DF, Tang JY, Gladstone HB. Quantifying soft tissue loss in the aging male face using magnetic reso- nance imaging. Dermatol Surg. 2014; 40(7):786–793
35. Keaney TC. Aging in the male face: intrinsic and extrinsic factors. Der- matol Surg. 2016; 42(7):797–803
36. Aguilera SB, Tivoli YA, Seastrom SJ. How to make calcium hydrox- ylapatite injections safer. J Drugs Dermatol. 2014; 13(9):1015
37. Snozzi P, van Loghem JAJ. Complication management following reju- venation procedures with hyaluronic acid fillers-an algorithm-based ap- proach. Plast Reconstr Surg Glob Open. 2018; 6(12):e2061
38. Furnas DW. The retaining ligaments of the cheek. Plast Reconstr Surg. 1989; 83(1):11–16
39. Thayer ZM, Dobson SD. Sexual dimorphism in chin shape: im- plications for adaptive hypotheses. Am J Phys Anthropol. 2010; 143 (3):417–425
40. Loth SR, Henneberg M. Mandibular ramus flexure: a new morpho- logic indicator of sexual dimorphism in the human skeleton. Am J Phys Anthropol. 1996; 99(3):473–485
41. Brown E, Perrett DI. What gives a face its gender? Perception. 1993; 22(7):829–840

42. Sculptra® Aesthetic. Instructions for Use. Fort Worth, TX: Galderma Laboratories, L.P.; 2016

43. Fitzgerald R, Vleggaar D. Facial volume restoration of the aging face with poly-l-lactic acid. Dermatol Ther (Heidelb). 2011; 24(1): 2–27

44. Chesnut C. Restoration of visual loss with retrobulbar hyaluronidase injection after hyaluronic acid filler. Dermatol Surg. 2018; 44(3): 435–437

Tratamientos con toxina botulínica

4

Edith A. Hanna, Matthew K. Sandre y Vince Bertucci

Resumen

Aunque las mujeres representan la mayoría de pacientes atendidos en muchas prácticas estéticas, el número de pacientes masculinos está aumentando. Esta mayor demanda se ha atribuido a una multitud de factores, incluyendo el interés en mejorar la apariencia, el "edadismo", la competencia en el lugar de trabajo, la creciente aceptación de los procedimientos estéticos, así como las crecientes presiones sociales y de los medios de comunicación. Los tratamientos con toxina botulínica tipo A (BTX-A) constituyen el procedimiento cosmético mínimamente invasivo más popular con diferencia. Si bien los principios generales del tratamiento con BTX-A para hombres y mujeres son similares, es importante reconocer las características masculinas únicas que afectan la evaluación y los paradigmas de tratamiento. Atender a las necesidades distintivas del paciente masculino es fundamental para lograr resultados clínicos óptimos y mejorar la experiencia general del paciente.

Palabras clave: toxina botulínica, neurotoxina botulínica A, toxina botulínica serotipo A, neurotoxinas, neuromoduladores, BTX-A, masculino, hombres

4.1 Antecedentes

La introducción de la toxina botulínica tipo A (BTX-A) en el arsenal de la medicina estética ha revolucionado el campo del rejuvenecimiento facial, iniciando un cambio sísmico en las preferencias de los pacientes a favor de los procedimientos mínimamente invasivos. En los últimos 15 años, las inyecciones de BTX-A se han vuelto cada vez más populares como un procedimiento cosmético no invasivo con un aumento del 759%.[1] Mientras que las mujeres se someten mucho más comúnmente a tratamientos con BTX-A, el número de hombres que se benefician de las inyecciones de BTX-A ha aumentado en un 337% desde 2000.[2] Los hombres están cada vez más atentos a su apariencia y las normas sociales están evolucionando para crear un entorno de mayor aceptación en el que los hombres puedan expresar sus preocupaciones y buscar tratamientos adecuados. Según la Sociedad Americana de Cirugía Plástica Estética, 1,638,940 mujeres y 162,093 hombres se sometieron a tratamientos con BTX-A en 2018. Los hombres representaron el 9% de los tratamientos con BTX-A y este número sigue aumentando.[3] Según la Sociedad Americana de Cirujanos Plásticos, los tratamientos con toxina botulínica fueron, con mucho, el procedimiento mínimamente invasivo más popular en hombres en 2018, con una participación del 41%, una ventaja casi tres veces mayor que la eliminación de vello con láser, el segundo más popular.[4]

4.1.1 Motivación

Desde 2000 hasta 2018, el uso de BTX-A entre los hombres aumentó en un 381%, según el Informe de Estadísticas de Cirugía Plástica realizado anualmente por la Sociedad Americana de Cirujanos Plásticos.[4] Aunque el BTX-A reduce las arrugas no deseadas y rejuvenece la piel, la vanidad no es el único motivador detrás de las decisiones de someterse a dicho tratamiento. Este aumento en la tasa de inyecciones de BTX-A entre los hombres puede atribuirse a múltiples factores. En primer lugar, desde una perspectiva evolutiva, una apariencia mejorada siempre es deseable.[5] El BTX-A trata las arrugas, suavizando así las líneas faciales, mejorando la calidad de la piel y realzando la apariencia general del rostro.[6] En segundo lugar, dado que existe el edadismo en algunos lugares de trabajo, una apariencia envejecida podría interferir potencialmente con ascensos, oportunidades de carrera y crecimiento personal.[7] Como resultado, los hombres han mostrado más interés en recibir inyecciones de BTX-A para mejorar su apariencia y ser más competitivos con sus colegas de apariencia más joven. En tercer lugar, hay expectativas cambiantes en torno al envejecimiento. A medida que aumenta la esperanza de vida, también lo hacen las expectativas de un envejecimiento grácil. Según un proyecto liderado por el Dr. Scherbov, del Instituto Internacional de Análisis de Sistemas Aplicados en Austria, dado que la esperanza de vida está aumentando, las personas ahora son consideradas "ancianas" cuando cumplen 65 años.[8] Los hombres que tienen 60 años no se sienten de esa edad y, por lo tanto, recurren a procedimientos no invasivos como las inyecciones de BTX-A para mantener una apariencia juvenil que se ajuste mejor a cómo se sienten. Por último, las redes sociales se han convertido en una parte integral de la sociedad y han generado enormes presiones para lucir jóvenes. Según un informe realizado por el Consejo Nuffield sobre Bioética, la presión de las redes sociales está relacionada con un aumento significativo en los procedimientos cosméticos como las inyecciones de BTX-A.[9]

4.1.2 Demografía

Los datos sobre la demografía de los hombres que se someten a inyecciones de BTX-A son limitados. Según el Informe de Estadísticas de Cirugía Plástica de 2018,[4] el 1% de los hombres que se someten a tratamiento con BTX-A se encuentran en el rango de edad entre 20 y 29 años, seguido por el 18% de aquellos que se encuentran en el rango de edad entre 30 y 39 años, el 57% se encuentra en el rango de edad entre 40 y 45 años, mientras que el 23% tiene más de 55 años.

En una revisión sistemática reciente realizada por Roman y Zampella sobre 19 ensayos controlados aleatorios (ECA) sobre inyecciones de BTX-A para arrugas faciales y 22 ECA sobre rellenos inyectables de ácido hialurónico para aumento de tejidos blandos, los hombres representaron el 11.8% de todos los pacientes y el 13.9% de los pacientes que recibieron BTX-A.[10] Los pacientes caucásicos representaron el 67.1% del total de pacientes, mientras que los pacientes asiáticos, hispanos y negros representaron el 16.8%, 6.5% y 5.4% de los participantes en el estudio, respectivamente.

4.2 Anatomía

4.2.1 Evaluación del rostro

Al evaluar el rostro masculino (Fig. 4-1), es importante revisar no solo la musculatura que va a ser objetivo con neurotoxina

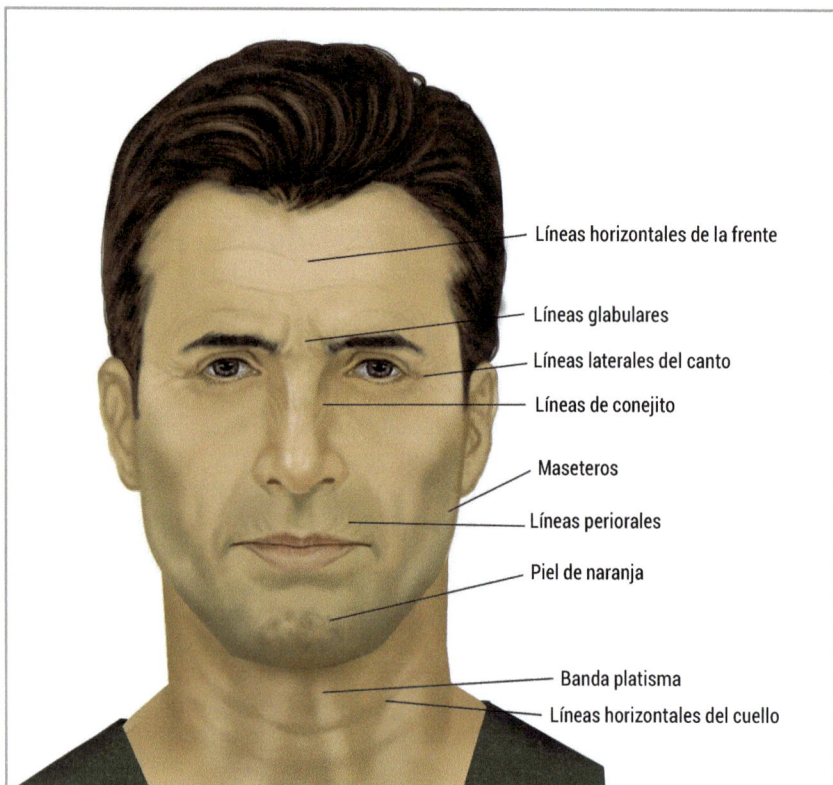

Figura 4-1. Áreas faciales susceptibles al tratamiento con neuromoduladores.

Líneas horizontales de la frente

Líneas glabulares

Líneas laterales del canto

Líneas de conejito

Maseteros

Líneas periorales

Piel de naranja

Banda platisma

Líneas horizontales del cuello

(**Fig. 4-2**), sino también la forma del esqueleto, la vascularización y la línea del cabello. Esto asegura que el médico tenga en cuenta el dimorfismo sexual, que es la diferencia fenotípica intraespecífica entre los sexos.[11]

Hueso

Existen varias diferencias entre el cráneo masculino y femenino (**Fig. 4-3**). Los hombres suelen tener cráneos más grandes que las mujeres. En realidad, esto refleja la observación de que los cráneos femeninos son aproximadamente el 80% del tamaño de los cráneos masculinos.[12,13] Comenzando por las partes más anteriores del cráneo, los hombres parecen tener una frente más alta, más ancha, más plana y más inclinada en comparación con las mujeres.[11,14]

Al observar el área periorbitaria del cráneo masculino, la cresta supraorbitaria es más prominente en los hombres, lo que proporciona una mayor proyección anterior glabellar y actúa como el punto de referencia común para la posición de la ceja masculina.[11,12,15,16] En contraste, la cresta supraorbitaria femenina es menos prominente, con la ceja posicionada justo por encima de la cresta.[17] La forma de la ceja masculina suele ser plana, mientras que la ceja femenina generalmente tiene un pico o arco en su tercio lateral.[17,18] Además, las órbitas masculinas suelen tener una altura mayor y una forma menos ovalada.[19]

Las diferencias esqueléticas más notables en la parte inferior del rostro entre los sexos se encuentran en los pómulos y la barbilla.[12,20,21] Los pómulos masculinos suelen ser más planos pero más angulados que los de las mujeres.[20] Por último, la barbilla masculina se percibe como más ancha y

grande que la de las mujeres, y también tiene una proyección anterior mayor.[21]

Musculatura

Los hombres tienen aproximadamente 1.5 veces más masa muscular en general que las mujeres, aunque faltan estudios que confirmen si este aumento también se aplica específicamente a la masa muscular facial.[22] Después de ajustar el tamaño facial, los hombres también parecen tener un mayor movimiento muscular facial al fruncir los labios, inflar las mejillas y abrir los ojos.[23] Un estudio de 2009 mostró que los hombres tienen un mayor movimiento hacia arriba en ambos movimientos faciales analizados en el estudio: sonrisa en reposo y "haciendo puchero" con los labios.[24] En cuanto a la formación de arrugas, un estudio japonés de 2013 con 173 hombres y mujeres de 21 a 75 años encontró que los hombres tienen una mayor formación de arrugas en la frente en todos los grupos de edad.[25] Además, el estudio encontró que los hombres tenían puntuaciones de arrugas estadísticamente significativamente más altas en áreas faciales adicionales dentro de categorías de edad específicas: los hombres de 21 a 28 años tenían puntuaciones de arrugas más altas en la región glabellar, raíz nasal y mejilla; los hombres de 35 a 41 años tenían puntuaciones de arrugas más altas en la raíz nasal; y finalmente, los hombres de 47 a 59 años tenían puntuaciones de arrugas más altas en la región periocular.[25]

Los hombres no tienen más arrugas en todas las áreas faciales. Por ejemplo, las mujeres envejecidas suelen tener arrugas más profundas que los hombres en el área perioral.[25,26] Esto puede deberse al tamaño más pequeño de la unidad pilosebácea

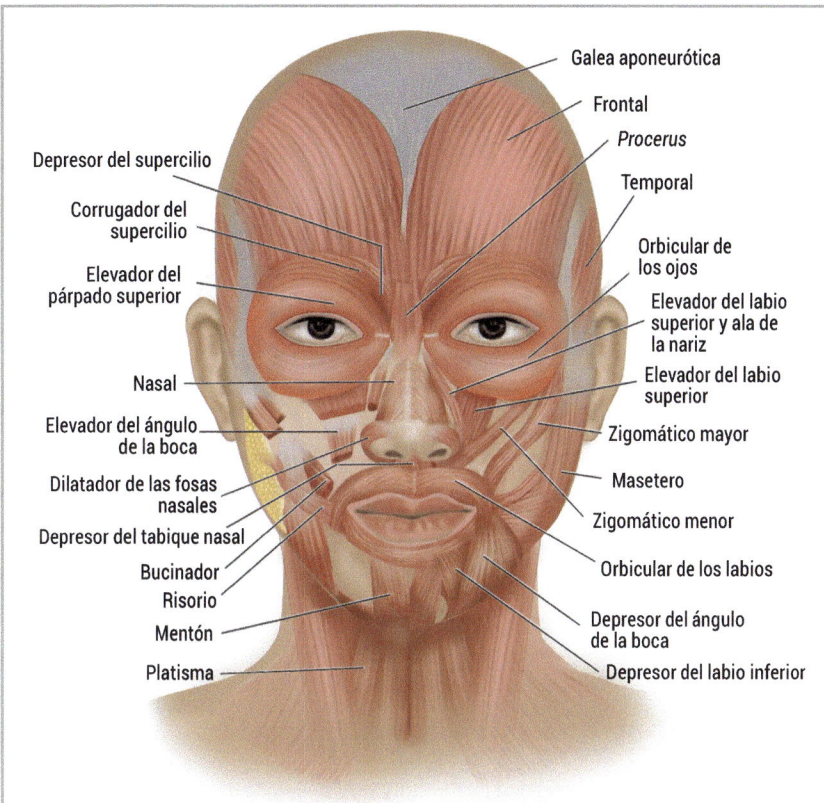

Figura 4-2. Músculos faciales relevantes para el tratamiento con toxina botulínica. Tener en cuenta las estrechas interrelaciones musculares.

Galea aponeurótica

Frontal

Procerus

Depresor del supercilio

Temporal

Corrugador del supercilio

Orbicular de los ojos

Elevador del párpado superior

Elevador del labio superior y ala de la nariz

Elevador del labio superior

Nasal

Zigomático mayor

Elevador del ángulo de la boca

Masetero

Dilatador de las fosas nasales

Zigomático menor

Depresor del tabique nasal

Orbicular de los labios

Bucinador

Risorio

Depresor del ángulo de la boca

Mentón

Platisma

Depresor del labio inferior

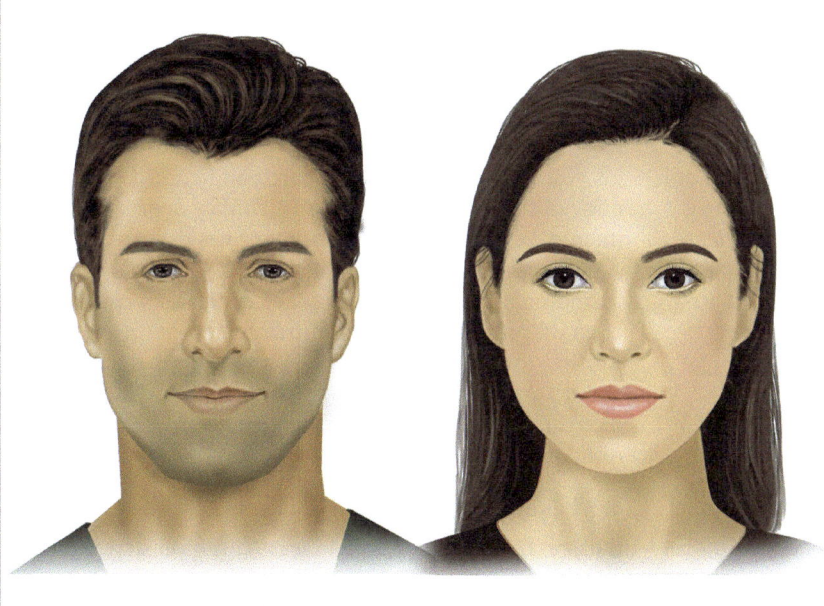

Figura 4-3. Rostros juveniles masculinos y femeninos. Un conocimiento detallado de las diferencias de género es importante para optimizar los resultados del tratamiento estético masculino.

perioral en las mujeres en comparación con los hombres.[26] Se observan capas adiposas más gruesas en los rostros femeninos, lo que también podría explicar por qué las mujeres suelen tener menos arrugas o arrugas más superficiales que sus contrapartes masculinas.[11,27] Cabe destacar que también se ha demostrado que la piel masculina, incluida la piel facial, puede ser de un 10 a un 20% más gruesa que la de las mujeres, lo que puede afectar la técnica de inyección.[28]

Ciertos patrones de arrugas faciales son más comunes en los hombres debido a un mayor volumen muscular facial y reclutamiento de músculos cercanos.[12] Por ejemplo, el patrón de arrugas glabellares en forma de "U" se ve con más frecuencia en los hombres como resultado de su músculo prócero o *procerus* más grande.[29] Los hombres también suelen tener un patrón de arrugas laterales en forma de abanico hacia abajo, mientras que en las mujeres se observan patrones centrales, completos o en forma de abanico hacia abajo.[30] La mayor prevalencia del patrón de abanico hacia abajo en los hombres puede ser resultado de un reclutamiento mayor del músculo cigomático mayor.[12]

Algunos autores también sugieren que los músculos corrugador del entrecejo son más anchos en los hombres y sus fibras distales se extienden más lateralmente que en las mujeres.[31] El mismo autor enfatiza que el músculo frontal es más similar a una lámina en los hombres, mientras que en las mujeres se considera como dos músculos separados con una masa muscular central ausente o reducida.[31] Ambas diferencias mencionadas anteriormente deben tenerse en cuenta al planificar los patrones de inyección en pacientes masculinos.

Vascularización

Parece haber un aumento en la vascularización en el rostro masculino en comparación con el rostro femenino.[32,33] Se ha planteado la hipótesis de que este hallazgo se debe al aumento del suministro de sangre necesario para los pelos faciales terminales gruesos en los hombres.[11] Además, un aumento en el número de capilares dérmicos a menudo se corresponde con un mayor diámetro de los folículos pilosos del paciente.[34] Se cree que este aumento en la vascularización local aumenta el riesgo de hematomas en los hombres al inyectar neurotoxinas faciales.[11] Sin embargo, dado que se cree que el aumento de la vascularización se encuentra en áreas de vello facial grueso, Keaney y Alster postulan que la inyección en el músculo frontal no conlleva un riesgo aumentado.[11]

Línea del cabello

Puede producirse una regresión de las partes anteriores, especialmente las anterolaterales, de la línea del cabello en la alopecia androgénica masculina.[12,35] Como resultado de esta regresión, la frente masculina puede parecer más grande.[12] Los autores sugieren que se debe tener cuidado al evaluar las arrugas más superolaterales de la frente masculina, especialmente si el paciente tiene alopecia androgénica, ya que no tratar esta área podría llamar la atención innecesariamente sobre una línea del cabello en retroceso.

4.3 Enfoque

Los pacientes masculinos tienen diferentes niveles de conocimiento sobre los tratamientos con BTX-A, por lo que es importante tomarse el tiempo para explicar completamente el proceso y establecer expectativas realistas para optimizar la satisfacción del paciente.[12] Los pacientes masculinos también tienden a buscar procedimientos estéticos que requieran menos tiempo de inactividad y menos visitas.[12,36] Los autores sugieren programar una visita de seguimiento para todos los pacientes recién tratados de 2 a 3 semanas después del tratamiento para optimizar los resultados, generar confianza y mejorar las tasas de retención. Los datos sugieren que los pacientes masculinos son menos propensos a regresar por sí mismos incluso si consideran que el resultado no es el deseado.[12,37]

Existen pocos datos específicos sobre la dosificación de neurotoxinas en hombres, la mayoría de ellos se centran en la

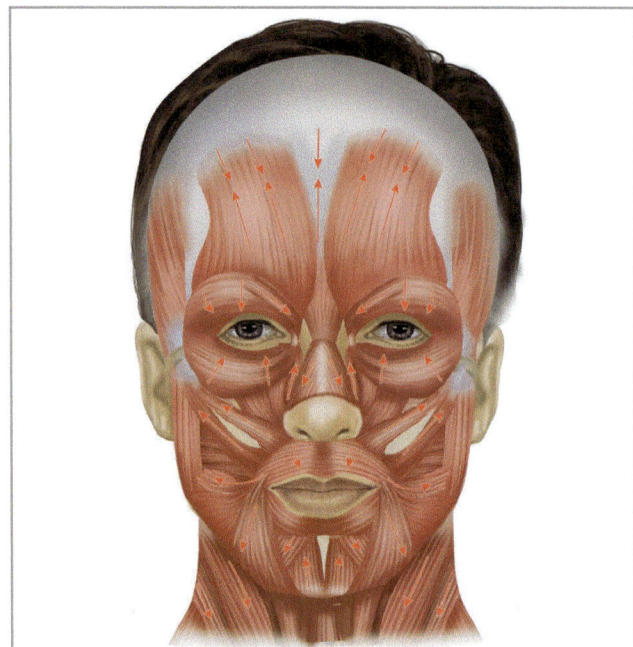

Figura 4-4. Vectores musculares faciales. Comprender la actividad muscular precisa permite personalizar los tratamientos y optimizar los resultados.

región glabelar. Debido a un mayor volumen y fuerza muscular, los hombres generalmente requieren dosis más altas que las mujeres.[38] Al igual que con todos los procedimientos médicos, los tratamientos con neurotoxinas deben individualizarse en función de las características masculinas únicas para lograr resultados clínicos óptimos y mejorar la experiencia general del paciente.

El enfoque del tratamiento con BTX-A implica una evaluación adecuada del volumen y la actividad muscular con los vectores de movimiento correspondientes (**Fig. 4-4**), ya que estos determinan la dosis requerida y el patrón de tratamiento, respectivamente.[70] Para los fines de este capítulo, la dosificación se expresará en equivalentes de onabotulinumtoxinaA a menos que se indique lo contrario y el enfoque se centrará principalmente en el tratamiento de la parte superior del rostro (**Tabla 4-1**). Es importante tener en cuenta que la dosificación entre las formulaciones de BTX-A no es intercambiable y las unidades no se pueden convertir en una relación de 1:1.

4.3.1 Frente y cejas

La altura, forma y posición de las cejas son determinantes clave de las señales no verbales percibidas por los demás y la apariencia facial general. La ptosis de las cejas ocurre naturalmente con el tiempo, por lo que es importante inspeccionar cuidadosamente la altura de las cejas al evaluar la parte superior del rostro.[12,39] Aunque el prospecto del producto recomienda inyectar al menos 2 cm por encima de la ceja para reducir el riesgo de ptosis inducida por neurotoxina, los autores sugieren considerar la anatomía individual y la profundidad muscular para evitar bajar la ceja al dirigirse inadvertidamente al músculo frontal.[35,40] Los hombres suelen tener arrugas en la frente más notables, ya que pueden

Tabla 4-1. Aplicaciones de toxina botulínica en la parte superior del rostro

Aplicaciones de toxina botulínica en la parte superior del rostro[a]			
Indicación	**Músculo(s) objetivo**	**Sitio de inyección y dosis**	**Consejos**
Arrugas de la frente	Frontal	1-2 unidades por sitio; comúnmente de 3 a 5 sitios, pero hasta 14 sitios según la altura de la frente, posición de las cejas y tendencia a las cejas puntiagudas	Evaluar la dermatochalasis del párpado superior y las cejas bajas Mantener ⩾ 2 cm por encima de la ceja Considerar sitios de inyección superiores adicionales para frentes altas
Arrugas glabellares	*Procerus*, corrugador superciliar, depresor superciliar	20-50 unidades divididas entre 1-2 sitios de inyección de *procerus* y 2-6 sitios de inyección de corrugador superciliar	Inyectar los corrugadores mediales en profundidad y los corrugadores laterales superficialmente
Líneas laterales del canto	*Orbicularis oculi*	1-4 unidades por sitio en 3-4 sitios de inyección	Evaluar el patrón de las líneas laterales del canto. Mantener ⩾ 1 cm fuera del borde orbital y por encima de la prominencia maxilar. Considerar una dosis más baja para los sitios de inyección inferiores para evitar una apariencia de mejilla "en forma de estante" al sonreír
Elevación lateral de la ceja	*Orbicularis oculi*	1 unidad superficial por sitio en 1-3 sitios en la cola de la ceja	Funciona mejor cuando las cejas se mueven hacia abajo al cerrar los ojos con fuerza
Prominencia muscular infraorbitaria	*Orbicularis oculi*	0.5-2 unidades superficialmente 2-3 mm por debajo del margen ciliar en cada uno de 1-2 sitios de inyección	Realizar una "prueba de estiramiento" para evaluar la elasticidad del párpado inferior y evitar el ectropión y los festones infraorbitarios

Abreviatura: LCL, línea lateral del canto.
[a]Unidades de onabotulinumtoxina A.

contraer el músculo frontal con más frecuencia para levantar la ceja y maximizar los campos visuales.[31] Muchos hombres tienen una frente alta, lo que significa que una fila de inyecciones puede no ser suficiente para lograr el grado deseado de reducción de arrugas. Por lo tanto, en algunos casos, pueden ser necesarias dos filas de cuatro a ocho puntos de inyección para tratar completamente las arrugas de la frente superior e inferior.[12,39,41] Un autor sugiere abordar esto en dos visitas, tratando las líneas de la frente superior en la primera visita y luego tratando cualquier línea residual de la frente inferior en una segunda cita.[31] También es importante evaluar los aspectos superolaterales de la frente en pacientes masculinos con una línea de cabello en retroceso para determinar si las inyecciones adicionales de neurotoxina en esta área ayudarían a reducir las arrugas en la zona de la recesión temporal.[20,37,39,41] Los autores recomiendan comenzar con una dosificación conservadora en la frente, dado que el músculo frontal responde muy bien al tratamiento. Además, dado que el músculo frontal es el único elevador de la ceja, no se debe inyectar sin tratar también la glabela. No hacerlo resultará en una actividad depresora de la ceja sin oposición y teóricamente podría contribuir a la ptosis medial de la ceja, especialmente en pacientes masculinos mayores.

La línea de convergencia (línea C) es un concepto recientemente introducido[42] que describe una línea horizontal ubicada aproximadamente al 60% de la altura total de la frente medida desde el borde orbital. Por debajo de esta línea, el músculo frontal levanta las cejas, mientras que por encima de la línea C, deprime la línea del cabello. Es importante

tener esto en cuenta durante la planificación de la inyección en la frente.

Dado que la mayoría de los hombres prefieren una forma de ceja más plana, es importante considerar la actividad lateral inferior del músculo frontal al tratar la frente. En hombres con actividad prominente en esta área, no tratarla puede llevar a cejas laterales excesivamente puntiagudas, lo que resulta en una apariencia de ceja más femenina.[12,31,37,39,41] Para evitar esto, o corregirlo si ocurre, se pueden inyectar 2 unidades de onaBTX-A/incoBTX-A o 6 unidades de aboBTX-A en el músculo frontal lateral inferior por encima de la ceja lateral o donde la ceja está puntiaguda.[12,31,41] Se recomienda tener precaución en individuos con dermatoacalasia del párpado superior.

En casos menos comunes en los que se desea un levantamiento de cejas en hombres, un autor sugiere dos enfoques. El tratamiento solo del aspecto medial de la glabela, el músculo prócero o *procerus,* puede resultar en la elevación de la ceja medial,[31] mientras que la inyección de neurotoxina en el aspecto más lateral de la ceja, apuntando a una parte del músculo orbicular de los ojos, elevará la ceja lateral.[31] Ambas técnicas se pueden combinar si se desea una elevación completa de las cejas.[31] Un artículo de 2016 de Scherer recomienda un enfoque diferente para un levantamiento de cejas en hombres, que tiene como objetivo elevar toda la ceja sin cambiar su forma.[39] Este autor utiliza cuatro puntos de inyección a lo largo de la parte superior de la ceja misma para relajar el músculo corrugador y la porción orbital superior del músculo orbicular.[39] Moviendo de medial a lateral, los puntos de inyección incluyen la cabeza de la ceja, seguida de un punto intermedio, luego una tercera inyección en el punto de curvatura relativa de la ceja y finalmente en la cola de la ceja.[39] Ese autor sugiere de 2.5 a 5 unidades por punto de inyección, excepto para la cabeza medial de la ceja donde se recomiendan 5 unidades.[39]

Un amplio consenso desarrolló recomendaciones en 2017 para las inyecciones de incoBTX-A en frentes masculinas y femeninas.[38] Dividieron la frente en 12 zonas (3 verticales por 4 horizontales), siendo las cuatro zonas más bajas posicionadas de 1.5 a 2 cm por encima de la ceja para reducir el riesgo de ptosis de la ceja.[38] Se desarrollaron protocolos separados para hombres y mujeres, cada uno subdividido en cinética normal, hiperquinética e hipertónica.[38] Otras consideraciones que afectaron sus dosis recomendadas incluyeron el tamaño de la frente, la presencia de debilidad palpebral, la línea del cabello y la tendencia a desarrollar un signo de Mefisto (o ceja de Spock).[38] La dosis por punto de inyección no superó 1 unidad en hombres o mujeres hipertónicos. Se recomiendan dosis ligeramente más altas y variables de 1 a 2 unidades por punto de inyección en hombres y mujeres hiperquinéticos.[38] De manera similar, las dosis sugeridas para hombres y mujeres con cinética normal por punto de inyección son de 1 a 2 unidades.[38] Sin embargo, una excepción es una recomendación de 3 unidades en cada una de las dos zonas centrales de la frente si el hombre con cinética normal tiene debilidad palpebral.[38]

4.3.2 Glabela

El complejo glabelar consiste en los músculos corrugador superciliar izquierdo y derecho y el músculo procero central, que tiran de las cejas inferomedialmente al contraerse. Al tratar el área de la glabela, los pacientes deben ser examinados tanto en reposo como en máxima fruncida. A los autores les resulta útil clasificar la gravedad del fruncido de la glabela como leve, moderada o grave en función de la profundidad y amplitud de las arrugas. Esto, combinado con el volumen muscular, ayuda a guiar la dosificación de BTX-A, siendo necesaria una dosis más alta en casos de arrugas dinámicas más severas y mayor volumen muscular. Es importante tener en cuenta que las líneas estáticas profundas de la glabela, coloquialmente conocidas como "las 11", no se eliminan comúnmente solo con el tratamiento de neurotoxina y que puede ser necesario un tratamiento complementario con rellenos de tejido blando para mejorar el contorno y suavizar la apariencia de "colina y valle" de la glabela que a veces es evidente. Curiosamente, los autores encuentran que los tratamientos repetidos y consistentes con BTX-A a veces mejoran significativamente las arrugas estáticas.

Los músculos del complejo glabelar se entrelazan y están íntimamente relacionados. Debido a esto, el conocimiento de la anatomía y la profundidad muscular es fundamental para maximizar la eficacia y minimizar las complicaciones que puedan surgir al tratar inadvertidamente músculos adyacentes. Pedir al paciente que frunza el ceño permite visualizar y sujetar el vientre del músculo procero y los corrugadores entre el pulgar y el dedo índice, lo que facilita la precisión de la inyección. Mientras que los monografías de productos de la Administración de Alimentos y Medicamentos (FDA) para todos los productos de BTX-A aprobados sugieren mantenerse al menos a 1 cm por encima del borde supraorbitario óseo al inyectar los corrugadores, los autores recomiendan una evaluación individual para permitir que los tratamientos se adapten a la anatomía única de cada individuo. Tenga en cuenta que la inyección en el área de la glabela podría potencialmente estimular el nervio trigémino y desencadenar una sensación o respuesta de estornudo.

La primera inyección se coloca de forma central y perpendicular en el músculo procero sobre el área de mayor volumen muscular. Si el músculo procero es largo y muestra una actividad significativa, puede ser ventajoso realizar dos inyecciones separadas en la línea media en lugar de una única inyección estándar.[43] Una vez más, la profundidad de la inyección debe adaptarse a la profundidad del músculo procero, siendo las inyecciones más inferiores más profundas que las superiores. Dado que parece que más hombres tienen un patrón glabelar en forma de "U", puede ser aconsejable inyectar tanto las porciones superior como inferior del músculo procero.[29] Al inyectar los corrugadores, es importante considerar el origen e inserción del músculo. Dado que el corrugador se origina en el hueso medialmente y luego se vuelve más superficial lateralmente, entrelazándose con el músculo frontal, es mejor inyectar profundamente en la zona medial y más superficialmente en la zona lateral. La falta de inyección superficial en la zona lateral puede provocar ptosis de la ceja debido al debilitamiento inadvertido del músculo frontal. El número de inyecciones se determinará según factores como la extensión del músculo corrugador y el deseo de evitar la ptosis de la ceja en personas con cejas bajas, como se detalla más adelante.

Los patrones de inyección de BTX-A en la glabela se determinan mejor en función de los cinco patrones de contracción muscular descritos, a saber, los patrones de arrugas dinámicas en forma de "U", "V", "omega", "flechas convergentes" e "omega invertida".[44] En los coreanos, los patrones descritos incluyen «U», «11», «X», «π (pi)» y «I».[29]

Se debe tener cuidado al evaluar la posición, forma y simetría de las cejas al tratar el complejo glabelar. Todo esto debe hacerse en conjunto con la evaluación de la frente, ya que el músculo frontal influye en gran medida en la posición de las cejas, ya que es el único elevador de las cejas. Si las cejas son asimétricas, es importante señalar esto al paciente antes del tratamiento. Al decidir cómo proceder en estos casos, se debe considerar el análisis de las porciones medial, central y lateral de la ceja. Cuando la porción medial de la ceja está baja, esto a veces se puede corregir inyectando profundamente el vientre del músculo corrugador medial sobre la porción inferomedial de la ceja, reduciendo así la tracción hacia abajo del músculo corrugador medial y permitiendo una posición más superolateral de la ceja medial. Por otro lado, si la porción lateral de la ceja está baja, esto puede deberse a la contracción de las fibras musculares descendentes del músculo orbicular de los ojos laterales que jalan la cola de la ceja inferomedialmente en forma de cordón de bolsa. Determinar la contribución de la actividad del músculo orbicular de los ojos laterales a la posición de la ceja lateral se puede hacer pidiendo al paciente que cierre los ojos fuertemente y observando los cambios en la posición de la ceja. Cuando la ceja lateral se mueve inferomedialmente, esto implica que el músculo orbicular de los ojos juega un papel importante en la bajada de la ceja lateral y, por lo tanto, una serie de una a tres inyecciones de BTX-A de baja dosis en la cola de la ceja pueden minimizar la tracción hacia abajo y lograr un levantamiento de la ceja lateral. Por el contrario, si no hay movimiento hacia abajo de la ceja lateral al cerrar los ojos fuertemente, es poco probable que estas inyecciones ayuden a levantar la ceja lateral.

También se puede lograr el remodelado del área de la ceja mediante la colocación estratégica de BTX-A en el músculo frontal. Las inyecciones en la porción inferior del músculo frontal reducirán la capacidad de levantar la ceja, lo que resultará en una posición más baja de la ceja, mientras que las inyecciones más altas en la frente suelen tener el efecto contrario, elevando las cejas. Utilizar un patrón de inyección en forma de "V" o "M" en la frente generalmente creará una ceja más arqueada, mientras que las inyecciones en línea recta horizontal en la frente generalmente darán como resultado una ceja más recta.

La posición de las cejas y los párpados debe evaluarse cuidadosamente antes de tratar el complejo glabelar. Las personas que presentan dermatoacalasia del párpado superior o que tienen cejas naturalmente bajas pueden tener un mayor riesgo de ptosis de la ceja con el tratamiento de la glabela. La inyección de los corrugadores laterales puede debilitar las fibras inferiores del músculo frontal, haciendo que las cejas caigan y los párpados se vuelvan más pesados. Por lo tanto, en estos casos, es fundamental reducir el número de sitios de inyección laterales y/o la dosis de BTX-A. Alternativamente, el tratamiento de los corrugadores laterales puede omitirse por completo como medida de precaución adicional. Desafortunadamente, esto llevará a una actividad residual de los corrugadores laterales, lo que provocará un movimiento medial de la piel y, por lo tanto, contribuirá a un borrado incompleto de las arrugas glabelares. Se debe informar a los pacientes que deseen un aspecto más "congelado" en la glabela que esto puede resultar en cejas y párpados más pesados, lo que potencialmente produce una apariencia más cansada.

Uno de los primeros estudios de respuesta a la dosis de neurotoxina en hombres fue publicado por Carruthers y Carruthers en 2005.[45] El estudio evaluó dosis de 20, 40, 60 y 80 unidades de BTX-A distribuidas en siete sitios del complejo glabelar en 80 hombres.[45] Las dosis de 40, 60 y 80 unidades fueron consistentemente más efectivas, con una duración más prolongada, una tasa de respuesta máxima más alta y una mayor mejora desde el inicio en comparación con la dosis de 20 unidades, de manera dependiente de la dosis. Es importante destacar que la incidencia de eventos adversos no aumentó con dosis más altas.[45] Los autores concluyeron que la dosis de 20 unidades de BTX-A aprobada por la FDA y Health Canada para la glabela es demasiado baja en pacientes masculinos y recomendaron comenzar con 40 unidades.

Un estudio aleatorizado y controlado con placebo de 50 unidades de aboBTX-A para las líneas glabelares encontró que las mujeres tuvieron una respuesta sustancialmente mejor, medida por la ausencia o presencia de arrugas leves a los 30 días, que

los hombres (93% frente a 67%).[46] Los autores concluyeron de manera similar que 50 unidades de aboBTX-A es una dosis inicial demasiado baja para el complejo glabelar masculino.[46]

Se realizó un segundo ensayo aleatorizado y controlado con placebo de la inyección de aboBTX-A en el complejo glabelar, con ajustes de dosis basados en el género y la masa muscular glabelar.[47] Los pacientes masculinos inscritos en el estudio recibieron de 60 a 80 unidades de aboBTX-A, mientras que la dosis para las mujeres varió de 50 a 60 unidades. En general, a pesar de la dosis más alta, los hombres aún tenían menos probabilidades de responder que las mujeres; sin embargo, la tasa de respuesta fue más alta que la reportada por otros estudios que utilizaron 50 unidades de aboBTX-A.[47]

Un estudio de 2009 sugirió un enfoque de inyección de 7 puntos para tratar la glabela, donde todas las inyecciones se encuentran entre las líneas verticales de la pupila media y se centran en el punto de inserción del corrugador lateral.[48] No tratar los corrugadores laterales puede resultar en un patrón de contracción irregular.[12,31,48]

Finalmente, al tratar el complejo glabelar, es importante tener en cuenta que puede ocurrir una separación de las cejas como resultado de la reducción del movimiento muscular inferomedial, lo que provoca un cambio en la apariencia facial.[48]

4.3.3 Canto lateral

Las arrugas laterales periorbitales son producto de la contracción del músculo orbicular de los ojos y, en menor medida, de la contracción del músculo cigomático mayor. Es fundamental determinar la contribución relativa de cada músculo para formular un patrón de inyección adecuado. Al igual que en otras áreas, cuanto más profundas sean las líneas laterales cantales dinámicas (LCL), generalmente se necesitará una dosis más alta. Además, cuanto más extensa sea el área afectada, mayor será el número de sitios de inyección requeridos.

Desde el punto de vista diagnóstico, se puede determinar la contribución relativa del músculo orbicular de los ojos y del músculo cigomático mediante la realización de expresiones que utilicen diferentes grupos musculares. Una gran sonrisa que incluya movimiento de las mejillas es causada por una combinación de actividad del músculo orbicular de los ojos y del músculo cigomático mayor. En cambio, "entrecerrar los ojos" como si estuviera en una tormenta de arena sin movimiento de las mejillas se debe principalmente al movimiento del músculo orbicular de los ojos. Por lo tanto, las arrugas en pacientes que tienen LCLs con una gran sonrisa pero no con el entrecerramiento de los ojos se deben predominantemente a la actividad del músculo cigomático mayor y, por lo tanto, tendrán una respuesta subóptima al tratamiento del músculo orbicular de los ojos. Por el contrario, si también están presentes arrugas con el entrecerramiento de los ojos, se espera que el tratamiento del músculo orbicular de los ojos produzca una mejora significativa. Comunicar esto al paciente antes del tratamiento es fundamental para lograr la satisfacción del paciente.

El patrón de inyección estándar aprobado para las LCLs consiste en 4 unidades en cada uno de los tres sitios por lado, para un total de seis puntos de inyección y un total de 24 unidades de BTX-A o equivalente por punto.[40] La primera inyección en el canto lateral debe colocarse al menos a 1 cm temporal al canto lateral para evitar la difusión a los músculos extraoculares y a la porción palpebral del músculo orbicular de los ojos, lo que puede provocar estrabismo y ptosis del párpado.

Al tratar las LCLs, las inyecciones deben ser superficiales, dado que el músculo orbicular de los ojos es delgado. Sin embargo, dado que los hombres tienen una piel más gruesa, la profundidad de la inyección y la dosis pueden necesitar modificarse en consecuencia.[28]

En hombres que tienen una mayor extensión lateral de las LCLs, se puede considerar una fila adicional de inyecciones lateral a la primera fila.[31] Sin embargo, un panel de consenso no estaba de acuerdo en este enfoque.[49] Aquellos en contra sugirieron abordar la pérdida de volumen para tratar las LCLs alargadas, mientras que otros alentaron el uso de una segunda fila de neurotoxina cuando se sospechaba que la causa era daño solar significativo y cirugías estéticas, como *lifting* facial.[49]

Como se mencionó anteriormente, los hombres exhiben con mayor frecuencia el patrón de LCL en forma de abanico hacia abajo. Incluso en estos casos, se recomiendan tres puntos de inyección, prestando atención para no aventurarse hacia el área medial a una línea vertical trazada a través del canto lateral o por debajo de la prominencia maxilar.[30] Es importante tener precaución al inyectar las LCLs inferiores para evitar debilitar inadvertidamente el músculo cigomático mayor, la incapacidad de levantar la comisura de la boca al sonreír y una sonrisa asimétrica o "torcida" resultante.

Los autores señalan que a menudo se pasa por alto la naturalidad de la sonrisa al considerar el tratamiento de las LCLs. En personas con mejillas grandes, el tratamiento de esta área puede llevar a una apariencia de estante en la unión entre las LCLs y las mejillas, que consiste en una sobreproyección anterior de las mejillas con una parada repentina en esta unión y por encima de la cual no hay proyección, creando así una demarcación lineal entre las dos zonas.[50] Para comprender mejor esto, es instructivo revisar la anatomía de esta área. El músculo cigomático mayor se origina en el aspecto lateral del hueso cigomático en la región superior de la mejilla y se extiende hacia abajo e internamente, insertándose en el ángulo de la boca. Contribuye a levantar tanto la región media como la superior de la mejilla. Los autores suponen que la apariencia de estante se debe al debilitamiento de la porción superior del músculo cigomático mayor con una reducción en la capacidad de levantar la parte más alta de la mejilla. El área superior no contráctil parece más plana, en contraste con la porción contráctil debajo de ella que crea volumen debido a la actividad muscular, y que combinada con la incapacidad de levantar la mejilla más allá de este punto significa que el volumen de la mejilla solo puede moverse hacia adelante. El resultado es una apariencia de estante con una línea de demarcación que separa la mejilla excesivamente proyectada por debajo de la línea y se aplana por encima de ella.

Estos matices deben abordarse durante el proceso de consulta para garantizar que se establezcan expectativas realistas.

4.3.4 Maseteros

El uso de BTX-A fuera de la parte superior de la cara es menos común en hombres.[12,31] Consideraciones importantes al formular un plan de tratamiento incluyen la evaluación de la proporción y forma facial, especialmente en la parte inferior de la cara, y la presencia o ausencia de papada. El paciente debe ser examinado tanto en reposo como al apretar los dientes. Si la forma facial es tal que hay un abultamiento excesivo en y por encima del ángulo mandibular y si el músculo es palpable al contraerse, el tratamiento puede estar indicado si se desea una forma menos cuadrada. Sin embargo, la presencia de papada o laxitud de la piel puede ser una contraindicación relativa, ya que el tratamiento en estos casos puede empeorar la papada.

Hablando en general, debido a que los hombres típicamente prefieren un contorno facial inferior cuadrado, el tratamiento de los maseteros para reducir el volumen muscular se emplea menos comúnmente que en las mujeres, que a menudo prefieren un contorno más redondeado. Dicho esto, el tratamiento de los maseteros también se ha utilizado para equilibrar la asimetría de los maseteros[41] y en el tratamiento del bruxismo.[51,52] Al igual que en otras áreas, a mayor masa muscular, mayor dosis de BTX-A se requiere. Inyectar a 1 cm lateral al borde anterior del músculo masetero ayudará a evitar debilitar inadvertidamente el músculo risorio y la consiguiente asimetría de la sonrisa. Se considera más seguro enfocar las inyecciones en la mitad inferior del músculo.[53]

Se ha sugerido una dosis de entre un 20% y un 50% más alta que la utilizada en mujeres.[12] Un grupo de consenso recomendó de uno a cinco puntos de inyección por lado, consistiendo en 5 a 15 unidades de BTX-A o equivalente por punto de inyección.[49] En nuestra práctica, lo más común es utilizar de tres a cuatro sitios de inyección por lado, y recomendamos ajustar la dosis para lograr el grado deseado de reducción del volumen muscular y contorno facial. La dosis total típica es de 15 a 40 unidades de BTX-A por lado.

4.3.5 Otros usos faciales

A lo largo de los años se han reportado numerosas indicaciones de BTX-A. En la región del párpado inferior, se puede lograr la reducción de las arrugas pretarsales ocasionadas por la contracción del orbicular del párpado inferior mediante el tratamiento del músculo *orbicularis oculi* hipertrófico mediante la inyección de 2 a 4 unidades de BTX-A o equivalente aproximadamente 3 mm por debajo del margen ciliar en la línea media pupilar.[54,55] Además, es posible ensanchar la apertura del ojo y crear una apariencia más redondeada mediante la inyección de 0.5 a 1 unidad intradérmica por lado en la línea media pupilar. Esto resulta en la disminución del margen ciliar inferior y la creación de ojos «en forma de almendra».[49] Recomendamos no tratar la región infraorbitaria en casos de laxitud de la piel del párpado inferior y cuando hay un retroceso demorado al tirar de la piel del párpado inferior y soltarlo, para evitar una exposición escleral excesiva y formación de festones.

En casos de LCLs que se extienden hacia abajo para formar líneas finas e hiperdinámicas en forma de "acordeón" en las mejillas, se ha utilizado la inyección superficial de dosis muy bajas de BTX-A diluido para mejorar la profundidad y extensión de las líneas.[56] El número de unidades utilizadas varía ampliamente según el área a cubrir, pero el principio subyacente es inyectar dosis muy bajas en una gran superficie en un volumen grande de reconstitución para evitar debilitar los músculos cigomáticos.

Los usos en la zona media de la cara incluyen el tratamiento de conejo o *bunny lines,* ensanchamiento nasal y caída de la punta nasal (Tabla 4-2). Las de conejo o *bunny lines* se tratan apuntando al músculo *nasalis* y al *levator labii superioris alae nasi* (LLSAN). Los autores suelen utilizar uno o dos puntos de inyección por cada lado de la pared nasal proximal y uno en la línea media dorsal de la nariz, con una dosis total entre 6 y 15 unidades de BTX-A. El ensanchamiento nasal se trata apuntando al músculo dilatador de las fosas nasales, a la porción alar del músculo *nasalis* y a la porción medial de LLSAN.

Normalmente se utilizan de 1 a 2 unidades de BTX-A en cada ala nasal media. Para las personas con caída de la punta nasal que se acentúa al pronunciar "Peter" o "Bob", se puede lograr la elevación de la punta nasal apuntando al músculo depresor del septo nasal con 2 a 6 unidades de BTX-A justo por encima de la unión nasocolumelar.

Otras indicaciones de neurotoxina en la parte inferior de la cara y el cuello incluyen arrugas periorales, sonrisa gingival, comisuras de la boca hacia abajo, pliegue mental, mentón en "piel de naranja" y bandas platismales (Tabla 4-3).

Para las arrugas periorales dinámicas, se puede apuntar al músculo *orbicularis oris* con dosis bajas de BTX-A. Se recomienda precaución para evitar eventos adversos como

Tabla 4-2. Aplicaciones de la toxina botulínica en la zona media de la cara

Aplicaciones de la toxina botulínica en la zona media de la cara[a]			
Indicación	**Músculo(s) objetivo**	**Punto de inyección y dosis**	**Consejos**
Líneas de conejito	*Nasalis*	2-5 unidades en cada músculo de la pared nasal y en la línea media dorsal de la nariz	Mantenerse por encima del surco nasofacial para evitar la inyección inadvertida del *levator labii superioris* y la ptosis labial
Ensanchamiento nasal	Dilatador de las fosas nasales	1-5 unidades en cada ala nasal lateral	Inyectar en el área más activa. Lo más comúnmente 1-2 unidades por ala
Caída de la punta nasal	Depresor del septo nasal	2-3 unidades justo por encima de la base de la columela	No inyectar en el labio superior cutáneo

[a]Unidades de onabotulinumtoxina A.

Tabla 4-3. Aplicaciones de la toxina botulínica en la parte inferior de la cara y el cuello

Aplicaciones de la toxina botulínica en la parte inferior de la cara y el cuello[a]			
Uso	**Músculo objetivo**	**Punto de inyección y dosis**	**Consejos**
Arrugas periorales	*Orbicularis oris*	1-2 unidades por cuadrante labial	Evitar en cantantes y músicos de instrumentos de viento. Evitar las comisuras de los labios y la línea media. Tener precaución en personas con atrofia de tejido blando
Sonrisa gingival	*Levator labii superioris alaeque nasi*	1-2 unidades por sitio (1-3 sitios por lado) según el patrón de sonrisa gingival	Evaluar cuidadosamente el patrón de sonrisa gingival para determinar los sitios de inyección
		2-5 unidades en cada DAO justo por encima del ángulo de la mandíbula y 1 cm lateral al pliegue melomental	Mantenerse lateral y bajo para evitar el músculo *depressor labii inferioris* (DLI)
Mentón en "piel de naranja"	*Mentalis*	1-3 unidades en cada uno de 1-4 puntos de inyección	Evitar inyectar demasiado lateralmente para evitar el DLI
Bandas platismales	*Platisma*	2-4 unidades por sitio de inyección con 2-4 sitios por banda muscular, espaciados de 1-1.5 cm	Existen múltiples enfoques posibles. Tener cuidado con el debilitamiento excesivo del músculo. Es más efectivo cuando la elasticidad de la piel cervical es buena

Abreviatura: DAO, *depressor anguli oris.*
[a]Unidades de onabotulinumtoxina A.

debilidad en los labios e incontinencia bucal. Estos eventos adversos asociados se resolvieron en 21 días en un 87% de los 60 participantes en un ensayo clínico aleatorizado.[57] Al inyectar en dos a cuatro sitios en cada región perioral de los labios superior e inferior con un total de 1 a 8 unidades de BTX-A, las líneas pueden suavizarse. Cabe destacar que al inyectar más cerca del borde bermellón se obtendrá una mayor eversión de los labios.

El exceso de exposición gingival, también conocido como sonrisa gingival, es causado por la hiperactividad de uno o más músculos, incluyendo el LLSAN, el músculo cigomático menor, el músculo cigomático mayor y el *levator labii superioris*. Determinar si la sonrisa gingival es anterior, posterior o ambas, dictará el patrón de sitios de inyección. Normalmente, se utilizan uno o dos sitios de inyección por lado con una dosis total de 1 a 4 unidades por lado. Sin embargo, en algunos casos, pueden ser necesarios hasta tres sitios y 8 unidades por lado.[49,58,59]

La actividad del músculo *depressor anguli oris* (DAO), que puede contribuir a las comisuras de la boca hacia abajo, se puede demostrar pidiendo al paciente que muestre sus dientes inferiores o pronunciando la letra "e" de manera exagerada. Se pueden utilizar un total de 2 a 5 unidades de BTX-A inyectadas en uno o dos sitios por lado si hay una prominente tracción hacia abajo de las comisuras orales. Las inyecciones se colocan típicamente cerca de la mandíbula en el origen del DAO. Al mantenerse lateral al pliegue melomental, se reducirá el riesgo de debilitamiento inadvertido del músculo *depressor labii inferioris* (DLI). Un ensayo clínico de cara dividida en 20 pacientes no mostró diferencias entre 10 unidades de aboBTX-A y 4 unidades de onaBTX-A en el tratamiento del músculo DAO.[60]

Las personas con hiperactividad del músculo mentalis a menudo muestran hoyuelos en el mentón, también conocidos como "piel de naranja", así como acortamiento del mentón. Se pueden inyectar un total de 2 a 8 unidades de BTX-A en el músculo mentalis utilizando uno a cuatro puntos de inyección para abordar estos problemas. Este tratamiento también ayudará a reducir el pliegue mental. Mantenerse medial al borde lateral del mentalis ayudará a prevenir el debilitamiento del músculo DLI y evitará la asimetría resultante del labio inferior. Esta área a menudo pasada por alto es especialmente importante en los hombres, ya que puede ayudar a realzar el mentón y restaurar características masculinas.

La toxina botulínica tipo A (BTX-A) diluida y de baja dosis, denominada "Microbotox" por un autor, se ha utilizado para apuntar a las fibras musculares superficiales que se insertan en la superficie inferior de la piel y que son responsables de las líneas finas y las arrugas.[61] Se han utilizado dosis bajas de BTX-A reconstituidas con grandes volúmenes de solución salina normal con el objetivo de evitar el debilitamiento de los músculos más profundos y, de esta manera, prevenir la debilidad y asimetría no deseadas de los músculos faciales. Se ha recomendado realizar múltiples inyecciones sistemáticas a intervalos de 0,8 a 1 cm con una reconstitución que varía de 5 a 10 ml de solución salina normal por cada 100 unidades de BTX-A.[62,63,64,65]

Por último, pero no menos importante, el platisma, un músculo superficial de suma importancia en el envejecimiento de la parte inferior de la cara y el cuello, puede ser modulado con BTX-A. El platisma se origina en la fascia superficial del músculo pectoral, asciende sobre la clavícula y la mandíbula, y se inserta en la mandíbula y las comisuras orales laterales. Es importante destacar que las fibras del platisma están continuas con el sistema músculo-aponeurótico superficial (SMAS) de la cara y los músculos faciales inferiores como el *orbicularis oris,* DAO, DLI, risorio y mentalis, sirviendo así como un depresor de la parte inferior de la cara.[66] El tratamiento del platisma superior con BTX-A afecta, por lo tanto, la dinámica y el contorno de la parte inferior de la cara. De Almeida et al analizaron retrospectivamente la parte inferior de la cara de 161 pacientes que habían recibido dos inyecciones en el músculo mentalis y dos líneas horizontales de inyecciones superficiales de BTX-A por encima y por debajo de la mandíbula, con una dosis total de 14 a 18 unidades por lado.[67] Esto resultó en una reducción de las líneas horizontales que aparecen por debajo de la mandíbula y el mentón, reducción de las líneas horizontales en la parte inferior de la cara por debajo de las comisuras orales, y reducción de las arrugas verticales laterales a las comisuras de la boca.[68]

4.3.6 Arrugas escrotales

Un uso menos reconocido y utilizado de la BTX-A en pacientes masculinos ha sido para las arrugas escrotales, que algunos han llamado coloquialmente "Scrotox". La literatura sobre esta aplicación es muy escasa y las recomendaciones de dosis son anecdóticas. Se ha planteado la hipótesis de que el tratamiento del músculo dartos del escroto puede resultar en una superficie escrotal más suave.[69]

4.4 Indicaciones aprobadas y dosificación

Es importante tener en cuenta que los patrones de inyección y la dosificación aprobados por la FDA para la BTX-A no son específicos por género. Las recomendaciones aquí contenidas se basan en la literatura disponible y en la experiencia clínica del autor principal. Actualmente existen cuatro toxinas botulínicas aprobadas por la FDA que se utilizan para el tratamiento de las arrugas del entrecejo, la frente y las líneas de expresión laterales (Tabla 4-4), y otras toxinas están en desarrollo en Estados Unidos y Canadá, incluyendo daxiBTX-A, letiBTX-A y la toxina botulínica E (Fig. 4-5). Además, se están desarrollando formulaciones líquidas que no requieren reconstitución (por ejemplo, MT10109 L de Allergan; QM-1114 de Galderma).[71,72] Las formulaciones líquidas ofrecen comodidad al eliminar la necesidad de reconstitución, al tiempo que minimizan el riesgo de contaminación y errores en la reconstitución. Una desventaja de las formulaciones líquidas es que el volumen de reconstitución no se puede reducir en comparación con el elegido por el fabricante, lo que significa que no será posible realizar inyecciones con un volumen más pequeño y una menor dispersión del neuro-modulador.

Tabla 4-4. Indicaciones y dosificación aprobadas por la FDA para las toxinas botulínicas

Toxina botulínica	Sitio		
	Glabela	**Frente**	**Canto lateral**
OnabotulinumtoxinaA	20 unidades divididas equitativamente entre cinco sitios de inyección (dos sitios por corrugador y uno en el músculo procero)	20 unidades divididas equitativamente entre cinco sitios de inyección	12 unidades por lado divididas equitativamente entre tres sitios de inyección
AbobotulinumtoxinaA	50 unidades entre cinco sitios de inyección	N/A	N/A
IncobotulinumtoxinaA	20 unidades entre cinco sitios de inyección	N/A	N/A
PrabotulinumtoxinaA	20 unidades entre cinco sitios de inyección	N/A	N/A

Abreviatura: FDA, Administración de Alimentos y Medicamentos.

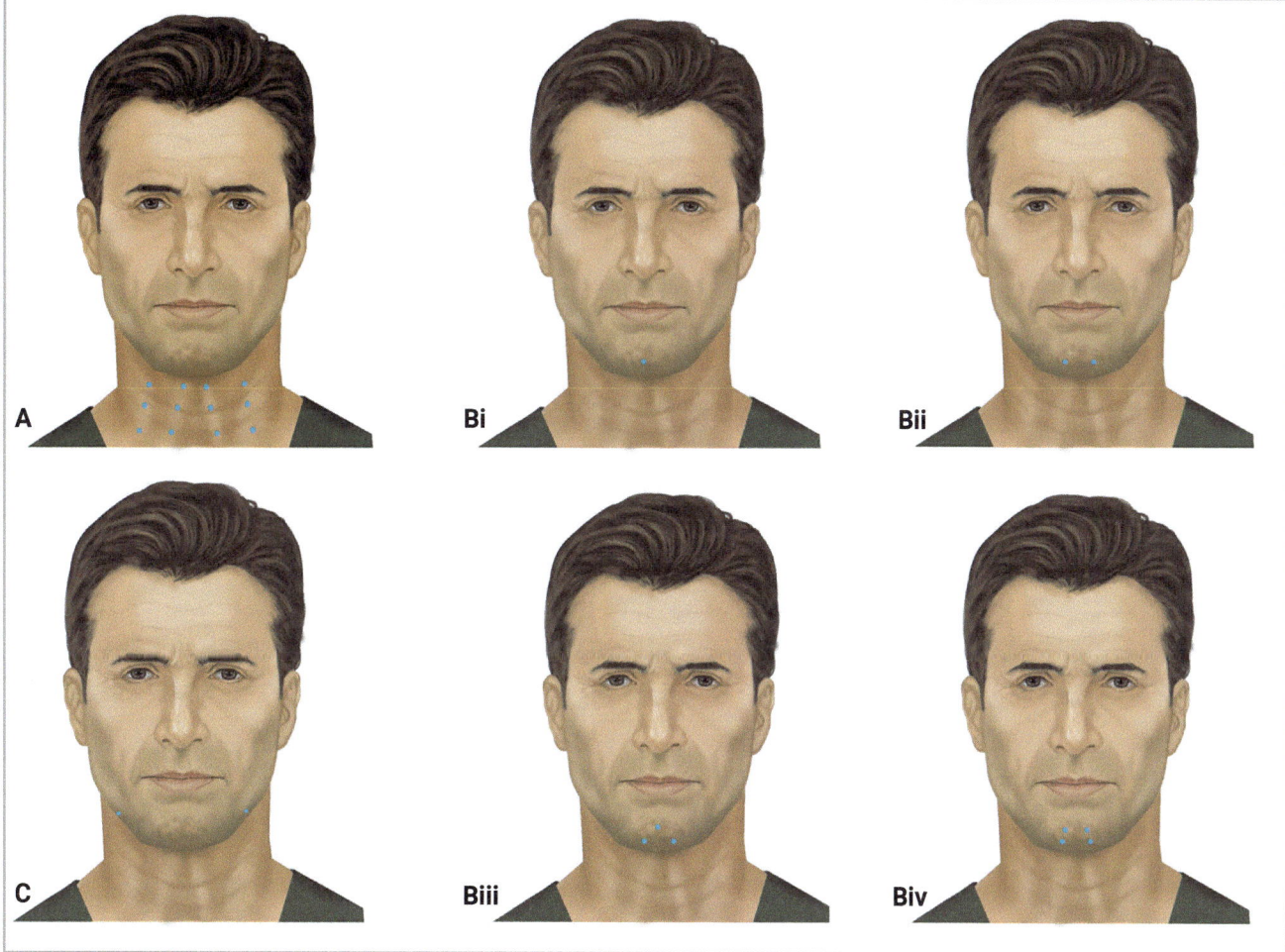

Figura 4-5. Patrones de inyección y opciones de dosificación de la toxina botulínica: **(A)** Bandas platismales, *platisma*, 2-4 U por sitio de inyección con 2-4 sitios por lado; **(Bi-iv)** Mentón tipo "piel de naranja", *mentalis*, 1-3 U en cada uno de 1-4 puntos de inyección. Los autores eligen 3 puntos de inyección en muchos casos; **(C)** Comisuras de la boca hacia abajo, *depressor anguli oris*, 2-5 U en cada DAO justo por encima del ángulo de la mandíbula y 1 cm lateral al pliegue melomental.

(Continúa)

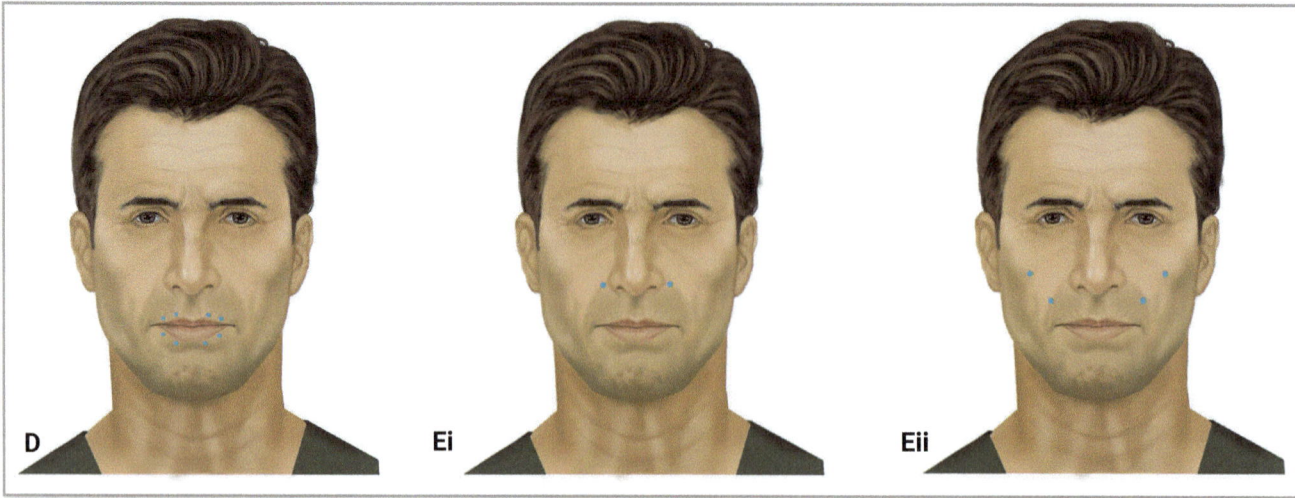

Figura 4-5. (*Continuación*) **(D)** Arrugas periorales, 1-2 U por cuadrante labial; **(Ei-ii)** Sonrisa gingival, *levator labii superioris alaeque nasi, zygomaticus major, zygomaticus* minor, 1-2 U por sitio (1-3 sitios por lado) basado en el patrón de sonrisa gingival. Sitios de inyección posteriores para sonrisa gingival: • Inyectar en el pliegue nasolabial en el punto de máxima contracción lateral durante la sonrisa. • 2 cm lateral al punto mencionado anteriormente a la altura del trago. Sitios de inyección anteriores para sonrisa gingival: • 1 cm lateral y justo inferior a la ala nasal.

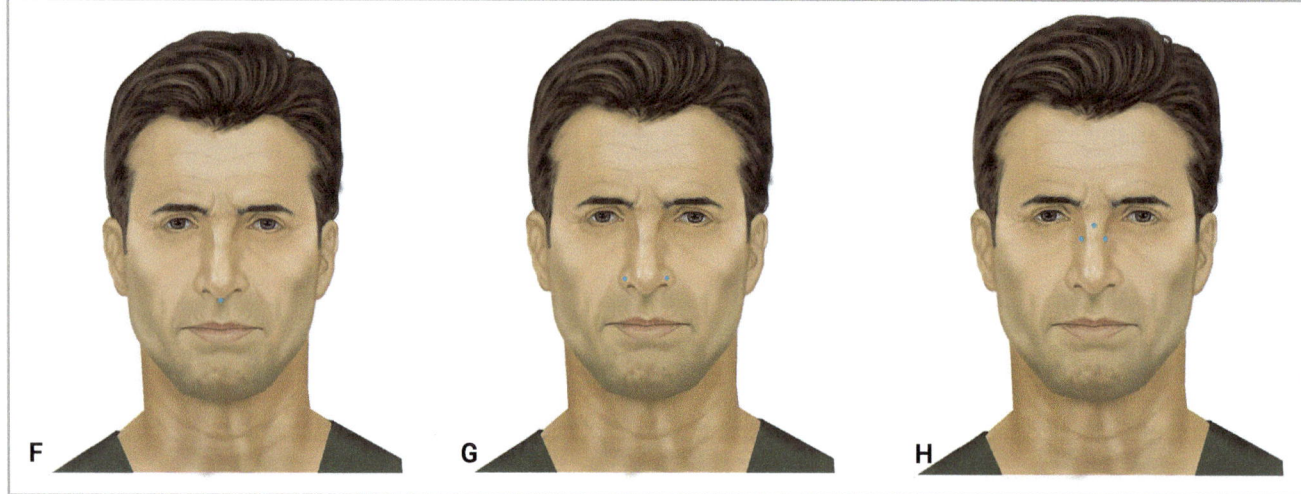

Figura 4-5. (*Continuación*) **(F)** Caída de la punta nasal, *depressor septi nasi*, 2-3 U justo por encima de la base de la columela; **(G)** Dilatación nasal, *dilatador del orificio nasal*, 1-5 U en cada ala nasal lateral, comúnmente 1-2 unidades; **(H)** linea de conejo o *bunny lines, nasalis,* 2-5 U en cada músculo lateral de la pared nasal y en la línea media del dorso nasal en el área de máxima actividad muscular.

(Continúa)

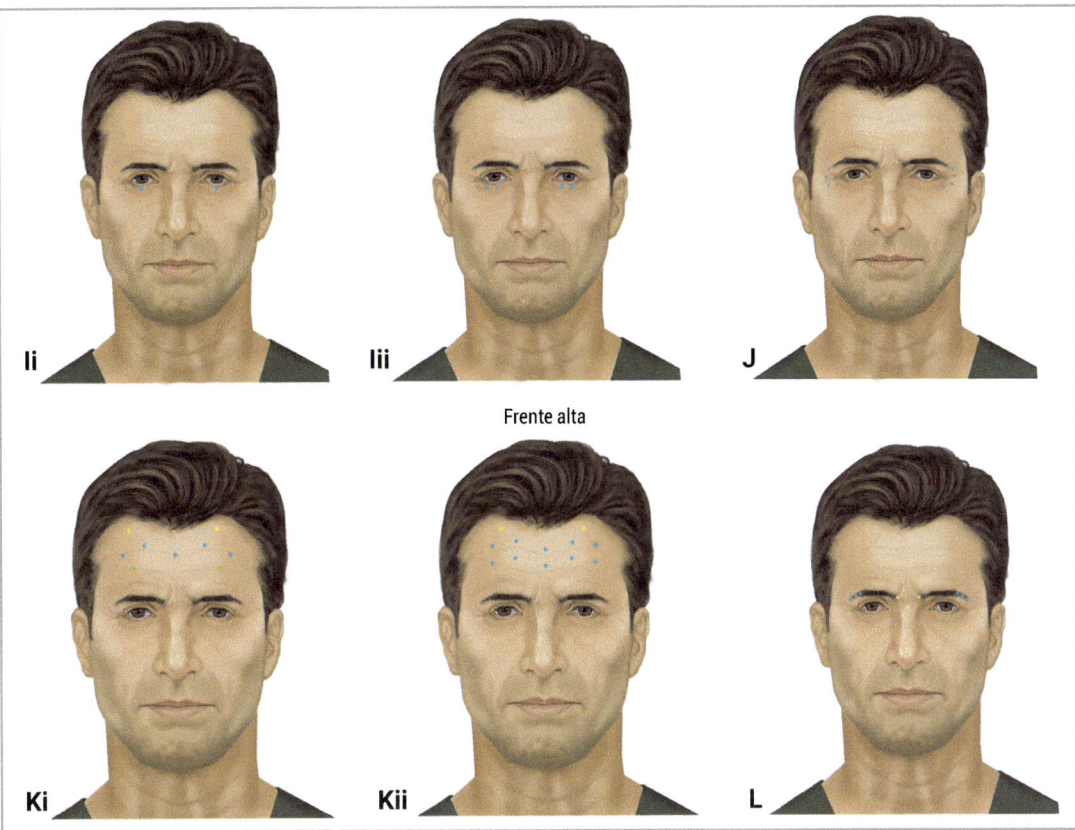

Figura 4-5. (*Continuación*) **(Ii e Iii)** Cresta muscular infraorbitaria prominente, *orbicular de los ojos*, 0,5-2 U superficialmente 2-3 mm por debajo del margen ciliar en cada uno de 1-2 sitios de inyección; **(J)** Líneas laterales del canto, *orbicular de los ojos*, 1-4 U por sitio en 3-4 sitios de inyección superficiales; **(Ki-ii)** Arrugas de la frente, *frontalis*, 1-2 U por sitio. La mayoría de las veces se utilizan 3-5 sitios, pero hasta 14 sitios según la altura de la frente, la posición de las cejas, la tendencia a las cejas puntiagudas (●) y la línea de nacimiento del cabello retrocedida (●). El patrón se ajusta según cada paciente; **(L)** Elevación de la ceja lateral (●), *orbicular de los ojos*, 1 U superficial en cada uno de 1-3 sitios sobre la cola de la ceja. Elevación de la ceja medial (●), *procerus*, según la dosificación de las arrugas glabulares.

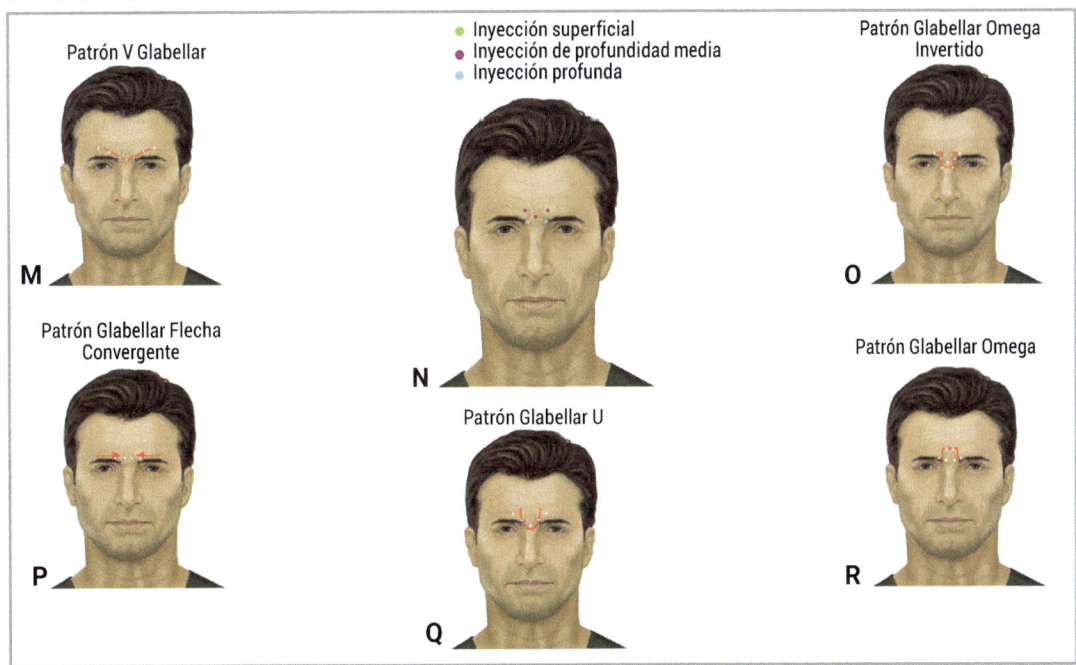

Figura 4-5. (*Continuación*) **(M-R)** Arrugas glabulares, *procerus*, *corrugador supercilii*, *depressor supercilii*, 20-50 U divididas entre 1-2 sitios de inyección en *procerus* y 2-6 o más sitios de inyección en *corrugador supercilii* y *depressor supercilii*. Las líneas rojas sólidas (—) y las flechas (→) reflejan los patrones de contracción glabular; los puntos blancos ( ) representan los posibles sitios de inyección.

4.5 Consejos

Dado el aumento de la popularidad de los tratamientos con toxina botulínica A (BTX-A) entre los pacientes masculinos, es fundamental comprender las características masculinas únicas que influyen en la evaluación y los paradigmas de tratamiento.

Varias diferencias en los huesos, la vascularización, la musculatura y la línea del cabello implican un enfoque distinto al tratar al paciente masculino con BTX-A para lograr resultados clínicos óptimos.

Referencias

1. American Society of Plastic Surgeons. 2015 Plastic Surgery Statistics Report. Available at: http://www.plasticsurgery.org/Documents/ news-resources/statistics/2015-statistics/cosmetic-procedure-trends-2015.pdf. Accessed February 15, 2016

2. American Society of Plastic Surgeons. 2014 Plastic Surgery Statistics Report. Available at: https://www.plasticsurgery.org/docu-ments/News/Statistics/2014/plastic-surgery-statistics-full-report- 2014.pdf

3. The American Society for Aesthetic Plastic Surgery. Cosmetic (Aesthetic) Surgery National Data Bank STATISTICS. 2018. Available at: https://www.surgery.org/sites/default/files/ASAPS-Stats2018.pdf

4. American Society of Plastic Surgeons. 2018 Plastic Surgery Statistics Report. Available at: https://www.plasticsurgery.org/documents/ News/Statistics/2018/plastic-surgery-statistics-full-report-2018.pdf

5. Swift A, Remington K. BeautiPHIcation™: a global approach to facial beauty. Clin Plast Surg. 2011; 38(3):347–377, v

6. Jandhyala R. Impact of botulinum toxin a on the quality of life of subjects following treatment of facial lines. J Clin Aesthet Dermatol. 2013; 6(9):41–45

7. Hosoda M, Stone-Romero EF, Coats G. The effects of physical attractiveness on job-related outcomes: a meta-analysis of experimental studies. Person Psychol. 2003; 56(2):431–462

8. Sanderson WC, Scherbov S. Faster increases in human life expectancy could lead to slower population aging. PLoS One. 2015; 10(4): e0121922

9. Nuffield Council on Bioethics. Cosmetic Procedures: Ethical Issues. 2017. Available at: https://www.nuffieldbioethics.org/wp-content/ uploads/Cosmetic-procedures-full-report.pdf

10. Roman J, Zampella JG. Demographics of men and minorities in cosmetic clinical trials of botulinum toxin and hyaluronic acid fillers. Dermatol Surg. 2020; 46(9):1164–1168

11. Keaney TC, Alster TS. Botulinum toxin in men: review of relevant anatomy and clinical trial data. Dermatol Surg. 2013; 39(10):1434– 1443

12. Green JB, Keaney TC. Aesthetic treatment with botulinum toxin: approaches specific to men. Dermatol Surg. 2017; 43 Suppl 2:S153–S156

13. Krogman WM. Craniofacial growth and development: an appraisal. J Am Dent Assoc. 1973; 87(5):1037–1043

14. Whitaker LA, Morales L, Jr, Farkas LG. Aesthetic surgery of the supraorbital ridge and forehead structures. Plast Reconstr Surg. 1986; 78 (1):23–32

15. Garvin HM, Ruff CB. Sexual dimorphism in skeletal browridge and chin morphologies determined using a new quantitative method. Am J Phys Anthropol. 2012; 147(4):661–670

16. Russell MD. The supraorbital torus a most remarkable peculiarity. Curr Anthropol. 1985; 26(3):337–360

17. Gunter JP, Antrobus SD. Aesthetic analysis of the eyebrows. Plast Reconstr Surg. 1997; 99(7):1808–1816

18. Goldstein SM, Katowitz JA. The male eyebrow: a topographic anatomic analysis. Ophthal Plast Reconstr Surg. 2005; 21(4):285–291

19. Pretorius E, Steyn M, Scholtz Y. Investigation into the usability of geometric morphometric analysis in assessment of sexual di- morphism. Am J Phys Anthropol. 2006; 129(1):64–70

20. Keaney T. Male aesthetics. Skin Therapy Lett. 2015; 20(2):5–7

21. Thayer ZM, Dobson SD. Sexual dimorphism in chin shape: im- plications for adaptive hypotheses. Am J Phys Anthropol. 2010; 143 (3):417–425

22. Janssen I, Heymsfield SB, Wang ZM, Ross R. Skeletal muscle mass and distribution in 468 men and women aged 18–88 yr. J Appl Physiol (1985). 2000; 89(1):81–88

23. Weeden JC, Trotman CA, Faraway JJ. Three dimensional analysis of facial movement in normal adults: influence of sex and facial shape. Angle Orthod. 2001; 71(2):132–140

24. Houstis O, Kiliaridis S. Gender and age differences in facial expressions. Eur J Orthod. 2009; 31(5):459–466

25. Tsukahara K, Hotta M, Osanai O, Kawada H, Kitahara T, Takema Y. Gender-dependent differences in degree of facial wrinkles. Skin Res Technol. 2013; 19(1):e65–e71

26. Paes EC, Teepen HJ, Koop WA, Kon M. Perioral wrinkles: histologic differences between men and women. Aesthet Surg J. 2009; 29(6): 467–472

27. Sjöström L, Smith U, Krotkiewski M, Björntorp P. Cellularity in different regions of adipose tissue in young men and women. Metabolism. 1972; 21(12):1143–1152

28. Bailey SH, Oni G, Brown SA, et al. The use of non-invasive instruments in characterizing human facial and abdominal skin. Lasers Surg Med. 2012; 44(2):131–142

29. Kim HS, Kim C, Cho H, Hwang JY, Kim YS. A study on glabellar wrinkle patterns in Koreans. J Eur Acad Dermatol Venereol. 2014; 28(10): 1332–1339

30. Kane MA, Cox SE, Jones D, Lei X, Gallagher CJ. Heterogeneity of crow's feet line patterns in clinical trial subjects. Dermatol Surg. 2015; 41 (4):447–456

31. Flynn TC. Botox in men. Dermatol Ther. 2007; 20(6):407–413

32. Mayrovitz HN, Regan MB. Gender differences in facial skin blood perfusion during basal and heated conditions determined by laser Dop- pler flowmetry. Microvasc Res. 1993; 45(2):211–218

33. Moretti G, Ellis RA, Mescon H. Vascular patterns in the skin of the face. J Invest Dermatol. 1959; 33:103–112

34. Montagna W, Ellis RA. Histology and cytochemistry of human skin. XIII. The blood supply of the hair follicle. J Natl Cancer Inst. 1957; 19 (3):451–463

35. Bolognia J, Schaffer JV, Cerroni L. Alopecias. In: Dermatology: 2- Volume Set. 4th ed. Philadelphia, PA: Elsevier; 2018:1162–1185

36. Ross EV. Nonablative laser rejuvenation in men. Dermatol Ther. 2007; 20(6):414–429

37. Rossi AM. Men's aesthetic dermatology. Semin Cutan Med Surg. 2014; 33(4):188–197

38. Anido J, Arenas D, Arruabarrena C, et al. Tailored botulinum toxin type A injections in aesthetic medicine: consensus panel recommendations for treating the forehead based on individual facial anatomy and muscle tone. Clin Cosmet Investig Dermatol. 2017; 10:413–421

39. Scherer MA. Specific aspects of a combined approach to male face correction: botulinum toxin A and volumetric fillers. J Cosmet Dermatol. 2016; 15(5):566–574

40. Allergan Pharmaceuticals Ireland. Full prescribing information: Botox cosmetic (onabotulinumtoxin A) for injection, for intramuscular use. 2020. Available at: https://media.allergan.com/actavis/actavis/media/ allergan-pdf-documents/product-prescribing/20190626-BOTOX- Cosmetic-Insert-72715US10-Med-Guide-v2-0MG1145.pdf

41. Haiun M, Cardon-Fréville L, Picard F, Meningaud JP, Hersant B. Particularités des injections de toxine botulique pour le traitement esthétique du visage chez l'homme. Une mise au point de la littér- ature. Ann Chir Plast Esthet. 2019; 64(3):259–265

42. Cotofana S, Freytag DL, Frank K, et al. The bidirectional movement of the frontalis muscle: introducing the line of convergence and its potential clinical relevance. Plast Reconstr Surg. 2020; 145(5):1155–1162

43. Beer JI, Sieber DA, Scheuer JF, III, Greco TM. Three-dimensional facial anatomy: structure and function as it relates to injectable neuro- modulators and soft tissue fillers. Plast Reconstr Surg Glob Open. 2016; 4(12) Suppl Anatomy and Safety in Cosmetic Medicine: Cosmetic Bootcamp:e1175

44. De Almeida ART, da Marques ERMC, Kadunc BV. Glabellar wrinkles: a pilot study of contraction patterns. Surg Cosmet Dermatol.. 2010; 2 (1):23–28

45. Carruthers A, Carruthers J. Prospective, double-blind, randomized, parallel-group, dose-ranging study of botulinum toxin type A in men with glabellar rhytids. Dermatol Surg. 2005; 31(10):1297–1303

46. Brandt F, Swanson N, Baumann L, Huber B. Randomized, placebo- controlled study of a new botulinum toxin type a for treatment of glabellar lines: efficacy and safety. Dermatol Surg. 2009; 35(12): 1893–1901

47. Kane MAC, Brandt F, Rohrich RJ, Narins RS, Monheit GD, Huber MB, Reloxin Investigational Group. Evaluation of variable-dose treatment with a new U.S. botulinum toxin type A (Dysport) for correction of moderate to severe glabellar lines: results from a phase III, randomized, double-blind, placebo-controlled study. Plast Reconstr Surg. 2009; 124(5):1619–1629

48. Gassia V. La toxine botulique dans le traitement des rides du tiers supérieur de la face. Ann Dermatol Venereol. 2009; 136 Suppl 6:S299–S305

49. Sundaram H, Signorini M, Liew S, et al. Global Aesthetics Consensus Group. Global aesthetics consensus: botulinum toxin type A: evidence-based review, emerging concepts, and consensus recommendations for

aesthetic use, including updates on complications. Plast Reconstr Surg. 2016; 137(3):518e–529e

50. Bertucci V, Almohideb M, Pon K. Approaches to facial wrinkles and contouring. In: Kantor J, ed. Dermatologic Surgery. New York, NY: Mc-Graw-Hill Education; 2018; 1244–1270

51. Lee SJ, McCall WD, Jr, Kim YK, Chung SC, Chung JW. Effect of botulinum toxin injection on nocturnal bruxism: a randomized controlled trial. Am J Phys Med Rehabil. 2010; 89(1):16–23

52. Long H, Liao Z, Wang Y, Liao L, Lai W. Efficacy of botulinum toxins on bruxism: an evidence-based review. Int Dent J. 2012; 62(1):1–5

53. Liew S, Dart A. Nonsurgical reshaping of the lower face. Aesthet Surg J. 2008; 28(3):251–257

54. Carruthers J, Carruthers A. BOTOX use in the mid and lower face and neck. Semin Cutan Med Surg. 2001; 20(2):85–92

55. Flynn TC, Carruthers JA, Carruthers JA. Botulinum-A toxin treatment of the lower eyelid improves infraorbital rhytides and widens the eye. Dermatol Surg. 2001; 27(8):703–708

56. Mole B. Accordion wrinkle treatment through the targeted use of botulinum toxin injections. Aesthetic Plast Surg. 2014; 38(2):419–428

57. Cohen JL, Dayan SH, Cox SE, Yalamanchili R, Tardie G. OnabotulinumtoxinA dose-ranging study for hyperdynamic perioral lines. Dermatol Surg. 2012; 38(9):1497–1505

58. Mazzuco R, Hexsel D. Gummy smile and botulinum toxin: a new approach based on the gingival exposure area. J Am Acad Dermatol. 2010; 63(6):1042–1051

59. Duruel O, Ataman-Duruel ET, Tözüm TF, Berker E. Ideal dose and injection site for gummy smile treatment with botulinum toxin-A: a systematic review and introduction of a case study. Int J Periodontics Restorative Dent. 2019; 39(4):e167–e173

60. Fabi SG, Massaki AN, Guiha I, Goldman MP. Randomized split-face study to assess the efficacy and safety of abobotulinumtoxinA versus onabotulinumtoxinA in the treatment of melomental folds (depressor anguli oris). Dermatol Surg. 2015; 41(11):1323–1325

61. Wu WTL. Microbotox of the lower face and neck: evolution of a personal technique and its clinical effects. Plast Reconstr Surg. 2015; 136(5) Suppl:92S–100S

62. Chang SP, Tsai HH, Chen WY, Lee WR, Chen PL, Tsai TH. The wrinkles soothing effect on the middle and lower face by intradermal injection of botulinum toxin type A. Int J Dermatol. 2008; 47(12): 1287–1294

63. Kim MJ, Kim JH, Cheon HI, et al. Assessment of skin physiology change and safety after intradermal injections with botulinum toxin: a randomized, double-blind, placebo-controlled, split-face pilot study in rosacea patients with facial erythema. Dermatol Surg. 2019; 45(9): 1155–1162

64. Sapra P, Demay S, Sapra S, Khanna J, Mraud K, Bonadonna J. A single-blind, split-face, randomized, pilot study comparing the effects of in-tradermal and intramuscular injection of two commercially available botulinum toxin a formulas to reduce signs of facial aging. 2017; 10 (2):34–44

65. Kapoor R, Shome D, Jain V, Dikshit R. Facial rejuvenation after intradermal botulinum toxin: is it really the botulinum toxin or is it the pricks? Dermatol Surg. 2010; 36 Suppl 4:2098–2105

66. Hoefflin SM. Anatomy of the platysma and lip depressor muscles. A simplified mnemonic approach. Dermatol Surg. 1998; 24(11):1225–1231

67. de Almeida ART, Romiti A, Carruthers JDA. The facial platysma and its underappreciated role in lower face dynamics and contour. Dermatol Surg. 2017; 43(8):1042–1049

68. Bertucci V. Commentary on the facial platysma and its under-appreciated role in lower face dynamics and contour. Dermatol Surg. 2017; 43(8):1050–1052

69. Cohen PR. Scrotal rejuvenation. Cureus. 2018; 10(3):e2316

70. Hanna E, Pon K. Updates on botulinum neurotoxins in dermatology. Am J Clin Dermatol. 2020; 21(2):157–162

71. Kim JE, Song EJ, Choi GS, Lew BL, Sim WY, Kang H. The efficacy and safety of liquid-type botulinum toxin type A for the management of moderate to severe glabellar frown lines. Plast Reconstr Surg. 2015; 135(3):732–741

72. Monheit GD, Nestor MS, Cohen J, Goldman MP. Evaluation of QM-1114, a novel ready-to-use liquid botulinum toxin, in aesthetic treatment of glabellar lines. 24th World Congress of Dermatology; June 10–15, 2019, Milan, Italy. Available at: https://www.wcd2019milan-dl.org/abstract-book/documents/late-breaking-abstracts/03-aesthetic-cosmetic-dermatology/evaluation-of-qm1114-a-novel-490.pdf

Siguiendo el patrón: restauración capilar

5

Nicole Rogers y Marisa Belaidi

Resumen

La pérdida de cabello puede afectar a hombres de todas las edades y se presenta en una variedad de patrones. Afortunadamente, la mayoría de los hombres responden bien al tratamiento con terapia médica o quirúrgica. Preferiblemente, los pacientes sometidos a un procedimiento de trasplante capilar lo combinarán con terapia médica para prevenir la pérdida continua y potencialmente mejorar los resultados de su cirugía.

Palabras clave: alopecia androgenética, pérdida de cabello en patrón masculino, minoxidil, finasterida, terapia basada en luz de bajo nivel, plasma rico en plaquetas, cirugía de trasplante capilar, restauración capilar

5.1 Antecedentes

El tratamiento exitoso de la pérdida de cabello puede mejorar la confianza, las relaciones y la calidad de vida de un hombre. También puede aumentar el deseo de un hombre de mejorar otros aspectos de su vida. Puede comenzar a salir nuevamente, perder peso o encontrar un mejor trabajo, todo lo cual contribuye a una mayor autoestima. En cuanto a la restauración capilar, es importante que los hombres comprendan que tienen varias opciones que van desde tratamientos médicos no invasivos hasta procedimientos más complejos: pueden optar por comenzar lentamente con la terapia médica,

intentando primero lograr un crecimiento máximo después de 1 a 5 años, o avanzar rápidamente hacia el trasplante capilar solo o, preferiblemente, en combinación con medicamentos. Opciones cosméticas como productos de camuflaje o micropigmentación del cuero cabelludo (SMP) pueden ayudar a obtener resultados "instantáneos" a corto plazo.

5.2 Diagnóstico

La pérdida de cabello en patrón masculino se presenta en una amplia variedad de situaciones clínicas. El inicio puede comenzar tan temprano como en la adolescencia, como se muestra en la **figura 5-1**, que representa a un joven que tenía solo 16 años cuando comenzó a desarrollar adelgazamiento en la coronilla. Algunos hombres pueden comenzar a notar la pérdida de cabello cuando se dirigen a la universidad, presentándose como adelgazamiento temprano o retroceso en la línea del cabello frontal (**Fig. 5-2**). Otros pueden no necesariamente «ver» el adelgazamiento del cabello; en cambio, pueden quejarse de tener más cabello en la almohada o en las manos cuando se duchan.

Es importante que los médicos intenten ser compasivos y agresivos al ofrecer tratamiento a estos hombres. No excluya la pérdida de cabello en patrón masculino del diagnóstico diferencial simplemente debido a la edad joven del paciente. Con cada paciente, pregunte detenidamente sobre antecedentes familiares de pérdida de cabello. Asegúrese de incluir a familiares femeninos en la discusión. Los pacientes pueden negar rápidamente cualquier antecedente familiar de pérdida de cabello, pero a menudo olvidan al progenitor del género opuesto u otras personas genéticamente relacionadas.

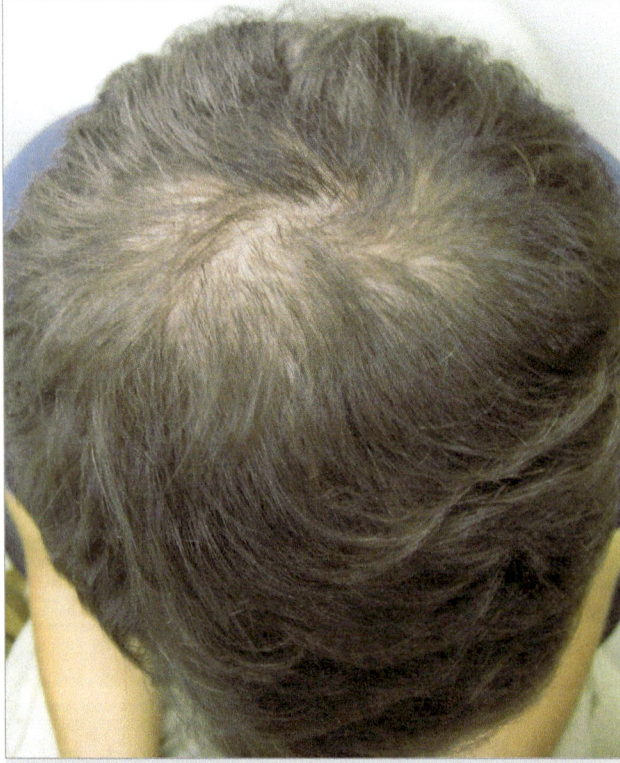

Figura 5-1. Adelgazamiento en la coronilla en un adolescente de 16 años.

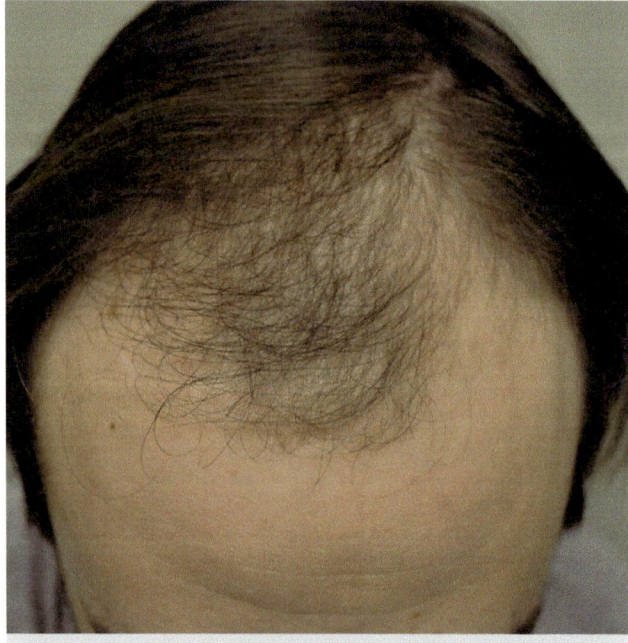

Figura 5-2. Adelgazamiento frontal en un hombre de 19 años.

Para los hombres, se utiliza el sistema de Hamilton-Norwood para clasificar el grado de pérdida de cabello. Toma en cuenta los diferentes patrones de pérdida de cabello, que pueden comenzar con adelgazamiento aislado en la coronilla, retroceso de la línea del cabello frontal o una alopecia difusa sin patrón (DUPA) que imita la pérdida de cabello en patrón femenino (Fig. 5-3).

La dermatoscopia puede ser una excelente guía para diagnosticar la pérdida de cabello en patrón masculino. La presencia de cabellos miniaturizados a lo largo del aspecto frontal de una línea del cabello en retroceso o en una coronilla adelgazada puede ayudar a confirmar el diagnóstico, especialmente si el paciente también tiene antecedentes familiares de pérdida de cabello. Es útil explicar a los pacientes que este proceso de miniaturización es heredado, ya que los cabellos terminales gruesos son reemplazados por versiones miniaturizadas de sí mismos con el tiempo (Fig. 5-4). No solo los nuevos cabellos son más finos y delgados, sino que también crecen durante un período de tiempo más corto. La fase de crecimiento, o anágena, puede acortarse de 5 a 7 años a 3 a 4 años a 1 a 2 años, y como resultado de estos ciclos más cortos, los cabellos parecerán caerse más rápidamente.

5.3 Imitadores de la pérdida de cabello en patrón masculino

En ocasiones, los pacientes pueden presentar una caída difusa del cabello. Esto puede ser el resultado de un efluvio telógeno, una caída temporal del cabello a menudo debido a un importante estrés fisiológico o psicológico, o una anormalidad en los análisis de laboratorio. Se recomienda realizar análisis de laboratorio a estos pacientes, especialmente si no tienen antecedentes familiares conocidos de pérdida de cabello. Las anormalidades de laboratorio más comunes asociadas con la caída del cabello de inicio reciente se observan en la tiroides, el zinc, el hierro y la vitamina D.[1] Los pacientes que toman isotretinoina oral o suplementos de vitamina A en dosis altas pueden presentar una caída temporal del cabello. La alopecia areata difusa también puede presentarse con una caída difusa del cabello, como en el caso representado en la figura 5-5 que experimentó rápidamente un crecimiento del cabello con prednisona oral y champú con corticoesteroides.

Los pacientes pueden quejarse de síntomas en el cuero cabelludo como picazón, ardor o sensibilidad en el contexto de la pérdida de cabello. Esto debe ampliar el diagnóstico diferencial del médico más allá de la pérdida de cabello en patrón. En estos casos, obtenga un historial completo de cuándo comenzaron los síntomas y qué terapias han probado (de venta libre o con receta) y cuáles ayudaron. Tales síntomas pueden indicar otros imitadores de la pérdida de cabello en patrón masculino, como la alopecia frontal fibrosante (FFA) o el liquen plano pilar (LPP), dos tipos de alopecia cicatricial. El paciente en la figura 5-6 presentaba una recesión asimétrica de la línea del cabello frontal de larga duración y también tenía pérdida de cejas y patillas para respaldar un diagnóstico de FFA. Estas causas inflamatorias de la pérdida de cabello deben abordarse primero utilizando esteroides tópicos, doxiciclina oral y/o hidroxicloroquina.

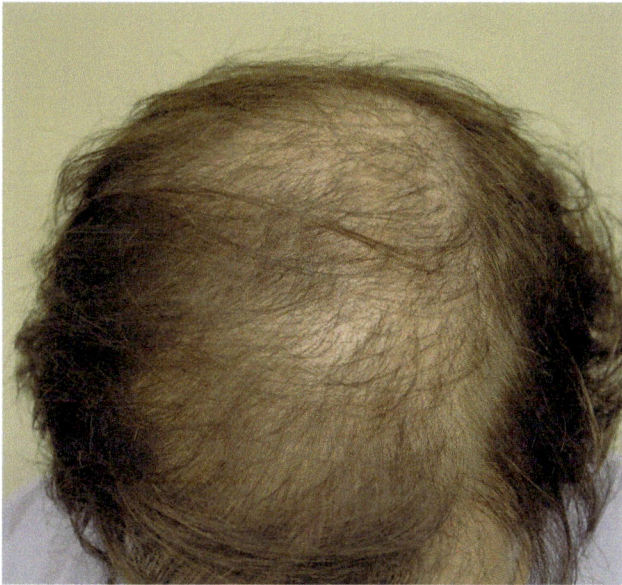

Figura 5-3. Alopecia difusa sin patrón (DUPA) en un hombre de 30 años.

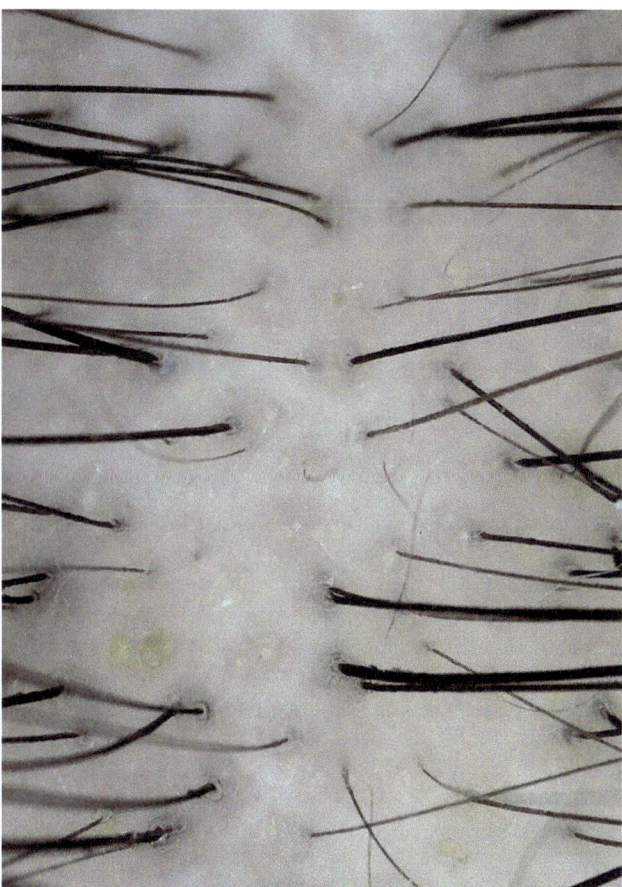

Figura 5-4. Cabellos miniaturizados vistos en dermatoscopia.

El trasplante capilar puede ser posible caso por caso, pero solo después de que el proceso de la enfermedad se haya estabilizado.

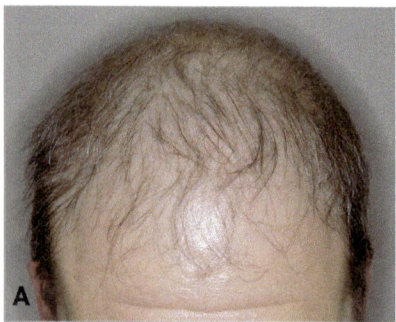 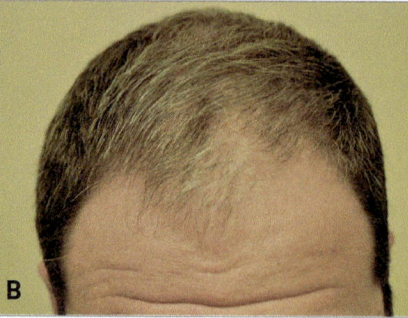

Figura 5-5. **(A)** Un paciente masculino con alopecia areata difusa, antes del tratamiento. **(B)** Un paciente masculino con regeneración completa de la alopecia areata, después del tratamiento.

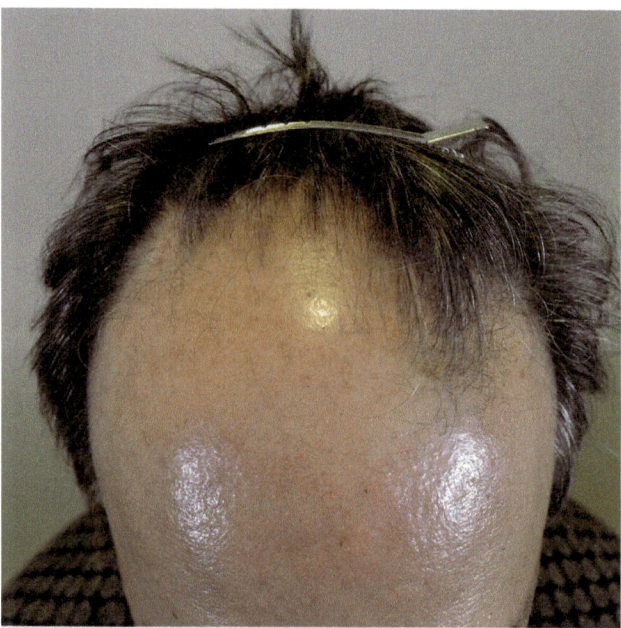

Figura 5-6. Vista superior de un hombre de 67 años con alopecia frontal fibrosante (FFA) que muestra pérdida de cabello asimétrica.

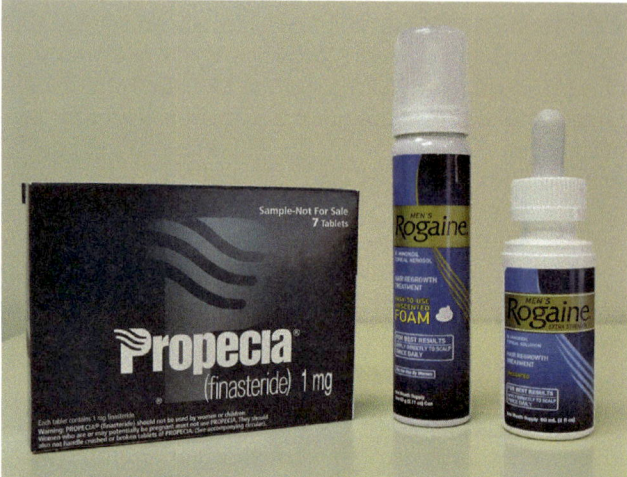

Figura 5-7. La finasterida oral y el minoxidil tópico son tratamientos aprobados por la Administración de Alimentos y Medicamentos (FDA) para la pérdida de cabello en patrón masculino (MPHL).

5.4 Tratamiento de la pérdida de cabello

Durante la consulta inicial, es útil explicar a los hombres que las dos principales opciones disponibles para lograr el crecimiento del cabello son el tratamiento no quirúrgico y el quirúrgico. La terapia no quirúrgica incluye medicamentos que afectan la señalización molecular para estimular que los cabellos más delgados y finos vuelvan a crecer como versiones más gruesas y llenas de sí mismos. Este enfoque no solo ayudará a estabilizar la pérdida de cabello en curso, sino que también ayudará a regenerar lentamente el cabello a partir de los 6 meses. Al combinar terapias médicas, se pueden lograr resultados sinérgicos con un máximo crecimiento en 3 a 5 años.

5.4.1 Opciones no quirúrgicas para la pérdida de cabello

Hay dos terapias médicas aprobadas por la Administración de Alimentos y Medicamentos (FDA) disponibles para los pacientes: finasterida oral y solución y espuma tópica al 5% de minoxidil (Fig. 5-7). Es importante presentar estas opciones primero, ya que tienen los datos más sólidos para respaldar su uso y generalmente se toleran bien. Otras terapias fuera de

etiqueta para la pérdida de cabello incluyen dutasterida oral, finasterida tópica, minoxidil oral, terapia basada en luz de bajo nivel (LLLT) y plasma rico en plaquetas (PRP). También están disponibles varios suplementos, así como inhibidores de la 5-alfa reductasa a base de plantas como el saw palmeto y el aceite de semilla de calabaza.

5.4.2 Opciones no quirúrgicas aprobadas por la FDA

El minoxidil tópico fue aprobado en la década de 1980 con el nombre comercial Rogaine. Inicialmente se estudió como un medicamento oral para la hipertensión, pero se descubrió que tenía el efecto secundario no deseado de la hipertricosis. Johnson & Johnson posteriormente realizó ensayos clínicos aleatorizados para una solución al 5% que finalmente se aprobó para su aplicación dos veces al día en hombres. Ahora el vehículo de espuma también está aprobado por la FDA para su aplicación dos veces al día.

El minoxidil puede ser muy efectivo, pero al igual que con cualquier terapia médica, los pacientes deben ser cumplidos durante 4 a 6 meses antes de comenzar a notar resultados (Fig. 5-8). Se anima a los pacientes a usarlo de manera indefinida, al igual que se cepillarían los dientes. Aunque raro, los pacientes pueden desarrollar alergia al minoxidil, y también se les debe informar que la formulación en solución contiene el conservante propilenglicol, que es un alérgeno de contacto conocido.[2] Los pacientes que informen picazón con la solución deben cambiar a la espuma antes de suspender todo el minoxidil tópico.

La finasterida oral fue aprobada por la FDA en 1992 con el nombre comercial Proscar en una dosis de 5 mg para la hiperplasia prostática benigna (HPB). Cuando se observó que los pacientes que tomaban este medicamento experimentaban un crecimiento del cabello, los investigadores comenzaron a estudiar la finasterida oral por sus propiedades regenerativas del cabello. Los ensayos clínicos demostraron que una dosis diaria de 1 mg era suficiente para ayudar a regenerar el cabello. Si bien estos ensayos evaluaron el cuero cabelludo del vértex, esta área se seleccionó específicamente por su facilidad de estandarización e imagen. Desde entonces, se ha demostrado que la finasterida oral hace crecer el cabello con éxito en el cuero cabelludo frontal también (Fig. 5-9).[3]

En 1997, el medicamento fue aprobado por la FDA para la pérdida de cabello, bajo el nombre comercial Propecia. La finasterida funciona bloqueando la conversión de testosterona a dihidrotestosterona (DHT), a través de la enzima 5-alfa reductasa tipo 2. Algunos hombres se preocupan de que este tratamiento pueda causar un crecimiento no deseado de vello facial o corporal. Sin embargo, debido a que la enzima 5-alfa reductasa tipo 2 solo existe en el cuero cabelludo y la próstata, esto no es motivo de preocupación. Mientras los vellos vellosos estén intactos en el cuero cabelludo, es posible que se oscurezcan y engrosen. Sin embargo, donde los cabellos se han involucionado por completo y el cuero cabelludo tiene un aspecto brillante, sin folículos, puede haber menos oportunidad de regeneración.

En un estudio realizado en Japón, se encontró que la finasterida era efectiva en un 80 a 90% para hombres en cada década de vida.[4] Sabemos por ensayos clínicos que el grado de regeneración que se puede lograr generalmente se estabiliza alrededor del quinto año de uso. El medicamento se puede tomar en forma de una pastilla de 1 mg o como una cuarta parte de una pastilla de 5 mg al día. Esta última opción generalmente es menos costosa, pero puede resultar en una dosificación menos precisa, dependiendo de qué tan bien los pacientes puedan dividir la pastilla y cómo se distribuye uniformemente el medicamento dentro de la pastilla. Los pacientes con HPB pueden beneficiarse de la pastilla completa de 5 mg al día. La finasterida se puede tomar con o sin alimentos, en cualquier momento del día, y no se ha informado que cause alergias o interacciones medicamentosas conocidas. Si los pacientes están bien en general y tienen pruebas de función hepática normales, no se requiere monitoreo de laboratorio. Es permitido que un hombre forme una familia mientras toma finasterida. Sin embargo, a los hombres que toman finasterida no se les permite donar sangre debido a la posibilidad de defectos de nacimiento en mujeres embarazadas que son posibles receptoras. Por la misma razón, las mujeres en edad fértil no deben tomar ni tocar el medicamento. Tomar finasterida puede disminuir artificialmente el antígeno prostático específico (PSA) de un hombre y los médicos que interpretan los resultados deben duplicar el PSA para obtener el valor real.[5]

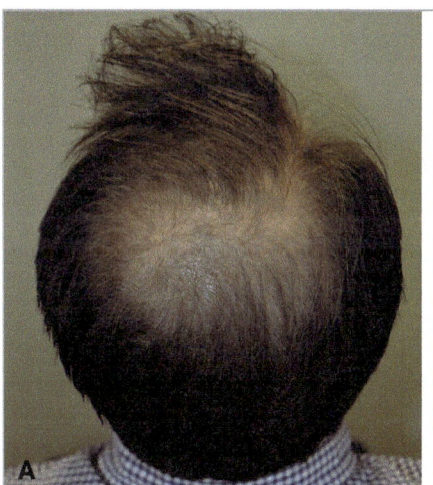
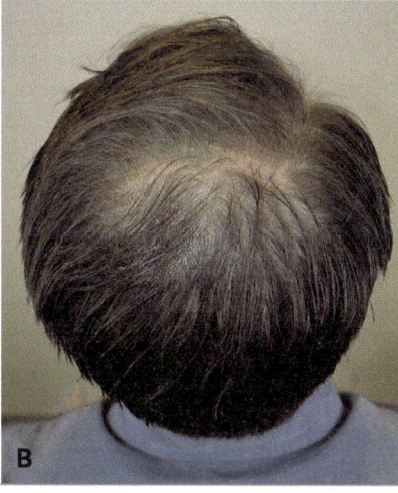

Figura 5-8. (A) Vista del vertex de un hombre de 41 años antes del tratamiento con minoxidil tópico al 5%. (B) Vista del vertex del mismo paciente 6 meses después del tratamiento con minoxidil tópico al 5%.

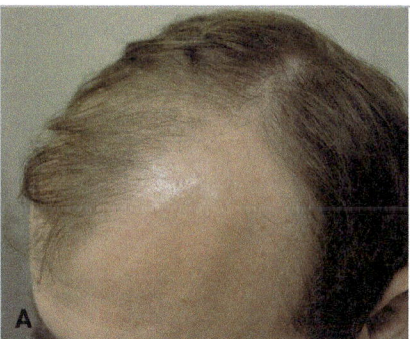
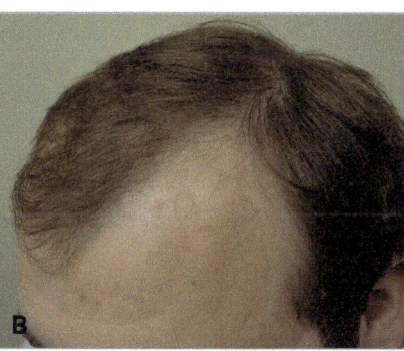

Figura 5-9. (A) Vista lateral de un hombre de 35 años antes del tratamiento con finasterida oral 1 mg al día. (B) Vista lateral del mismo paciente 6 meses después del tratamiento con finasterida oral 1 mg al día.

Los sujetos que participaron en los ensayos clínicos se encontró que tenían menos del 2% de probabilidad de experimentar efectos secundarios sexuales, incluyendo una disminución del deseo, rendimiento o volumen de esperma. Sin embargo, es importante tener en cuenta que la vida media del medicamento es muy corta y la interrupción abrupta del medicamento resultará en su eliminación del cuerpo en menos de una semana. Los pacientes que están preocupados por los efectos secundarios sexuales pueden optar por comenzar con una dosis una vez a la semana y aumentar lentamente a dos veces por semana, luego tres veces por semana hasta que se sientan cómodos tomando el medicamento todos los días. Muchos hombres pueden experimentar una estabilización de la pérdida de cabello y cierto grado de regeneración con un régimen de tres veces por semana.

Existe controversia sobre si la finasterida puede causar efectos secundarios sexuales a largo plazo incluso después de suspender el medicamento.[6] Muchos estudios se han visto limitados por el sesgo de selección, el sesgo de memoria o la falta de control de variables de confusión, específicamente las causas de la disfunción eréctil como enfermedad vascular, diabetes, depresión y tabaquismo.[7] Se ha utilizado el término síndrome post-finasterida (PFS) para describir una constelación de síntomas que incluyen depresión y confusión mental. Como se mencionó anteriormente, aunque aún no se ha determinado que la finasterida sea la causa de tales resultados, el fabricante ha modificado su ficha informativa para reflejar esta posibilidad. Algunos especialistas en pérdida de cabello evalúan a los pacientes en busca de ansiedad, depresión o ataques de pánico preexistentes con la preocupación de que puedan tener un mayor riesgo de desarrollar PFS.

5.4.3 Opciones no quirúrgicas fuera de ficha técnica

El minoxidil oral se ha utilizado más recientemente como una alternativa a la formulación tópica para mejorar el cumplimiento. Cuando se administra en dosis de 10 o 20 mg con el nombre comercial Loniten, se ha asociado con una serie de efectos secundarios, incluyendo retención de líquidos periférica y derrame pericárdico. Sin embargo, en dosis más bajas de 0.1 a 0.625 mg (un cuarto de una tableta de 2.5 mg), puede ser útil y bien tolerado. Los pacientes interesados en el medicamento oral pueden querer consultar primero con sus médicos primarios, especialmente si ya están tomando otros agentes para reducir la presión arterial. No está aprobado por la FDA en esta formulación para la pérdida de cabello.

La dutasterida es un fármaco similar a la finasterida, aprobado solo para la HPB. Bloquea tanto la 5-alfa reductasa tipo 2 como la tipo 1, lo que teóricamente la hace aún más efectiva que la finasterida. Sin embargo, tiene una vida media mucho más larga, que dura de 170 a 300 horas en el cuerpo. Como resultado, los posibles efectos secundarios de cambio en la libido o reducción en el recuento de espermatozoides pueden durar mucho más tiempo. Por esta razón, no se recomienda su uso en hombres jóvenes que puedan querer concebir y no deseen los posibles efectos a largo plazo de la reducción de espermatozoides. Aún está aprobado solo para la pérdida de cabello en Corea.

La dutasterida se ha utilizado en combinación con la finasterida en hombres que han alcanzado una meseta en términos de

regeneración del cabello. Un protocolo publicado que resultó en una regeneración adicional en el cuero cabelludo de vértice sugiere una dosis de carga de 0.5 mg diarios durante 2 semanas, seguida de dosis semanales en combinación con 1 mg de finasterida oral.[8] Otros pacientes que sufren de HPB pueden considerar pasar directamente a la dutasterida 0.5 mg diarios y su seguro médico puede cubrir el costo del medicamento.

LLLT implica la entrega de luz infrarroja de 600 a 700 nm a través de un cepillo para el cabello, una banda para la cabeza, una gorra o un casco. Ahora hay muchos dispositivos disponibles comercialmente y algunos han recibido la autorización 510(k) de la FDA como dispositivos médicos. Varían en sus instrucciones de uso, pero generalmente requieren de tres a cinco tratamientos semanales, con una duración de 20 a 30 minutos cada uno. Los tratamientos son seguros y no se conocen efectos secundarios. El costo de estos dispositivos varía de $300 a $3,000, según el número de diodos y la intensidad de la luz emitida. Desafortunadamente, aún no tenemos estudios comparativos que muestren el dispositivo más efectivo, pero todos parecen tener el mismo mecanismo de acción en general.

El plasma rico en plaquetas (PRP) ha ganado mucha atención por su papel en la medicina dental y ortopédica, específicamente en relación con la cicatrización de heridas y en las articulaciones. Más recientemente, los dermatólogos han investigado su capacidad para estimular el crecimiento de los folículos pilosos y hay una cantidad creciente de datos científicos básicos que respaldan esta aplicación. Para obtener una muestra de PRP para la inyección, primero se recolecta sangre venosa del paciente y luego se centrifuga a alta velocidad para separar la porción rica en plaquetas de color dorado. Los gránulos alfa dentro de las plaquetas contienen factores de crecimiento como el factor de crecimiento derivado de las plaquetas (PDGF), el factor de crecimiento epidérmico y el factor de crecimiento endotelial vascular (VEGF). La hipótesis propuesta para los efectos del PRP es que cuando se inyecta en áreas de adelgazamiento del cabello en forma de alícuotas de 0.1 a 0.5 mL, el plasma que contiene estos factores de crecimiento puede ayudar a mejorar el crecimiento de los folículos pilosos. Se han descrito varios protocolos en la literatura médica, utilizando solo PRP o agregando varios "activadores" como gluconato de calcio o cloruro de calcio. Existen numerosos kits de preparación de PRP disponibles comercialmente.

Quedan muchas preguntas con respecto al protocolo óptimo para el PRP. ¿Qué es lo más importante: la concentración o el número absoluto de plaquetas inyectadas? Una publicación reciente demostró un aumento en el crecimiento del cabello independientemente del recuento de plaquetas o la cuantificación de los factores de crecimiento.[9] ¿Con qué frecuencia debe administrarse el PRP? ¿Es necesario activarlo con agentes exógenos como el cloruro de calcio o pueden las plaquetas activarse como resultado del simple contacto con el colágeno? ¿Cuál es el papel de otros aditivos como las matrices y pueden estos productos mejorar aún más la eficacia del PRP?

Se ha investigado el finasteride tópico como una forma de bloquear la 5-alfa reductasa sin desarrollar efectos secundarios sexuales. Un metanálisis reciente sugirió que una concentración del 0.25% podría reducir con éxito los niveles de DHT en el cuero cabelludo sin afectar los niveles de DHT en suero.[10] Un posible inconveniente es que este producto debe ser formulado por una farmacia de compuestos; sin embargo, esto puede brindar la oportunidad de combinarlo con minoxidil tópico para obtener resultados sinérgicos. Además del finasteride, también hay evidencia de que el tretinoína tópica puede ayudar a mejorar la eficacia del minoxidil tópico.[11]

Hay muchos suplementos de venta libre disponibles para la regeneración del cabello. Viviscal Pro contiene el complejo AminoMar patentado que contiene proteínas marinas como el cartílago de tiburón y la concha de ostra, así como procianidinas, que tienen efectos antioxidantes.[12] Nutrafol es otro suplemento capilar disponible comercialmente que contiene ingredientes antioxidantes más nuevos como ashwagandha y una biocurcumina patentada.[13] Los suplementos anunciados para la salud de la próstata contienen inhibidores de la 5-alfa reductasa a base de plantas como el saw palmetto y el aceite de semilla de calabaza, que tienen algunos datos limitados que respaldan su uso.[14,15] La biotina se usa con frecuencia para la pérdida de cabello, pero no hay datos que respalden su uso para la alopecia androgenética.

5.5 Elección de la terapia no quirúrgica

Los médicos deben prestar atención cuidadosa a las señales verbales y no verbales durante la consulta inicial con un paciente masculino con pérdida de cabello. Algunos hombres expresarán poco o ningún interés en absoluto en la terapia médica, ya sea como resultado de fracasos de tratamientos anteriores, ineficacia percibida o preocupaciones sobre los efectos secundarios. Estos hombres pueden ser más receptivos a otros tratamientos no quirúrgicos como LLLT o PRP, o pueden expresar directamente una preferencia por opciones quirúrgicas como tratamiento definitivo. Otros pueden ser excelentes candidatos para cirugía pero no están preparados para someterse a un trasplante de cabello.

Es responsabilidad del cirujano explicar los riesgos, beneficios y alternativas, incluyendo la opción de no recibir tratamiento, de las diferentes opciones de tratamiento para la pérdida de cabello de patrón masculino. Además, es importante discutir y establecer expectativas realistas. Como ejemplo, los autores utilizan la analogía de la pérdida de cabello de patrón masculino como una bañera con fugas. El paciente busca tratamiento porque no está satisfecho con el nivel de agua en la bañera. El trasplante de cabello mueve cabello de la parte posterior del cuero cabelludo hacia la parte frontal, como verter un gran cubo de agua en la bañera. Los pacientes obtienen un aumento agradable y único en el nivel de agua en la bañera, pero la cirugía por sí sola no hace nada para prevenir el adelgazamiento continuo del cabello. Es útil explicar que utilizar una o más terapias médicas no quirúrgicas equivale a tapar la fuga en la parte inferior de la bañera. Los pacientes deben entender que no importa qué tipo de terapia médica utilicen, solo que consideren algo para ayudar a detener el adelgazamiento continuo del cabello.

5.6 Opciones quirúrgicas para la pérdida de cabello

El trasplante de cabello ha evolucionado considerablemente a lo largo de los años. En 1939, el Dr. Shoji Okuda de Japón

fue uno de los primeros en utilizar injertos de punción para tratar la pérdida de cabello debido a la alopecia areata, la lepra y la alopecia cicatricial. En 1959, el Dr. Norman Orentreich comenzó a utilizar injertos de punción en NYU, estableciendo finalmente una exitosa práctica privada de trasplante de cabello en Manhattan.[16] Aunque el trasplante quirúrgico inicial de la pérdida de cabello fue un éxito quirúrgico, muchos lo consideraron un fracaso estético debido a la apariencia de «injerto» de estos injertos de punción. Términos como «valla de estacas» y «pelos de muñeca» evolucionaron para describir la apariencia antinatural de muchos de estos primeros trasplantes.

El Dr. O'Tar Norwood, un dermatólogo de Oklahoma, trabajó incansablemente para avanzar en el campo de la cirugía capilar. En 1990, compiló la primera publicación del Foro de Trasplante de Cabello. En 1993, el Dr. Norwood, el Dr. Dow Stough y otros fundaron la Sociedad Internacional de Cirugía de Restauración del Cabello, organizando la primera y más grande reunión dedicada exclusivamente a la cirugía del cabello y el cuero cabelludo. Se llevó a cabo en Dallas y asistieron 430 personas, 80 asistentes. Desde entonces, la sociedad ha crecido hasta contar con más de 1,100 miembros que representan a 70 países de todo el mundo.

En 1994, el Dr. Bobby Limmer sugirió el uso de microscopios estereoscópicos para separar los cabellos en sus grupos foliculares nativos de uno a cuatro cabellos cada uno (**Fig. 5-10**).[17] Modernizó la cirugía capilar haciendo que el cabello se vea más natural y sea capaz de imitar mejor la apariencia de los cabellos circundantes. También prestó mucha atención a igualar el ángulo del cabello existente para evitar colocar los cabellos demasiado perpendicularmente o en el cuero cabelludo de la coronilla, donde la pérdida continua podría resultar en una isla antinatural de cabello trasplantado.

5.6.1 Consulta y selección de candidatos

Durante la consulta inicial, además de revisar el historial médico y quirúrgico anterior, los medicamentos y las alergias conocidas, se debe considerar la edad del paciente, el grado de pérdida de cabello, los antecedentes familiares de pérdida de cabello y los tratamientos y resultados actuales y pasados para la pérdida de cabello. Además, es imperativo determinar los objetivos y expectativas del paciente con respecto a la

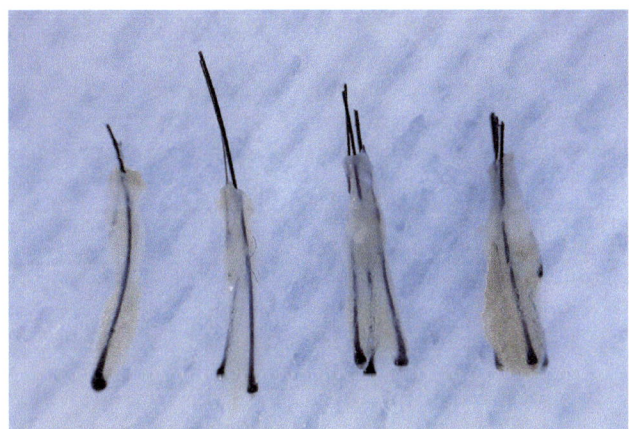

Figura 5-10. Imagen microscópica del cuero cabelludo que muestra unidades foliculares de uno a cuatro cabellos.

terapia. Si un paciente es muy joven, de 15 a 25 años de edad, con una pérdida de cabello temprana, es mejor estabilizar primero su pérdida de cabello con terapia médica y observar qué tan rápido están progresando. Si son muy jóvenes y tienen una pérdida de cabello más avanzada, pueden considerar la cirugía, pero es importante enfatizar que es posible que se requiera cirugía adicional si no consideran también la terapia combinada con tratamiento médico. En aquellos pacientes con antecedentes familiares fuertes de pérdida de cabello, existe una mayor probabilidad de pérdida adicional en el futuro.

Los pacientes con calvicie o pérdida de cabello muy avanzada pueden requerir varias cirugías para alcanzar sus objetivos y aún así no lograr una cobertura completa debido a la disponibilidad limitada de cabello donante. Por ejemplo, si un paciente ha estado usando una prótesis capilar durante muchos años y se considera un Norwood 7, es posible que sea mejor continuar con esta opción de cobertura debido a la zona donante limitada y la capacidad de distribución adecuada en el resto del cuero cabelludo. Sin embargo, si estos pacientes están de acuerdo con un plan para reenmarcar el rostro llenando de cabello la parte frontal de uno a dos tercios del cuero cabelludo, pueden tener muy buenos resultados con el trasplante. Es útil recordar a los hombres que la parte frontal del rostro es lo que la mayoría de sus amigos, compañeros de trabajo y familiares verán, y que a menos personas les importa la parte posterior de la cabeza tanto como a ellos.

Los pacientes que son transgénero, específicamente aquellos que están haciendo la transición de hombre a mujer, pueden tener muy buenos resultados con la cirugía. Además, los pacientes de casi cualquier etnia, si se consideran candidatos adecuados, pueden lograr el éxito con el procedimiento. Los pacientes de ascendencia africana o caribeña tienen un mayor riesgo de cicatrización hipertrófica o formación de queloides, y se les debe asesorar adecuadamente. Si los pacientes informan antecedentes de formación de queloides, el cirujano puede considerar inyecciones profilácticas de triamcinolona en la zona donante. Se recomienda que, siempre que sea posible, los pacientes que toman anticoagulantes los suspendan, como warfarina y clopidogrel, de 7 a 10 días antes de la cirugía. Sin embargo, los pacientes que toman aspirina de baja dosis (81 mg) o los nuevos anticoagulantes como rivaroxabán pueden necesitar menos tiempo o no suspender el medicamento. Se recomienda encarecidamente que los cirujanos consulten con el médico que receta al paciente, siempre que sea necesario.

Durante la consulta, esté atento a las expectativas poco realistas de los pacientes. Fomente la creación de una línea capilar adecuada para la edad, que se vea bien tanto en 1 como en 20 años. Explique que una línea capilar redondeada puede tener un efecto feminizante y que si el paciente tiene una recesión continua de la línea capilar temporal, es posible que le queden cabellos incómodos que no pertenecen allí en el futuro.

5.6.2 Métodos de extracción

Existen dos técnicas principales utilizadas para extraer los cabellos donantes. La primera, que aún es considerada el estándar de oro por muchos, es la cirugía de elipse donante, o "strip". Esta técnica, también conocida como trasplante

de unidades foliculares (FUT), permite al cirujano extraer la mayor cantidad de cabellos en el menor tiempo posible con la menor cantidad de trauma, de la zona donante más permanente. Sin embargo, tiene la desventaja de dejar una cicatriz lineal. Dependiendo de la edad del paciente, la técnica utilizada y el número de cirugías previas, esta cicatriz puede tener un ancho de 1 a 5 mm y puede ser difícil de ocultar con cortes de cabello cortos.

La segunda técnica de extracción es la extracción de unidades foliculares (FUE). Este procedimiento implica la extracción de unidades foliculares individuales de uno a cuatro cabellos, utilizando un dispositivo de perforación manual o motorizado de 0.8 a 1 mm de ancho. La ventaja de la FUE es que no deja una cicatriz lineal, por lo que los hombres aún pueden llevar el cabello muy corto. Esta técnica es preferida por los hombres jóvenes que están en el ejército o que prefieren llevar la cabeza rapada en la parte posterior. Recientemente, el término fue cambiado de extracción de unidades foliculares a excisión de unidades foliculares para categorizar de manera más precisa esto como un procedimiento quirúrgico.

Con cualquiera de las técnicas, es esencial explicar a los pacientes que este es un procedimiento quirúrgico que debe ser realizado por un profesional médico. No se puede delegar a personal no médico. El médico debe realizar no solo la extracción de los injertos, sino también el diseño de la línea capilar, la creación de los sitios de injerto y supervisar de cerca la colocación de los injertos. En última instancia, es la colocación de los injertos en el cuero cabelludo lo que determina el resultado estético.

5.6.3 Anestesia quirúrgica

La cirugía capilar se puede realizar mientras los pacientes están despiertos y relajados. Todos los aspectos del caso se pueden realizar con anestesia local. Los medicamentos preoperatorios pueden incluir 2 mg de lorazepam oral, 500 a 1,000 mg de acetaminofén y 25 a 50 mg de difenhidramina. El área donante se rocía con un spray refrescante que contiene mentol, y se aplica una vibración suave con un dispositivo de masaje. Una combinación de anestesia local de acción corta y larga es útil. Comenzamos con lidocaína bufferizada al 0.5 al 1% + epinefrina 1:100,000, conectada a una aguja de calibre 32, seguida de una segunda pasada con lidocaína al 2% + epinefrina 1:100,000 y luego una tercera pasada con bupivacaína al 0.25%. Para FUT, es útil tumescer el área con solución salina para ayudar a separar los folículos del sistema vascular subyacente y entre sí. Generalmente se evita la tumescencia en el área donante con la extracción FUE porque puede alterar la dirección natural de los folículos bajo la superficie de la piel y aumentar el riesgo de transección.

5.6.4 Extracción de la elipse donante

El primer paso durante la extracción de la elipse es recoger los cabellos superpuestos en el cuero cabelludo occipital y localizar la protuberancia occipital. Este es generalmente un nivel seguro desde el cual extraer el cabello, dado que los cabellos pueden retroceder desde el vértice hacia abajo o desde la línea del cuello hacia arriba (miniaturización retrógrada). Al recortar una muestra de 1 cm de área, se puede evaluar

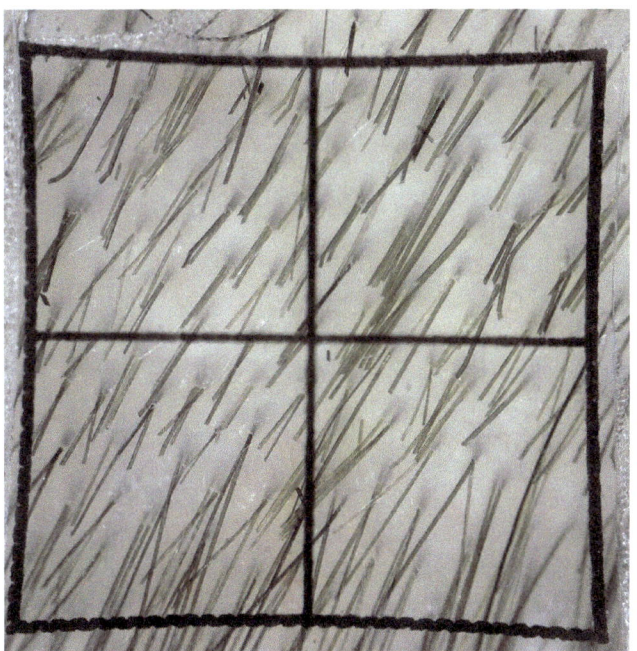

Figura 5-11. Vista del cuero cabelludo a través de un densitómetro que ayuda a estimar la densidad donante.

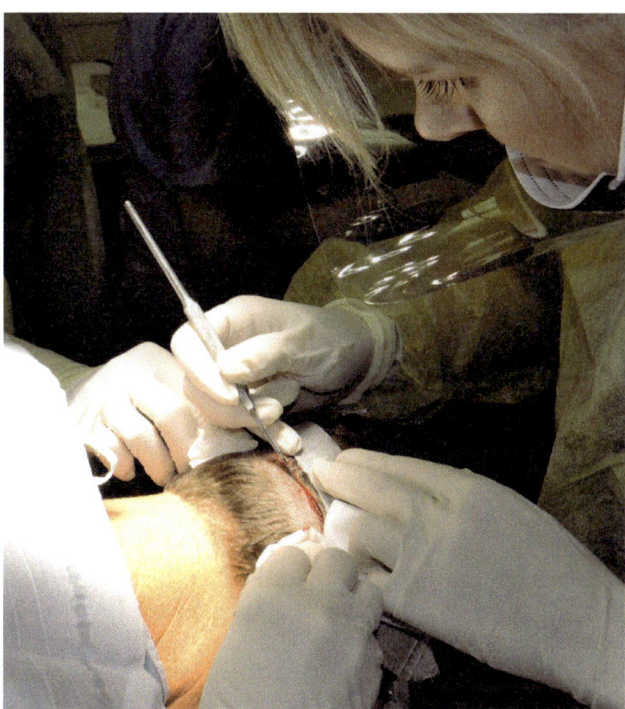

Figura 5-12. Extracción de la tira donante utilizando un bisturí orientado caudalmente.

la densidad donante en esa área para determinar la longitud requerida de la tira donante (**Fig. 5-11**). Por ejemplo, si el plan quirúrgico es extraer 1,000 injertos y la densidad donante es de 25 unidades foliculares por 0.25 cm2 (100 unidades foliculares/cm2), entonces la tira donante debería tener 10 cm de largo × 1 cm de ancho.

Se puede utilizar una hoja no. 10 o 15 para extraer la tira. Se debe tener cuidado de angulación de la hoja para que coincida con los ángulos de salida de los cabellos en el cuero cabelludo occipital (**Fig. 5-12**). Si la hoja se angula demasiado hacia abajo o hacia arriba, puede resultar en la transección de los folículos. Se puede realizar una puntuación inicial de la epidermis y la dermis superior, seguida de una técnica de disección por tensión utilizando ganchos de piel opuestos (**Fig. 5-13**). La tira se extrae suavemente separándola a lo largo del plano subcutáneo, justo debajo de los folículos y por encima de la galea.

A menudo se pueden lograr resultados óptimos utilizando el cierre tricofítico. Esto implica extraer un pequeño borde de epidermis de uno o ambos lados del borde de la piel para que, al unirse, el cabello "crezca a través" de la cicatriz resultante. También es importante no hacer que la tira donante sea demasiado ancha. Si se extirpa un ancho de más de 1.5 cm, puede haber un ensanchamiento antiestético de la cicatriz donante. Para los pacientes que pueden requerir múltiples cirugías, puede ser útil desplazar el área donante desde el occipucio central hacia los lados alternos del cuero cabelludo. Sin embargo, se debe tener precaución para que la cicatriz donante no sea fácilmente visible en áreas de adelgazamiento.

Los bordes de la piel se pueden unir con grapas o suturas. Las suturas absorbibles son las mejores para los pacientes que viven fuera de la ciudad y pueden no poder regresar para que se les retiren las suturas. También es útil mantener

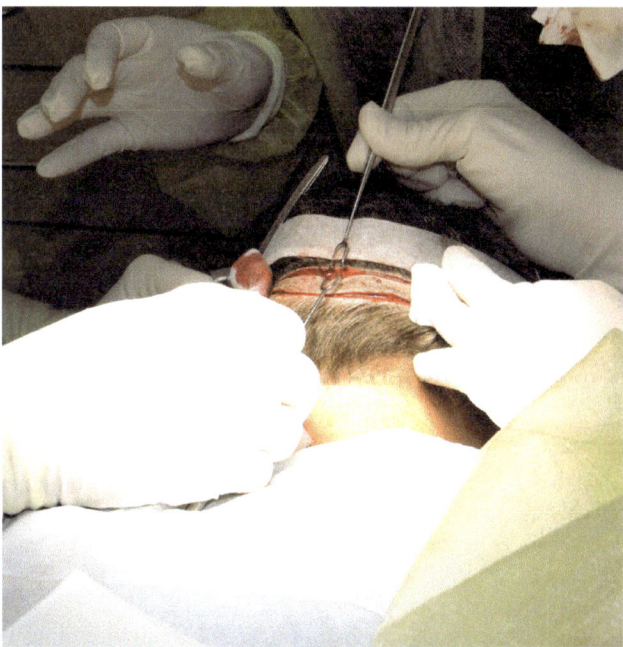

Figura 5-13. Se utiliza la disección por tensión para separar los folículos capilares.

los bordes de la piel juntos durante un tiempo prolongado, especialmente en el contexto de un cuero cabelludo no virgen, que puede estirarse más, o para personas muy activas físicamente. Los autores utilizan una sutura continua de poliglicaprona 25 de calibre 4-0 con buenos resultados y alta satisfacción del paciente. Los pacientes aprecian que pueden cubrir inmediatamente la línea de sutura con su cabello superpuesto (**Fig. 5-14**).

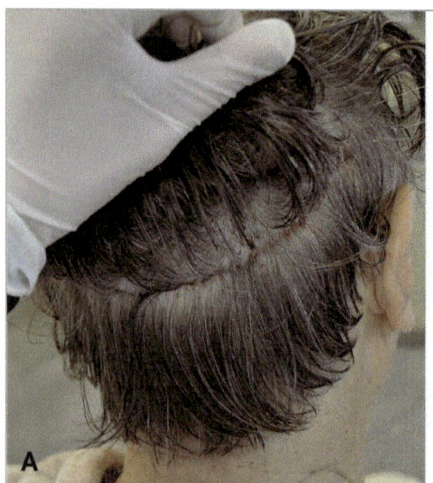

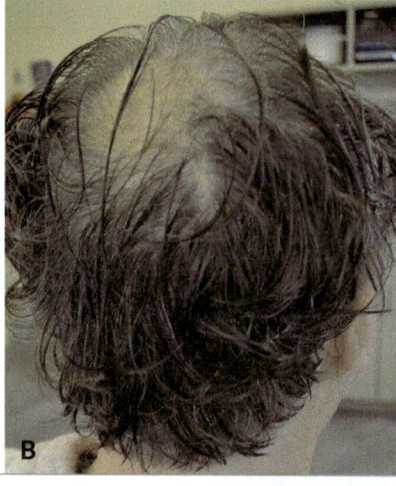

Figura 5-14. (A) Vista del área donante inmediatamente después de suturar los bordes de la piel. (B) El sitio donante está completamente oculto por el cabello superpuesto.

Con la extracción de la tira, el tejido portador de cabello se corta en "rebanadas" en serie, de un ancho de una unidad folicular (Fig. 5-15). Luego, cada rebanada se separa en agrupaciones individuales de folículos de una a cuatro unidades foliculares. El tejido se puede separar utilizando cuchillas de un solo filo o un bisturí con hoja no. 10. La creación de injertos a partir de una tira donante se agiliza considerablemente con el uso de lupas de aumento. Cada unidad folicular está unida a un músculo erector del pelo y una glándula sebácea. Se logran resultados óptimos manteniendo cada unidad folicular intacta para que las células madre derivadas del bulbo, la protuberancia y las glándulas sebáceas puedan trabajar de manera cohesiva para regenerar el cabello en su nueva ubicación.

5.6.5 Extracción de unidades foliculares

La extracción de unidades foliculares (FUE) puede ser más lenta y laboriosa que la extracción de la tira. Sin embargo, se ha vuelto popular entre los hombres jóvenes que desean evitar la creación de una cicatriz lineal en la parte posterior del cuero cabelludo. También es un procedimiento más delicado, ya que el posible anclaje y/o dificultad en la extracción de los injertos pueden provocar un mayor trauma en los mismos. También puede ocurrir la transección de los folículos si el ángulo del dispositivo de extracción no coincide exactamente con el ángulo de salida de los cabellos. Por lo tanto, los cirujanos capilares novatos pueden tener una curva de aprendizaje. Es esencial adquirir habilidades tanto en la FUE como en la cirugía de la tira para poder ofrecer ambas técnicas.

Generalmente se obtienen los mejores resultados al rasurar el cabello donante occipital para dejar solo 1 a 2 mm de crecimiento. Los pacientes pueden colocarse en posición prona o sentados mirando hacia adelante, dependiendo de la preferencia del cirujano. Las lupas de muy alta potencia (3.5-6X) son útiles para visualizar el ángulo de salida de los cabellos del cuero cabelludo occipital. Hay varios dispositivos disponibles para extraer los injertos, ya sea de forma manual o con asistencia motorizada (Tabla 5-1). Estos dispositivos varían considerablemente en costo y funcionalidad. Los cirujanos deben tener cuidado con las empresas que defienden la delegación de la extracción de injertos a personal no médica-

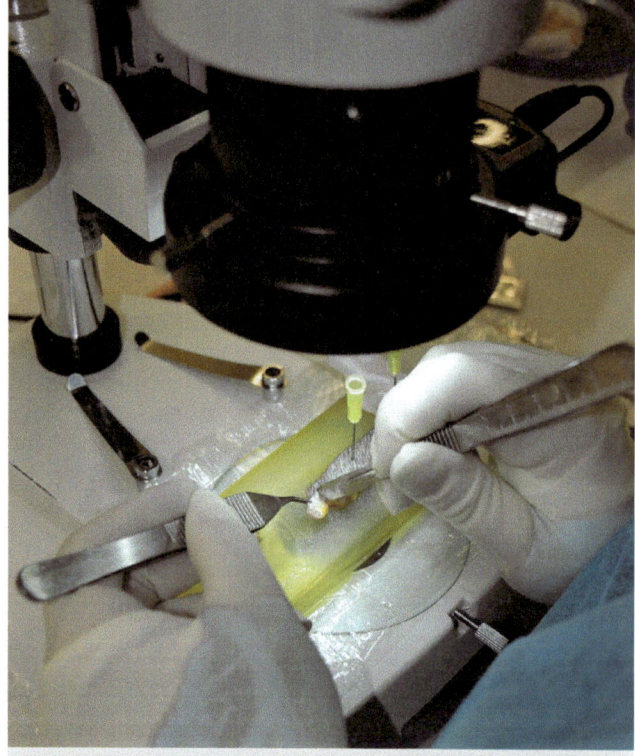

Figura 5-15. Corte de la tira donante bajo el microscopio.

mente capacitado. Esto es poco ético y generalmente produce resultados muy pobres.

También hay una variedad de tamaños y estilos de puntas disponibles para cada modelo de dispositivo FUE. Los pacientes con cabello donante fino en agrupaciones de una a dos unidades foliculares pueden someterse a una cirugía con puntas de 0.8 mm de ancho. Por otro lado, los pacientes con agrupaciones de tres a cuatro unidades foliculares más gruesas pueden requerir puntas de 1 mm de ancho. Dependiendo de los objetivos de la cirugía, el cirujano puede elegir agrupaciones foliculares de tamaño relativamente más pequeño o más grande. Las puntas con forma de trompeta pueden ayudar a reducir las tasas de transección. Algunas puntas son intercambiables entre diferentes dispositivos FUE.

A medida que se cuentan los injertos extraídos, se deben inspeccionar cuidadosamente para el control de calidad. Después de la cirugía, se puede aplicar vaselina o pomada antibiótica en el sitio de extracción. Los cabellos circundantes generalmente vuelven a crecer dentro de una semana para cubrir por completo donde se extrajeron los injertos (**Fig. 5-16**). Pueden quedar pequeños puntos rosados en los sitios donantes durante 1 a 4 semanas después de la cirugía.

Por lo general, los sitios donantes no son visibles siempre y cuando las puntas de la FUE tengan menos de 1 mm de ancho.

Tabla 5-1. Dispositivos para la extracción de unidades foliculares (FUE)

Nombre del dispositivo FUE	Empresa/ubicación
ARTAS™ ® Robotic Hair Restoration	Venus Concept, Toronto, Canadá
Dispositivo E-FUE del Dr. Jack	Robbins Instruments, Chatham, Nueva Jersey, Estados Unidos
Ertip	Ertip Hair Transplant Instruments, Estambul, Turquía
Mamba FUE Device	Trivellini Instruments, Asunción, Paraguay
Neograft™ ®	Venus Concept, Toronto, Canadá
Smartgraft™ ®	Vision Medical, Glen Mills, Pensilvania, Estados Unidos
Safe System	Harris FUE Instruments, Greenwood Village, Colorado, Estados Unidos
Powered Cole Isolation Device (PCID)	Cole Instruments, Atlanta, Georgia, Estados Unidos
Sistema WAW FUE	DeVroye Instruments, Bruselas, Bélgica
Dr.UGraft	Dr.UGraft, Redondo Beach, California, Estados Unidos

Los pacientes deben entender que si no están recibiendo tratamiento médico para la pérdida de cabello, es posible que con el tiempo tengan una disminución del área donante. Por lo tanto, los cabellos extraídos y colocados en su nueva ubicación pueden no ser permanentes si estaban programados para sufrir miniaturización en una fecha posterior. Es mejor evitar extraer demasiado cerca del vertex o del cuello.

5.6.6 Almacenamiento de los injertos

Tan pronto como se extrae el tejido portador de cabello del cuerpo, tanto este como los injertos resultantes deben almacenarse en una placa de Petri húmeda (**Fig. 5-17**). Muchos médicos utilizan solución salina simple como solución de almacenamiento, mientras que otros utilizan soluciones de almacenamiento más sofisticadas diseñadas para proporcionar un amortiguamiento del pH y reducir la formación de radicales libres a temperaturas frías. También se ha utilizado PRP para mantener los injertos mientras están fuera del cuerpo. Se debe hacer todo lo posible para colocar los injertos de nuevo en el cuerpo lo más rápido posible. El tiempo de supervivencia de los injertos generalmente disminuye después de 12 a 24 horas fuera del cuerpo, incluso en las mejores condiciones.

5.6.7 Diseño de la línea del cabello

Los hombres generalmente se benefician de la creación de una línea del cabello "regularmente irregular". Es útil buscar cabellos nativos y de referencia. Estos pueden servir como guía para restablecer y fortalecer la línea del cabello más apropiada para la edad. Los médicos nuevos en la cirugía capilar deben tener cuidado al bajar agresivamente la línea del cabello en la primera cirugía. Recuerde a los pacientes que siempre podemos bajar la línea del cabello con cirugías posteriores, pero no podemos elevarla sin quitar injertos o usar depilación láser. Muchos médicos crean pequeños triángulos o montículos a lo largo de la línea del cabello para que no parezca una línea recta.

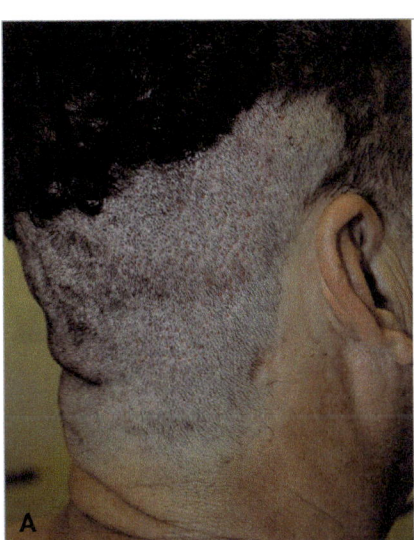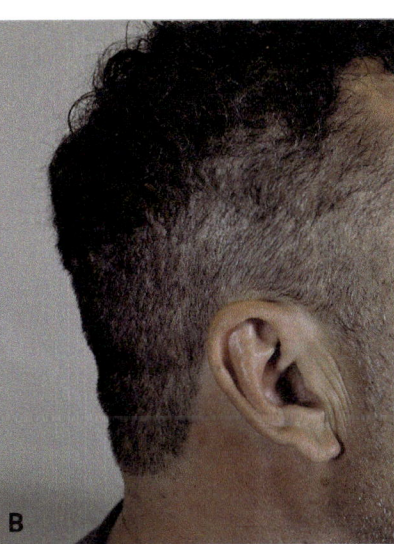

Figura 5-16. (A) Área donante inmediatamente después de la extracción de unidades foliculares (FUE). **(B)** Área donante 1 semana después de la extracción de FUE.

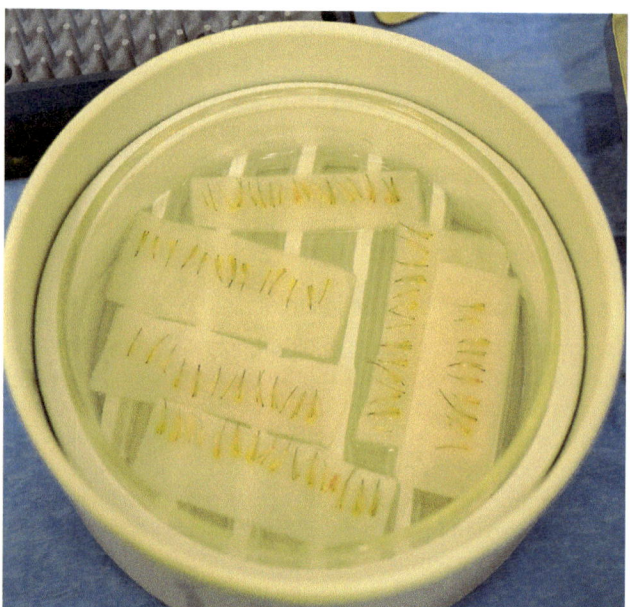

Figura 5-17. Almacenamiento de los injertos.

5.6.8 Creación de sitios para injertos

Se puede utilizar anestesia local para realizar un bloqueo anular. Un spray refrigerante, seguido de vibración local, puede ayudar a reducir el dolor asociado con la inyección. Comenzar con lidocaína al 0.5% con epinefrina también es útil, seguido de una segunda aplicación con lidocaína al 2% con epinefrina. Algunos médicos realizan bloqueos nerviosos dirigidos a los nervios supraorbitario y supratroclear. Permita que transcurran de 5 a 10 minutos para que los efectos vasoconstrictores se produzcan y luego se pueden crear pequeñas incisiones del tamaño de una aguja. Hay una amplia variedad de instrumentos disponibles comercialmente que se pueden utilizar para este propósito, pero las agujas desechables simples funcionan muy bien. En la tabla 5-2 se enumeran las agujas utilizadas para crear sitios para injertos y los tamaños de injertos asociados.

Los ángulos correctos de los sitios receptores determinarán qué tan natural se ve el cabello trasplantado. Los sitios deben estar inclinados de tal manera que coincidan con el ángulo de salida de los cabellos circundantes. Cuando haya dudas, siempre es más seguro orientarlos ligeramente hacia adelante y hacia la línea media. Pueden ocurrir resultados desastrosos cuando los injertos están orientados demasiado radialmente o demasiado perpendicularmente. También se debe tener cuidado de evitar crear la apariencia de una línea recta en la línea del cabello trasplantado.

A medida que se crean los sitios, la profundidad de los mismos debe corresponder con la longitud de los folículos. Por ejemplo, si los folículos donantes son cortos, como 3 mm o menos, pueden hundirse en sitios que están demasiado profundos. Es importante asegurarse de que el ancho del sitio receptor sea suficiente para permitir que los injertos se ajusten perfectamente. Si los sitios son demasiado anchos, puede haber sangrado o desprendimiento durante la colocación de los injertos. Si los sitios son demasiado estrechos, los injertos pueden aplastarse durante el proceso de colocación.

Tabla 5-2. Herramientas para la creación de sitios receptores

Herramienta	Ancho	Selección de injertos
Aguja calibre 20	0.908 mm	Injertos de cabello caucásico de 1 cabello
Aguja calibre 19	1.067 mm	Injertos de cabello caucásico de 2 cabellos
Aguja calibre 18	1.270 mm	Injertos de cabello caucásico de 1 a 4 cabellos; injertos de cabello afroamericano de 1 a 2 cabellos
Aguja calibre 16	1.651 mm	Injertos de cabello afroamericano de 3 a 4 cabellos

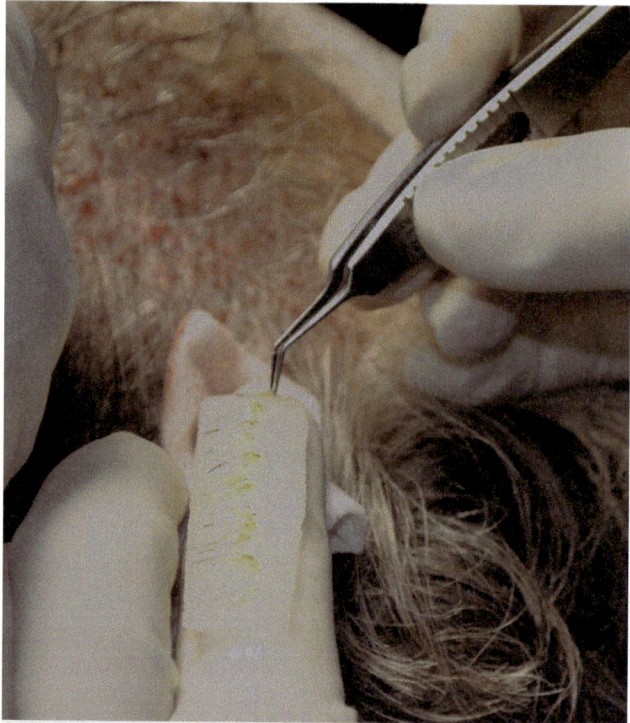

Figura 5-18. Colocación cuidadosa de los injertos en áreas de adelgazamiento del cabello.

Colocar algunos injertos de prueba al principio puede ayudar a prevenir que esto ocurra.

5.6.9 Colocación de los injertos

Se utilizan pinzas especializadas para agarrar suavemente la parte inferior del bulbo y deslizarlo cuidadosamente en cada sitio receptor (Fig. 5-18). Se debe tener mucho cuidado de no aplastar, torcer o doblar los injertos al insertarlos. Es útil si hay un pequeño trozo de tejido adiposo debajo del bulbo para agarrar el injerto y colocarlo en su posición. Las pinzas anguladas son útiles para colocar los injertos en las partes izquierda y central del cuero cabelludo. Las pinzas rectas pueden ser más útiles para colocar en el lado derecho del cuero cabelludo.

Una buena iluminación y ergonomía son componentes esenciales del procedimiento de colocación de los injertos. Una o dos lámparas LED ajustables en el techo suelen ser útiles y no generan demasiado calor. La posición del paciente también es importante, y deben colocarse de manera ergonómicamente óptima para aquellos que colocan los injertos, limitando el malestar musculoesquelético y la fatiga. Una ampliación de alta potencia, ya sea con lupas de farmacia o lupas personalizadas de 3.5 a 5 aumentos, permite una buena visualización de los injertos durante la colocación.

La colocación de los injertos puede presentar varios desafíos. Una mala hemostasia puede ralentizar el proceso de colocación y disminuir la visibilidad. Aplicar presión o usar epinefrina diluida puede ayudar a controlar el sangrado. El desprendimiento, cuya causa exacta se desconoce, ocurre cuando los injertos se extravían y deben colocarse nuevamente en sus sitios. Pedir a los pacientes que suspendan todos los suplementos (pueden contener aceite de pescado, vitamina E u otros anticoagulantes desconocidos) de 7 a 10 días antes de la cirugía puede ayudar a evitar casos de sangrado por esos principios con poder anticoagulante no filiado. Los pacientes que toman aspirina de baja dosis (81 mg) no tienen que suspenderla a menos que su médico de atención primaria lo indique.

Muchos cirujanos utilizan implantadores para ayudar a deslizar suavemente los injertos en su lugar. Algunos médicos los utilizan después de crear los sitios donantes, mientras que otros utilizan implantadores afilados para crear la incisión y colocar el injerto en un solo movimiento. Estos dispositivos están hechos de metal o plástico y pueden ser manuales o de carga por resorte.

5.6.10 Cuidados postoperatorios

Al finalizar la cirugía capilar, se aplica una pomada antibiótica en el área donante. Luego se cubre con una gasa. No se aplica pomada en el área injertada para evitar que los injertos se desprendan o se reorganicen. Se coloca suavemente una venda no adhesiva sobre el área injertada. Luego, se envuelve alrededor de toda la cabeza una gasa conformada para cubrir los injertos y asegurarla en su lugar. Luego se aplica cinta adhesiva de papel y se coloca suavemente una bandana o gorro de esquí sobre la venda para mantenerlo todo en su lugar.

La primera noche, se anima a los pacientes a descansar, disfrutar de una buena comida y tomar medicamentos para el dolor según sea necesario. Por lo general, recetamos acetaminofeno con una dosis baja de hidrocodona, pero muchos pacientes tienen un buen control del dolor solo con acetaminofeno. Al día siguiente, se les indica a los pacientes que se quiten la venda, si no se ha caído durante la noche, y rocíen suavemente el área injertada con una solución salina. Pueden dejar que el agua de la ducha corra suavemente sobre los injertos, pero se les indica que protejan el área trasplantada con una toalla. Se les pide que esperen hasta el tercer día postoperatorio para lavar el área injertada.

Se formarán costras en el área trasplantada y se instruye a los pacientes a no rascarse ni arrancarlas. Si el área trasplantada produce mucha picazón, pueden aplicar hidrocortisona de venta libre, loción hidratante o agua de la ducha suavemente sobre los injertos varias veces al día. A partir del día 6 o 7, los pacientes pueden usar un champú a base de ácido salicílico para ayudar a disolver suavemente las costras. Los injertos con cabello entrarán en una fase de descanso y se caerán entre 2 y 6 semanas después de la cirugía. A las 6 a 8 semanas, puede

haber un poco de eritema tenue, pero de lo contrario parecerá como si no se hubiera hecho nada. Luego, lentamente, los injertos comenzarán a crecer entre 4 y 8 meses, con los resultados finales entre 12 y 18 meses. En la figura 5-19 se muestra el área trasplantada inmediatamente después de la cirugía, 8 días después, a los 5 meses y a los 12 meses.

5.6.11 Situaciones especiales

Los primeros días de la restauración capilar dejaron a muchas personas con injertos de aspecto poco natural. La cirugía reconstructiva del cabello se puede utilizar para extraer dichos injertos y colocarlos nuevamente en el cuero cabelludo como grupos individuales de uno a cuatro cabellos, en ángulos apropiados y de apariencia natural. También se pueden extraer utilizando instrumentos FUE cuando ocurren individualmente pero tienen ángulos demasiado perpendiculares u orientados radialmente. Los pacientes que no están satisfechos con su cicatriz lineal en la zona donante también pueden someterse a un trasplante FUE, donde los cabellos se extraen individualmente desde arriba o desde abajo y se colocan nuevamente en la cicatriz.

Los hombres que nacen con un crecimiento muy limitado de barba o bigote también pueden beneficiarse de un trasplante de cabello. Los cabellos se pueden extraer del cuero cabelludo occipital mediante una tira o FUE y colocarlos en las áreas necesarias, al igual que se colocan en el cuero cabelludo (Fig. 5-20). Las cejas también se pueden restaurar utilizando cabello de la parte posterior del cuero cabelludo. Sin embargo, los pacientes deben entender que la fase de crecimiento será más larga que la de las cejas y que estos cabellos requerirán recortes cada pocas semanas.

Las áreas de cicatrices anteriores debido a cirugía craneal, traumatismos o radioterapia también pueden beneficiarse de un trasplante de cabello, ya que los injertos pueden crecer con mucho éxito en estas áreas. Del mismo modo, los pacientes con cirugía previa de levantamiento de cejas pueden beneficiarse de injertos a lo largo de la línea frontal del cabello para cubrir la cicatriz y suavizar su apariencia. Los hombres también pueden beneficiarse de un trasplante de cabello corporal si se quedan sin folículos donantes en el cuero cabelludo. Los cabellos donantes se pueden tomar de la barba, la espalda o el pecho. Sin embargo, esto último puede ser más difícil, ya que los cabellos corporales suelen ser más finos y crecen en un ángulo más agudo.

5.6.12 Camuflaje

Existen varios productos de camuflaje que pueden ayudar a reducir instantáneamente el contraste entre el color del cabello y el color del cuero cabelludo. Están disponibles en forma de aerosoles, fibras, aplicadores compactos, champús teñidos y productos de uso continuo. No hacen crecer el cabello, pero pueden aumentar la confianza y ayudar a reducir la autoconciencia mientras los pacientes esperan que su cabello crezca.

5.6.13 Micropigmentación del cuero cabelludo

La SMP es una opción relativamente nueva en el tratamiento de la pérdida de cabello. Se puede utilizar para ayudar a camuflar las cicatrices lineales en la zona donante, especialmente en hombres que prefieren llevar la cabeza rasurada. También se puede utilizar para mejorar la apariencia de densidad en áreas

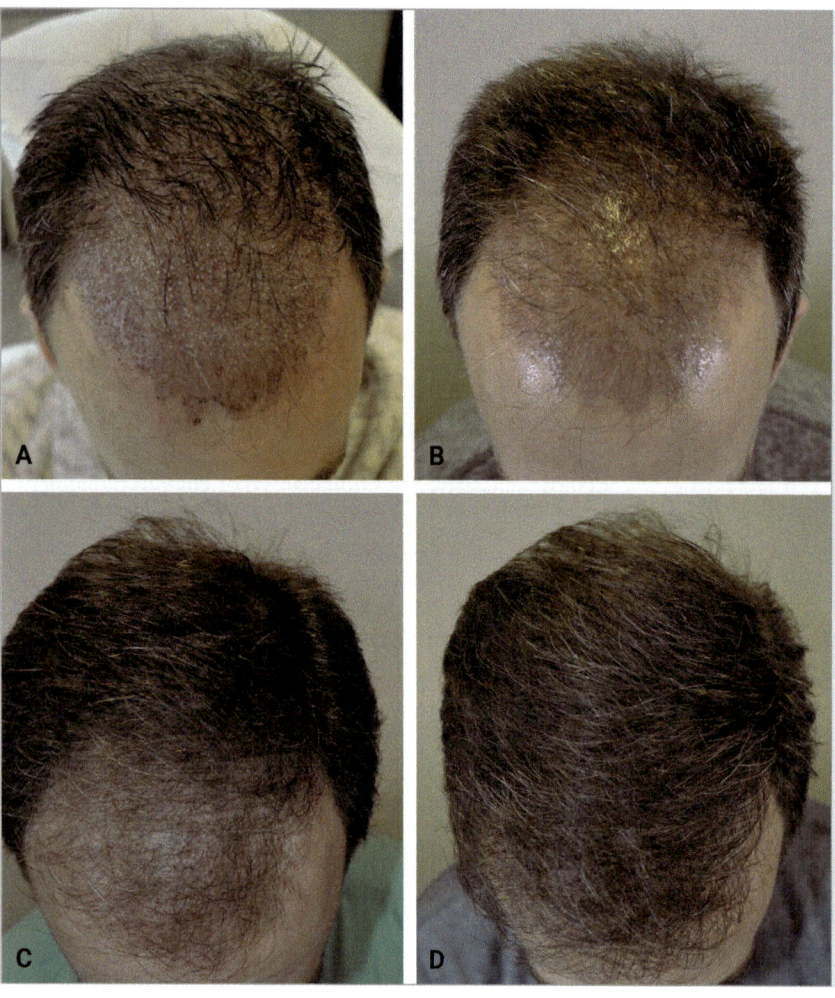

Figura 5-19. (A) Un hombre de 52 años inmediatamente después de la colocación de 1,800 injertos. (B) El mismo paciente 8 días después de la cirugía. (C) 4 meses después de la cirugía. (D) 12 meses después de la cirugía.

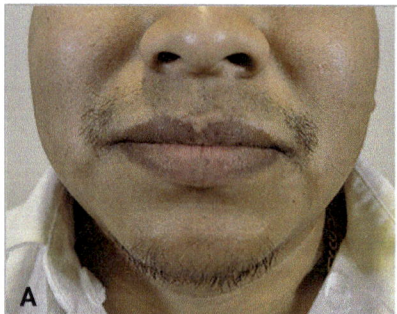
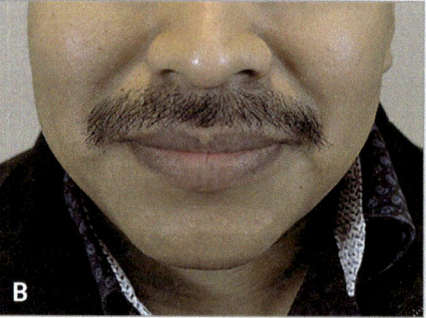

Figura 5-20. (A) Un hombre de 31 años antes del trasplante de bigote. (B) El mismo paciente 7 meses después de la colocación de 550 injertos.

ya trasplantadas. Se colocan pequeños puntos de pigmento de manera muy superficial en la piel para ayudar a reducir el contraste entre el color del cuero cabelludo y el color del cabello. Los resultados óptimos requieren entre una y tres sesiones y pueden durar hasta 5 años.

Se debe tener precaución para evitar tatuar a lo largo de una línea frontal masculina inestable. Si la persona es aún muy joven y no está en tratamiento médico, su tatuaje puede volverse visible con el tiempo y lucir antinatural. Del mismo modo, las tintas deben elegirse cuidadosamente para que coincidan con el color del cabello. Las tintas depositadas demasiado profundamente en la piel pueden sangrar o cambiar de color con el tiempo, dejando un tono verdoso o azulado

antinatural. Por último, los pacientes deben planificar mantener el color de su cabello igual durante otros 5 años, en lugar de dejarlo volverse gris o blanco, por ejemplo.

5.7 Conclusión

La restauración capilar puede proporcionar resultados muy significativos y que cambian la vida para los hombres afectados por la pérdida de cabello. Afortunadamente, existen varias opciones médicas y quirúrgicas que pueden hacer crecer el cabello en un período de 6 a 12 meses. La elección de las terapias depende de la historia familiar de pérdida de cabello del paciente, las preferencias de estilo de vida y el grado de pérdida de cabello.

5.8 Consejos

- Identificar la causa de la pérdida de cabello antes de comenzar el tratamiento.
- Estabilizar la pérdida de cabello por patrón masculino utilizando terapias aprobadas por la FDA como minoxidil y finasterida.
- Considerar la edad del paciente, la historia familiar de pérdida de cabello y las preferencias de peinado antes de planificar la cirugía.
- Seleccionar pacientes con buena salud y expectativas realistas para la cirugía.
- Fomentar el uso continuo de la terapia médica incluso después de la cirugía capilar para prevenir el adelgazamiento continuo del cabello.

Referencias

1. Cheung EJ, Sink JR, English Iii JC. Vitamin and mineral deficiencies in patients with telogen effluvium: a retrospective cross-sectional study. J Drugs Dermatol. 2016; 15(10):1235–1237
2. Friedman ES, Friedman PM, Cohen DE, Washenik K. Allergic contact dermatitis to topical minoxidil solution: etiology and treatment. J Am Acad Dermatol. 2002; 46(2):309–312
3. Leyden J, Dunlap F, Miller B, et al. Finasteride in the treatment of men with frontal male pattern hair loss. J Am Acad Dermatol. 1999; 40(6,Pt 1):930–937
4. Sato A, Takeda A. Evaluation of efficacy and safety of finasteride 1 mg in 3177 Japanese men with androgenetic alopecia. J Dermatol. 2012; 39(1):27–32
5. D'Amico AV, Roehrborn CG. Effect of 1 mg/day finasteride on concentrations of serum prostate-specific antigen in men with androgenic alopecia: a randomised controlled trial. Lancet Oncol. 2007; 8(1):21– 25
6. Andy G, John M, Mirna S, et al. Controversies in the treatment of androgenetic alopecia: the history of finasteride. Dermatol Ther (Hei- delb). 2019; 32(2):e12647
7. Irwig MS, Kolukula S. Persistent sexual side effects of finasteride for male pattern hair loss. J Sex Med. 2011; 8(6):1747–1753
8. Boyapati A, Sinclair R. Combination therapy with finasteride and low-dose dutasteride in the treatment of androgenetic alopecia. Aus- tralas J Dermatol. 2013; 54(1):49–51
9. Rodrigues BL, Montalvão SAL, Cancela RBB, et al. Treatment of male pattern alopecia with platelet-rich plasma: a double-blind controlled study with analysis of platelet number and growth factor levels. J Am Acad Dermatol. 2019; 80(3):694–700
10. Lee SW, Juhasz M, Mobasher P, Ekelem C, Mesinkovska NA. A systematic review of topical finasteride in the treatment of androgenetic alopecia in men and women. J Drugs Dermatol. 2018; 17(4):457–463
11. Sharma A, Goren A, Dhurat R, et al. Tretinoin enhances minoxidil effect in androgenetic alopecia by upregulating folliucular sulfo-transferase enzymes. Dermatol Ther. 2019; 32(3):e12915
12. Ablon G. A 6-month, randomized, double-blind, placebo-controlled study evaluating the ability of a marine complex supplement to pro- mote hair growth in men with thinning hair. J Cosmet Dermatol. 2016; 15(4):358–366
13. Farris PK, Rogers N, McMichael A, Kogan S. A novel, multi-targeting approach to treating hair loss, using standardized nutraceuticals. J Drugs Dermatol. 2017; 16(11):s141–s148
14. Rossi A, Mari E, Scarno M, et al. Comparitive effectiveness of finasteride vs Serenoa repens in male androgenetic alopecia: a two-year study. Int J Immunopathol Pharmacol. 2012; 25(4):1167–1173
15. Cho YH, Lee SY, Jeong DW, et al. Effect of pumpkin seed oil on hair growth in men with androgenetic alopecia: a randomized, double-blind, placebo-controlled trial. Evid Based Complement Alternat Med. 2014; 2014:549721
16. Singer N. Norman Orentreich, 96, Force Behind Hair Transplants, Dies. 2019. Available at: https://www.nytimes.com/2019/02/21/business/dr-norman-orentreich-dead.html?fbclid=IwAR2_mK12h8fnVKjKsCQY32pLcezObVvMettoL7Jc5LDy9J7XqyPhs21WKSY
17. Limmer BL. Elliptical donor stereoscopically assisted micrografting as an approach to further refinement in hair transplantation. J Dermatol Surg Oncol. 1994; 20(12):789–793

Encontrar el equilibrio correcto: *peelings* químicos

6

Jeave Reserva, Rebecca Tung y Seaver Soon

Resumen

Los *peelings* químicos son un pilar de la medicina estética y un procedimiento cada vez más popular realizado en hombres. El enfoque de los *peelings* químicos en hombres incluye la consideración de variables intrínsecas y extrínsecas de la piel que afectan diversos aspectos del proceso de exfoliación. Debido a la mayor calidad sebácea de su piel y a la dermis más gruesa, los pacientes masculinos, en general, pueden requerir un mayor número de tratamientos, volúmenes más grandes de agente exfoliante, una limpieza de la grasa y aplicación de *peeling* más agresivas y/o una concentración más alta de agente exfoliante para lograr resultados óptimos. La selección adecuada de los pacientes es de suma importancia, ya que un comportamiento fotoprotector deficiente y la falta de adherencia a los regímenes pre y post *peeling* podrían poner en peligro los resultados clínicos. El médico estético con una buena comprensión de las preocupaciones cosméticas de los hombres y una base sólida en técnicas de exfoliación básicas y avanzadas puede ayudar al paciente masculino contemporáneo a lograr su estética deseada. Los *peelings* químicos son tratamientos seguros y rentables que proporcionan resultados confiables y deben ser parte integral del repertorio cosmético del profesional estético.

Palabras clave: peeling químico, quimioexfoliación, quimiabrasión, masculino, estética, ácido tricloroacético, fenol-aceite de ricino, ácido salicílico, ácido glicólico

6.1 Antecedentes

Quizás el procedimiento estético más antiguo realizado hasta la fecha, el *peeling* químico se remonta a principios del 1550 a.C., cuando los antiguos egipcios utilizaban leche agria, aceites animales, sal y alabastro para mejorar estéticamente su piel.[1,2] A principios de la década de 1870, los primeros informes sobre *peelings* químicos en la literatura médica moderna fueron realizados por dermatólogos, cuya especialidad continuó avanzando en la técnica a lo largo del siglo.[2,3]

La relación costo-beneficio y los resultados confiables de los *peelings* químicos los han convertido en un procedimiento básico en la medicina estética. La Sociedad Americana de Cirugía Dermatológica y la Sociedad Americana de Cirugía Plástica Estética informaron que los *peelings* químicos fueron el quinto procedimiento cosmético no quirúrgico más común realizado en 2017.[4,5] Hubo un aumento del 15,9% en comparación con el año anterior, se realizaron entre 457.409 y 485.371 procedimientos de *peeling* químico en 2017, con un gasto total de 64 millones de dólares.[4,5] Los hombres representan solo el 5,5% y el 9,3% de todos los procedimientos de *peeling* químico realizados en Estados Unidos y en todo el mundo, respectivamente.[4,6] Dado el creciente mercado estético masculino, la relación costo-beneficio de los *peelings* químicos para abordar muchas de las principales preocupaciones estéticas de los hombres lo convierte en una habilidad esencial que los médicos en medicina estética deben desarrollar.[7,8,9,10]

6.2 *Peelings* químicos y la piel masculina

6.2.1 Mecanismos y clasificación del *peeling*

Los *peelings* químicos inducen las tres etapas de reemplazo del tejido: destrucción, eliminación y regeneración, todo ello bajo una inflamación controlada a través de mecanismos específicamente dependientes del agente exfoliante.[11] Estos mecanismos de exfoliación se pueden caracterizar como principalmente cáusticos, metabólicos o tóxicos.[11] Aunque la gran mayoría de la literatura médica sobre *peelings* químicos ha considerado la acidez como el único mecanismo para las modificaciones cutáneas inducidas por el *peeling*, es útil saber que este único efecto cáustico solo se aplica al ácido tricloroacético (TCA por sus siglas en inglés). A medida que el TCA se concentra más, se vuelve más ácido y penetra más profundamente.[11] Además de la citotoxicidad dependiente de la dosis, se han propuesto múltiples vías celulares en el mecanismo de acción del TCA. El factor de crecimiento derivado de las plaquetas (PDGF) producido por los queratinocitos, las plaquetas y los monocitos estimula la proliferación de los fibroblastos del tejido de la herida y la expresión de integrinas, lo que promueve la reepitelización.[12] También se observa una respuesta inflamatoria que involucra tanto citocinas proinflamatorias (interleucina-1 [IL-1]) como citocinas antiinflamatorias (IL-10). Por último, se ha demostrado que un sistema local de respuesta al estrés cutáneo, conocido como sistema de respuesta al estrés cutáneo (SSRS, por sus siglas en inglés), aumenta la expresión de la pro-opiomelanocortina (POMC) de forma independiente de la hormona liberadora de corticotropina. Además de la estimulación de los melanocitos, la POMC también puede ser responsable de la inflamación controlada y la proliferación de queratinocitos y fibroblastos después de la aplicación de TCA.[13]

Se ha planteado la hipótesis de que los efectos metabólicos celulares son en parte responsables de los resultados de los *peelings* con ácidos alfa hidroxi (AHA), como el ácido glicólico y láctico, y ácidos beta hidroxi (BHA), como el ácido salicílico (SA por sus siglas en inglés). El ácido glicólico (GA por sus siglas en inglés) en baja concentración (<30%) interfiere con las sulfotransferasas y fosfotransferasas en la superficie de los corneocitos, causando disociación de los corneocitos y posterior exfoliación epidérmica. Cuando se utiliza en concentraciones de 30 a 70% de ácido libre en solución acuosa, el GA ejerce su efecto directamente en base a la acidez, desprendiendo las células unas de otras. Otras sustancias comunes utilizadas en *peelings*, como el fenol y el resorcinol, funcionan principalmente a través de efectos tóxicos, que causan un aumento de la permeabilidad celular, inactivación enzimática y desnaturalización de proteínas con producción de proteínas insolubles. Los procedimientos de *peeling* tienen como objetivo mantener una estricta localización de estos efectos tóxicos, ya que otras células distantes de donde se ha aplicado el producto químico también pueden verse afectadas. Aunque los *peelings* con SA funcionan principalmente a través de mecanismos metabólicos que hacen que las células se desprendan más fácilmente, lo que resulta en queratolisis, también tienen efectos tóxicos cuando se usan en grandes cantidades o en áreas extensas. Aunque rara vez se ven en la práctica, recordar que el SA se fabrica a partir de fenolato de sodio, una sal de sodio del fenol, puede ayudar a tener en cuenta los efectos tóxicos del SA y, por lo tanto, evitarlos si es posible.[11]

La capacidad del aceite de fenol-croton para rejuvenecer la piel gravemente fotoenvejecida, superando los resultados obtenidos con la *resurfacing* CO_2 completamente ablativa, justifica una breve discusión sobre sus mecanismos propuestos. Su ingrediente activo, el aceite de croton, se deriva de las semillas de *Croton tiglium* que contienen una matriz vegetal de 12-miristato-13-acetato y otros ésteres de forbol capaces de inducir una síntesis acelerada de ácido desoxirribonucleico y activación de la proteína quinasa C que causa una respuesta inflamatoria extrema.[14] Inicialmente se pensó que el fenol era el ingrediente activo en los *peelings* con aceite de fenol-croton, pero en realidad actúa como solvente para el aceite de croton, permitiendo la penetración de los ésteres de forbol en la dermis, donde induce una neocolagenogénesis dérmica densa y la formación de fibras elásticas organizadas.[15,16] Estas bandas densas de neocolágeno son más gruesas que las inducidas por el láser CO_2 completamente ablativo y persisten décadas después del procedimiento.[15,17]

Los *peelings* que funcionan principalmente mediante efectos metabólicos generalmente se clasifican como queratolíticos, mientras que aquellos que ejercen sus efectos mediante efectos cáusticos o tóxicos se consideran principalmente desnaturalizantes de proteínas.[11,18] Con estos mecanismos en mente, la lógica detrás de las combinaciones de *peelings* y la selección de *peelings* para indicaciones específicas se vuelve más intuitiva. Los *peelings* superficiales, que se subdividen en *peelings* muy ligeros y ligeros, respectivamente, destruyen los queratinocitos hasta el nivel del estrato espinoso y el estrato basal. Los *peelings* medios penetran en la dermis reticular superior, mientras que los *peelings* profundos llegan hasta el nivel de la dermis reticular media.[19] La combinación de queratolíticos con desnaturalizantes de proteínas facilita una mayor penetración del *peeling*. La clasificación de los agentes químicos comunes utilizados en *peelings* y su correspondiente profundidad de penetración se describe en la tabla 6-1.

6.2.2 Diferencias de la piel relacionadas con el género relevantes para el *peeling* químico

La diferencia entre unos resultados de *peeling* buenos y excelentes en hombres puede atribuirse en parte a un conocimiento práctico de las diferencias de la piel relacionadas con el género, ya que los procedimientos de *peeling* pueden depender en gran medida del operador y su planificación requiere una cuidadosa consideración de múltiples factores. La Clasificación de la Piel Obagi evalúa variables de la piel como el color, la oleosidad, el grosor, la laxitud y la fragilidad para planificar de manera sistemática el régimen de cuidado de la piel antes y después del procedimiento, seleccionar el agente de *peeling* óptimo y estratificar los riesgos de complicaciones.[18] Integrar la investigación actual sobre cómo estas variables difieren entre los sexos puede facilitar mejores resultados de *peeling*.

Aunque no se han reportado diferencias relacionadas con el género en la distribución de los melanocitos, los estudios com-

Tabla 6-1. Clasificación de los agentes químicos comunes utilizados en *peelings* y su correspondiente profundidad histológica de penetración

Clasificación del *peeling* químico	Profundidad histológica de penetración
Muy superficial • Ácido tricloroacético (10-20%) • Ácido glicólico (10-50%) • Ácido salicílico (20-30%) • Ácido retinoico (1-10%)	Estrato espinoso
Superficial ligero • Ácido tricloroacético (20-30%) • Solución de Jessner[a] • Ácido glicólico (70%)	Estrato basal
Profundidad media • Ácido tricloroacético (35-40%) • CO_2 sólido - Ácido tricloroacético (35%; combinación de Brody) • Solución de Jessner - Ácido tricloroacético (35%; combinación de Monheit) • Ácido glicólico (70%) - Ácido tricloroacético (35%; combinación de Coleman) • Fenol (88%)	Dermis reticular superficial
Profundo • *Peeling* de aceite de fenol-croton de Baker-Gordon[b] • *Peeling* de aceite de fenol-croton de Hetter • Ácido tricloroacético (> 50%)	Dermis reticular media

Abreviatura: Ácido tricloroacético (TCA).
[a]Solución de Jessner: 14 g de resorcinol, 14 g de ácido salicílico, 14 g de ácido láctico (85%) y 100 mL (cantidad suficiente para hacer el total) de etanol (95%).
[b]*Peeling* de aceite de fenol-croton de Baker-Gordon: aceite de croton, fenol y hexaclorofeno (0,25%).

parativos intra-grupo étnico del tono de la piel muestran que los hombres tienen una tez más oscura y menos reflectante, posiblemente debido a una dermis superficial más vascularizada y más melanina.[20] La pigmentación constitutiva y la pigmentación facultativa por exposición al sol en los hombres son más robustas y retienen el pigmento durante más tiempo que en las mujeres.[20,21] Como se discutirá más adelante, los resultados predecibles del *peeling* y las complicaciones comunes del tratamiento con *peeling* se pueden anticipar clasificando a los pacientes en un sistema de clasificación genético-racial de la piel.[22] Sin embargo, dentro de los grupos individuales de piel genético-racial, los hombres pueden beneficiarse de una preparación de la piel antes del *peeling* más prolongada y una fotoprotección más agresiva. Además, los estudios de cromaticidad que evalúan las diferencias de color entre el eritema y la piel normal muestran valores basales más altos en los hombres, lo cual puede tener algunas implicaciones al evaluar el eritema postprocedimiento.[21]

Debido a la estimulación hormonal androgénica, no es sorprendente que los hombres tengan una mayor producción de sebo que se asocia con el agrandamiento de los poros y predisposición al acné vulgar.[20,21] Esta propensión a la producción excesiva de sebo se ha asociado con un deterioro de la función de barrera del estrato córneo. Se cree que la mayor pérdida transepidérmica de agua está relacionada con alteraciones inducidas por el sebo en la estructura lipídica intercelular y una mala maduración de los corneocitos. Además, empeora la función de barrera debido a las tendencias de comportamiento relacionadas con el exceso de sebo en los hombres, que evitan el uso de productos para el cuidado de la piel debido al temor percibido de empeorar la sensación pegajosa de su piel.[23] Debido a que la piel de los hombres es relativamente más grasa, puede ser necesario un régimen de preparación antes del *peeling* más prolongado o más agresivo en forma de retinoides tópicos más fuertes y/o una desengrasante más agresiva. También es posible que haya más brotes de acné después del procedimiento. Por otro lado, debido a que los hombres tienen un número promedio significativamente mayor de estructuras anejales, incluyendo glándulas sebáceas, glándulas sudoríparas y vasos sanguíneos que las mujeres, las arrugas pueden ser relativamente menos prominentes en los hombres, especialmente en el área perioral.[24] Debido a su mayor densidad de glándulas sebáceas, se debe considerar seriamente la incorporación de *peelings* lipofílicos como el ácido salicílico (SA) y la solución de Jessner (JS) en el régimen de *peeling* de un paciente masculino si está dentro de la indicación clínica. La mayor excreción de sebo en los hombres también promueve el crecimiento de *Malassezia restricta* y *M. globosa*, lo cual puede disminuir indirectamente mediante el *peeling* químico, evitando así el desarrollo o brotes de dermatitis seborreica.[25] La capacidad para realizar *peelings* focales de profundidad media a profunda para la hiperplasia sebácea también puede ser valiosa, ya que es más probable que los hombres busquen tratamiento para esta afección.[9]

Aunque la magnitud de las diferencias varía según la región anatómica, el grosor dérmico es mayor en los hombres como resultado del aumento del colágeno dérmico debido en parte a la activación de los receptores de andrógenos.[26,27] Las diferencias en el diseño del estudio, las herramientas de medición, el tamaño de la muestra y los antecedentes genéticos de los sujetos pueden haber desempeñado un papel en algunos hallazgos contradictorios en algunos estudios, pero varios estudios han observado que la piel de la frente y el cuello es significativamente más gruesa en los hombres.[21] De manera similar, el grosor epidérmico es mayor en las mejillas y la espalda de los hombres. Por lo tanto, para lograr la profundidad de penetración del *peeling* deseada, los procedimientos de *peeling* en los hombres pueden requerir concentraciones más altas y volúmenes más altos de la solución de *peeling*, así como una mayor presión de aplicación del *peeling*, más sesiones de *peeling* y/o una preparación de la piel antes del *peeling* más prolongada.

Aunque no hay diferencias significativas en la elasticidad de la piel entre hombres y mujeres, la flacidez del párpado inferior es significativamente más grave en los hombres a partir de mediana edad.[28] Este hallazgo destaca un posible papel para el *peeling* segmentario, o dirigido, de una unidad cosmética específica, como una intervención temprana para el rejuvenecimiento periorbital en hombres. La disfunción de la microcirculación cutánea en hombres sanos de mediana edad en el contexto de niveles elevados de homocisteína posiblemente pueda explicarse por los efectos protectores de los estrógenos contra la disfunción vascular inducida por la homocisteína.[29] Sin embargo, en general, se observa una mayor perfusión cutánea en los hombres que en las mujeres.[30,31] El

mayor número de microvasos en el rostro masculino teóricamente podría hacer que los hombres sean más susceptibles a eritemas persistentes asociados con *peelings* de profundidad media y profunda, que resultan de factores angiogénicos que estimulan la vasodilatación. Esto es un signo de una fase prolongada de fibroplasia, que puede llevar a la formación de cicatrices.[32] Aunque es posible que los hombres sean más propensos a tolerar el dolor causado por el *resurfacing* químico,[33,34] las tasas de reepitelización disminuidas asociadas con los andrógenos pueden prolongar el tiempo de recuperación esperado para estos procedimientos.[35,36] Además, se observa una respuesta más robusta a la histamina en hombres y pacientes de edad avanzada.[37] Esto tiene implicaciones clínicamente significativas, especialmente en el rejuvenecimiento periorbital mediante *peelings* de profundidad media o profunda en hombres, donde el edema significativo puede hacer que los ojos se hinchen, pero esto puede mitigarse mediante una profilaxis agresiva y el tratamiento con antihistamínicos.[38] En la tabla 6-2 se resumen las variables intrínsecas específicas de la piel masculina y las consideraciones relevantes para el *peeling*.

6.2.3 Hombres y factores extrínsecos relevantes para el *peeling* químico

Es posible que los hombres sean más propensos a evitar prácticas saludables de cuidado de la piel, como se mencionó anteriormente al discutir a los hombres con mayor contenido de sebo en la piel y un régimen de cuidado de la piel deficiente.[23] También pueden participar en comportamientos que contribuyen a los signos de envejecimiento, siendo el tabaquismo y la exposición a la luz ultravioleta (UV) los más significativos.[39] Debido a los mayores riesgos de resultados de *peeling* subóptimos y complicaciones más graves, los procedimientos de *peeling* en pacientes que no modifican estos comportamientos deben abordarse con extrema precaución o directamente no intentarse en absoluto.[40]

La prevalencia mundial estandarizada por edad de fumar a diario en hombres es del 25% en comparación con el 5% en mujeres.[41] En Estados Unidos, las estimaciones más recientes de prevalencia son del 21,7% en hombres frente al 18,4% en mujeres.[42] Se han propuesto mecanismos potenciales de cómo la exposición al tabaco acelera el envejecimiento de la piel, como la vasoconstricción, el aumento del daño oxidativo, la inhibición de la actividad fibroblástica y la regulación al alza de las metaloproteasas.[43] Como factor de riesgo conocido para el desarrollo de arrugas,[44] se debe hacer hincapié en el cese del tabaquismo al asesorar a los hombres antes de cualquier procedimiento de *peeling*. Los potencialmente mayores riesgos de formación de cicatrices y una mala cicatrización de heridas asociados con la exposición al tabaco pueden llevar a resultados desastrosos después del *peeling*.[45]

Las ocupaciones al aire libre están abrumadoramente compuestas por hombres.[46] Además de este factor de riesgo ocupacional para el daño cutáneo por radiación UV, los hombres, incluidos aquellos que ya tienen un alto riesgo de cáncer de piel, son menos propensos a practicar comportamientos de protección solar a pesar de la capacidad antioxidante reducida de la piel masculina y la mayor tendencia a la inmunosupresión inducida por la radiación UV.[47,48,49,50] Aunque cada

Tabla 6-2. Variables intrínsecas de la piel en hombres y consideraciones relevantes para el *peeling*

Variables específicas de la piel según el género	Consideraciones para el *peeling*
Color • Pigmentación facultativa después de la exposición al sol	• Puede requerir un pretratamiento más prolongado • Mayor riesgo de HPI → necesita una fotoprotección más agresiva
Grasa • Mayor producción de sebo • Predisposición al acné vulgar • Evitar productos faciales por miedo a empeorar la sensación de piel pegajosa	• Puede requerir un pretratamiento más prolongado y retinoides tópicos más potentes • Debe limpiarse la grasa facial de manera más exhaustiva (frotar enérgicamente en lugar de limpiar) • Mejores candidatos para agentes de *peeling* lipofílicos (por ejemplo, ácido salicílico) • Alto riesgo de brote de acné después del *peeling* → considerar continuar o reiniciar medicamentos orales para el acné • Función de barrera cutánea deficiente → necesita más asesoramiento sobre un régimen diario de cuidado de la piel constante
Espesor • Aumento del colágeno dérmico en hombres debido a la activación del receptor de andrógenos • Epidermis más gruesa	• Puede requerir un pretratamiento más prolongado y desengrasar de manera más agresiva • Comúnmente necesita volúmenes más altos y concentraciones más altas de agente de *peeling* • Mayor presión de aplicación del *peeling* • Se necesitan más sesiones de tratamiento
Elasticidad • La flacidez del párpado inferior se presenta mucho antes	• Discutir el papel de los *peelings* segmentarios en el rejuvenecimiento periorbital y ofrecer dicha intervención de manera temprana y en combinación con otros procedimientos mínimamente invasivos
Percepción del dolor • Las respuestas evocadas por láser ablativo de CO_2 tienen una menor amplitud en los hombres, lo que sugiere una mejor tolerancia al dolor	• Puede requerir un manejo del dolor menos agresivo (aunque probablemente haya variación individual)
Tasa de reepitelización • Cicatrización de heridas más lenta debido a los andrógenos	• Establecer expectativas realistas con respecto al tiempo de recuperación posterior al procedimiento
Respuesta a la histamina • Respuesta más robusta en hombres y pacientes de mayor edad	• Profilaxis agresiva con antihistamínicos para mitigar el edema posterior al procedimiento, especialmente en el rejuvenecimiento periorbital con agentes de *peeling* de profundidad media o profunda

Abreviaturas: PCP, proveedor de atención primaria; HPI, hiperpigmentación postinflamatoria.

paciente es único, a la luz de estos hallazgos, los hombres pueden tener un mayor riesgo de hiperpigmentación postinflamatoria (HPI) asociada al *peeling* químico y pueden requerir un acondicionamiento de la piel antes del *peeling* más prolongado. Se debe discutir explícitamente el régimen de cuidado de la piel posterior al procedimiento, incluidas posibles restricciones relacionadas con la exposición laboral a la radiación UV. Teniendo en cuenta los beneficios comprobados de los *peelings* químicos en la reducción de queratosis actínicas (QA) y la prevención del cáncer de piel,[51] la selección cuidadosa de los pacientes es de suma importancia.

Finalmente, los profesionales del *peeling* deben estar familiarizados con las investigaciones actuales sobre las preferencias de los hombres con respecto a los productos para el cuidado de la piel.[52] En general, el género no juega un papel significativo en la adherencia al tratamiento en dermatología, excepto en el caso del acné, donde se informa que los hombres tienen tasas de adherencia más bajas.[53] Sin embargo, el conocimiento de las preferencias de los hombres hacia productos específicos para el cuidado de la piel puede resultar ventajoso para aumentar la probabilidad de utilización de los productos. Los hombres tienden a ser muy agresivos al frotar, un hábito que pueden considerar como una señal física de que el producto está funcionando. En Estados Unidos, los hombres se inclinan hacia productos que crean una percepción de «refrescar y revitalizar la piel cansada».[52] A los hombres les gustan los limpiadores que son líquidos y de color azul claro o verde con burbujas suspendidas. De manera similar, los hombres prefieren emolientes con una sensación más ligera y aireada en la piel en lugar de cremas espesas y opacas.[52] La familiaridad con productos para el cuidado de la piel nuevos y existentes que se ajusten a estos principios generales puede mejorar los resultados del *peeling* en pacientes masculinos al tener un marco para seleccionar productos efectivos para el cuidado de la piel antes y después del *peeling* que los hombres son más propensos a usar. En la tabla 6-3 se resumen las variables extrínsecas específicas de la piel masculina y las consideraciones relevantes para el *peeling*.

6.2.4 Consideraciones de *peeling* en hombres pertenecientes a minorías sexuales

Más de 10 millones de adultos en Estados Unidos se identifican como lesbianas, gays, bisexuales y transgénero (LGBT), y el 3,9% de los hombres pertenecen a este grupo.[54] Se han realizado esfuerzos continuos en medicina y dentro de la especialidad de dermatología para cerrar la brecha en la salud de la población LGBT[55,56] La literatura que aborda específicamente las consideraciones de *peeling* químico en hombres pertenecientes a minorías sexuales parece ser aún más escasa que en sus contrapartes heterosexuales o cisgénero. Esta subsección tiene como objetivo sintetizar los datos epidemiológicos, conductuales y fisiológicos conocidos relacionados con los hombres pertenecientes a minorías sexuales que son relevantes para los procedimientos de *peeling* químico (Tabla 6-4).

En comparación con sus contrapartes heterosexuales, los hombres homosexuales tienen más probabilidades de considerar someterse a procedimientos estéticos no invasivos e invasivos

Tabla 6-3. Variables extrínsecas de la piel en hombres y consideraciones relevantes para el *peeling*

Variables específicas de la piel según el género	Consideraciones para el *peeling*
Tabaquismo • Más prevalente en hombres (25%) que en mujeres (5%)	• Discutir el envejecimiento acelerado resultante, la cicatrización deficiente de heridas y los mayores riesgos de formación de cicatrices → asesorar sobre el cese del tabaquismo • Para *peelings* profundos, se recomienda al menos 1 año de abstinencia
Exposición a la radiación ultravioleta • Mayores riesgos ocupacionales • Comportamiento fotoprotector inadecuado • Capacidad antioxidante reducida de la piel	• Mayores riesgos de cáncer de piel → discutir los beneficios del *peeling* químico para la reducción de queratosis actínicas/prevención del cáncer de piel • Puede ser necesario brindar asesoramiento adicional sobre la modificación del comportamiento fotoprotector
Hábitos de limpieza facial • El frotar enérgicamente es bastante común	• Asesorar sobre prácticas suaves de cuidado de la piel • Enfatizar los altos riesgos de formación de cicatrices si se realiza una exfoliación agresiva después del *peeling*
Preferencias de productos para el cuidado de la piel • Limpiadores: líquidos, de color azul claro o verde con burbujas suspendidas • Emolientes: preferencia por vehículos menos oclusivos	• Siempre tener en cuenta las preferencias de vehículo al recomendar medicamentos para el acondicionamiento de la piel antes del tratamiento u otros (por ejemplo, el gel de adapaleno al 0,3% puede ser preferible a la crema de tretinoína al 0,1%) • Para emolientes posteriores al *peeling* de profundidad media o profunda, explicar la función de barrera para el uso de vehículos oclusivos, que pueden garantizar la adherencia

Tabla 6-4. Consideraciones de *peeling* en hombres pertenecientes a minorías sexuales

Variables relacionadas con la piel en hombres pertenecientes a minorías sexuales	Consideraciones de *peeling*
Hombres transgénero en terapia hormonal con testosterona • El acné vulgar en la cara y el tronco alcanza su punto máximo después de 4-6 meses de terapia	• Considerar *peelings* seriados con ácido salicílico como complemento al tratamiento estándar del acné • Para el *peeling* corporal: considerar el ácido salicílico en un vehículo de polietilenglicol debido a una menor absorción y riesgos reducidos de salicilismo
Hombres gays y bisexuales *Exposición a la radiación ultravioleta (UV)* • El bronceado en interiores es 6 veces más común que en los hombres heterosexuales *Uso de esteroides anabólicos androgénicos* • Más común entre hombres gays y bisexuales de minorías étnicas y adolescentes • Es poco probable que muchos hablen abiertamente sobre el mal uso de esteroides	• El asesoramiento sobre el comportamiento fotoprotector debe centrarse en los conceptos de envejecimiento acelerado y formación de arrugas asociados a la radiación UV • Los *peelings* químicos seriados pueden evitar la necesidad y los riesgos asociados de usar antibióticos orales para mejorar el acné en pacientes que también están usando esteroides anabólicos

y, en general, son más abiertos al hablar sobre su experiencia con estos procedimientos.[57] El bronceado en interiores es hasta seis veces más común en hombres gays y bisexuales que en hombres heterosexuales.[58,59] Aquellos que perciben que el tono de su piel no coincide con su tono de piel ideal más oscuro tienen más probabilidades de broncearse en interiores y exteriores, especialmente entre las personas de piel clara.[60] Estos hallazgos pueden hacer que los hombres pertenecientes a minorías sexuales tengan más probabilidades de buscar procedimientos de rejuvenecimiento como los *peelings* químicos, al mismo tiempo que corren un alto riesgo de comportamientos que podrían afectar negativamente los resultados del *peeling* e incluso excluirlos como candidatos para los *peelings* químicos. La discusión e implementación de la modificación del comportamiento de exposición a la radiación UV puede ser más fluida en hombres pertenecientes a minorías sexuales cuya cultura puede valorar una piel más clara, aunque se necesitan investigaciones futuras al respecto. Sin embargo, enfatizar la prevención de arrugas y el envejecimiento de la piel puede disuadir eficazmente a los hombres pertenecientes a minorías sexuales de exponerse a la radiación

UV[61] que podría poner en peligro su candidatura y/o los resultados de su procedimiento de *peeling* químico.

Los hombres transgénero que reciben tratamiento hormonal cruzado con testosterona suelen desarrollar acné vulgaris, con hasta un 94% de los pacientes desarrollando acné en la cara, el pecho y la espalda dentro de los 4 a 6 meses de iniciar la terapia con testosterona.[62,63] En la mayoría de los casos, el acné disminuye en gravedad un año después de iniciar la terapia con testosterona y la mayoría responde a retinoides tópicos y antibióticos tópicos/orales.[62,64] Se debe considerar el *peeling* facial y/o corporal utilizando ácido salicílico y otros *peelings* seriados[65], ya que pueden ofrecer una mejora inmediata y confiable del acné comedonal e inflamatorio.[65,66] Los casos graves pueden requerir tratamiento con isotretinoína, lo cual implica una comprensión detallada sobre la necesidad de anticoncepción y pruebas de embarazo en esta población.[56,63] Los *peelings* superficiales como el ácido salicílico o el ácido glicólico aún se pueden realizar de manera segura en pacientes que también están tomando isotretinoína y pueden servir como un tratamiento complementario efectivo.[67,68]

Se informa de una mayor prevalencia de uso de esteroides anabólicos androgénicos (AAS) entre hombres pertenecientes a minorías sexuales en comparación con sus contrapartes heterosexuales.[69,70,71] Además, el mal uso de AAS entre los adolescentes varones pertenecientes a minorías sexuales es de tres a cuatro veces mayor que en los varones heterosexuales, especialmente entre los hombres negros e hispanos.[72] Aunque abordar el mal uso de AAS en estas poblaciones está más allá del alcance de este capítulo, se aplican recomendaciones de *peeling* similares a las discutidas en hombres transgénero a este grupo y pueden mejorar la autoestima.[73]

6.3 Enfoque

6.3.1 Indicaciones

Al igual que con cualquier procedimiento estético, la selección adecuada del paciente, la consulta preoperatoria y la planificación del procedimiento son fundamentales para obtener resultados positivos. Las indicaciones para el *peeling* químico en hombres (Tabla 6-5) son muy similares a las de las mujeres, aunque algunas condiciones pueden observarse con mayor frecuencia en los hombres, como la pseudofoliculitis barbae. Es crucial comprender los cambios histopatológicos presentes en la condición a tratar y la profundidad en la que ocurren en la piel, ya que el/los agente(s) de *peeling* se pueden adaptar específicamente para abordar estos problemas. El examen de luz ultravioleta también puede ayudar a determinar el nivel de deposición de pigmento. Además, la fotografía del paciente bajo esta iluminación puede ilustrar la gravedad del daño fotodinámico del paciente y las mejoras posteriores al tratamiento.[74,75] En general, cuanto más superficial sea la patología de la piel, más sensible será a un *peeling* químico; por lo tanto, las arrugas profundas, como las que se ven comúnmente en los hombres, no responden tan adecuadamente ni tan fácilmente a los *peelings* como las arrugas finas y superficiales.[22]

Tabla 6-5. Resumen de las indicaciones de *peeling* químico para hombres y selección correspondiente de *peeling*

Indicación	Ejemplo de selección de *peeling*	Consideraciones prácticas
Acné vulgaris y cicatrices Acné comedonal e inflamatorio leve/moderado Acné en el tronco o en pacientes de piel oscura Cicatrices de acné en rodilla Cicatrices de acné en forma de picahielo y/o de caja	Ácido salicílico (20–30%) Ácido glicólico (70%) Ácido salicílico (30%) en glicol de polietileno Ácido salicílico (30%) + TCA (10–20%) *Peelings* combinados de TCA de profundidad media (por ejemplo, combinación de Brody) Método CROSS con TCA (50–100%) Método CROSS con fenol-aceite de crotona (88 y 4%, respectivamente)	Combinar con otras modalidades: *microneedling*, PDL, subcisión, láser de vidrio de erbio El vehículo de glicol de polietileno puede disminuir el riesgo de salicilismo e hiperpigmentación postinflamatoria (manchas propensas)
Rosácea Eritrosis Papulopustular	Ácido salicílico (20%) Ácido salicílico (20–30%)	1 aplicación 2–3 aplicaciones
Queratosis pilar	Ácido glicólico (50–70%)	Terapia de mantenimiento diaria con loción de ácido glicólico (12–20%) 48 h después del *peeling*
Melasma, PIH	Ácido salicílico (20–30%) ± TCA (10%) Ácido glicólico (50–70%) TCA (10–30%) *Peelings* de fenol-aceite de crotona (formulación ligera o muy ligera de Hetter para casos resistentes)	Realizar a intervalos de 2 semanas Se pueden comenzar con concentraciones más bajas de ácido glicólico (30%) para PIH
Queratosis actínica	Ácido salicílico (30%) + TCA (10–35%) Solución de Jessner + TCA localizado (35%) Ácido glicólico (70%)	Se puede realizar un tratamiento previo con crema de 5-FU (5%) durante 1 semana o realizar "*peelings* pulsados"
Dermatoheliosis/rejuvenecimiento periorbitario • Fotoenvejecimiento leve • Fotoenvejecimiento moderado a grave	Solución de Jessner Ácido glicólico (70%) Ácido salicílico (30%) + TCA (10%) Jessner-TCA (35%) TCA de CO_2-TCA (35%) Ácido glicólico (70%)-TCA (35%) Fenol-aceite de crotona de Hetter Fenol (88%) en blefaro*peeling* con micropunch	Usar en combinación con otros procedimientos mínimamente invasivos, como neurotoxinas, rellenos, *microneedling* y/o dispositivos de tensado de la piel Se recomienda el *peeling* segmentario (no en toda la cara) al usar fenol-aceite de crotona en hombres debido a la dificultad de camuflar el eritema postprocedimiento sin maquillaje
Pseudofoliculitis barbae	Ácido salicílico (30%) Ácido glicólico (50–70%) Solución de Jessner	Repetir cada 2–4 semanas según sea necesario

Abreviaturas: 5-FU, 5-fluorouracilo; CROSS, reconstrucción química de cicatrices cutáneas; PDL, láser de colorante pulsado; TCA, ácido tricloroacético.

6.3.2 Consulta previa al *peeling*

Una consulta previa exhaustiva antes del *peeling* es crucial para asegurar que tanto el médico como el paciente hayan comunicado sus expectativas y se hayan discutido adecuadamente los riesgos y beneficios. Se debe obtener una historia completa con el objetivo de identificar factores que puedan afectar la cicatrización de las heridas. Cualquier proceso patológico o medicamento que altere la salud o densidad de las unidades pilosebáceas puede afectar la adecuada reepitelización de la piel. Se debe evaluar la enfermedad sistémica o el estado postoperatorio que afecte el estado nutricional general, como en el caso de pacientes sometidos a cirugía bariátrica, ya que esto puede limitar la cicatrización adecuada de las heridas. Se debe evaluar la historia de hiperpigmentación postinflamatoria (PIH) o cicatrización hipertrófica o queloides. La historia previa de infección herpética o infección estafilocócica recurrente facilita la planificación adecuada de medicamentos profilácticos.

Aunque los *peelings* químicos superficiales se pueden realizar de manera segura durante o dentro de los 6 meses posteriores a la terapia con isotretinoína, la evidencia actual no permite recomendar el uso de *peelings* químicos medios o profundos mientras se está en tratamiento con isotretinoína.[67,68] Los riesgos reportados y potenciales de la combinación de isotretinoína y *peelings* medios/profundos deben discutirse detenidamente con el paciente. Los pacientes con acné que están tomando antibióticos orales como la doxiciclina pueden continuar con la terapia, aunque se debe enfatizar la discusión sobre la fotosensibilidad. De manera similar, se debe discutir el aumento del riesgo de hiperpigmentación en pacientes que toman minociclina. El uso concomitante de testosterona exógena puede implicar la necesidad de procedimientos de *peeling* químico seriados continuos.

Se debe evaluar la presencia de trastornos psiquiátricos como depresión, trastorno dismórfico corporal o trastornos obsesivo-compulsivos, ya que es necesario un manejo adecuado por parte de especialistas en salud mental antes de someterse a un procedimiento de *peeling* químico. Incluso cuando los resultados son exitosos objetivamente, es probable que los pacientes que se someten a un *peeling* por anomalías cutáneas apenas perceptibles no estén satisfechos con los resultados postoperatorios.[18] Como se discutió ampliamente en las secciones anteriores, se deben evaluar minuciosamente los factores extrínsecos específicos de género relevantes para el *peeling*, como la exposición a la radiación UV (recreativa al aire libre, ocupacional o en cabinas de bronceado).

Las contraindicaciones absolutas generales para los *peelings* químicos en hombres incluyen infección activa y dermatitis de contacto alérgica a los ingredientes del *peeling*. Las contraindicaciones relativas incluyen el tabaquismo, bronceado regular en interiores o exteriores, antecedentes de hiperpigmentación postinflamatoria, antecedentes de cicatrización deficiente de heridas, antecedentes de inmunosupresión iatrogénica de alta dosis (por ejemplo, para el tratamiento de enfermedades autoinmunes o rechazo de trasplante), dermatosis inflamatorias activas, enfermedad cardíaca, renal o hepática (para *peelings* a base de fenol) y excoriación habitual. Las contraindicaciones absolutas para los *peelings* a base de fenol incluyen antecedentes de cicatrización hipertrófica o

formación de queloides, tipo de piel Fitzpatrick VI y ritidectomía quirúrgica reciente, ya que puede ocurrir compromiso vascular y formación de cicatrices cuando se aplica un *peeling* profundo en piel recientemente comprometida.[75] No se debe tratar más del 5% del área de superficie corporal (ASC) con fenol en una sola sesión. La ASC total máxima recomendada para el *peeling* de fenol en una sola sesión es del 2% en aquellos con enfermedad cardiovascular subyacente.[76] Puede ocurrir prolongación transitoria del intervalo QT corregido por la frecuencia (QTc) durante el *peeling* de fenol-aceite de croton; por lo tanto, se deben suspender los medicamentos conocidos por prolongar el QTc, especialmente en aquellos que se someten a un *peeling* de fenol-aceite de croton en toda la cara o en múltiples segmentos.[16,77] Además, algunos expertos en *peeling* recomiendan dejar de fumar al menos 12 meses antes de cualquier procedimiento de *peeling* profundo.[76] Se muestra un resumen de las contraindicaciones absolutas y relativas para los *peelings* químicos en hombres en la **tabla 6-6**.

Los candidatos ideales para el *peeling* deben estar dispuestos y realmente adherirse al régimen de cuidado previo y posterior al *peeling*. Una mala adherencia al acondicionamiento previo de la piel para el *peeling* podría ser una señal reveladora de la incapacidad para seguir de cerca las instrucciones postoperatorias. Los hombres que trabajan o hacen ejercicio regularmente al aire libre pueden presentar una contraindicación relativa dependiendo de la capacidad y/o disposición del paciente para evitar la exposición al sol en el área tratada después del *peeling*. Aunque no hay contraindicaciones absolutas para el *peeling* periorbital, a menos que se corrijan antes del *peeling* químico, el ectropión preexistente o la laxitud moderada a grave del párpado inferior son contraindicaciones relativas para el *peeling* del párpado inferior.[78] Si se observa un retro-

Tabla 6-6. Contraindicaciones para el *peeling* químico en hombres

Contraindicaciones absolutas	Contraindicaciones relativas
Infección activa en el área de tratamiento Antecedentes de queloides en el área de tratamiento Dermatitis de contacto alérgica al agente de *peeling* a utilizar Síndrome de Ehlers-Danlos Excoriación habitual, inestabilidad emocional o enfermedad mental Incapacidad para seguir instrucciones Expectativas poco realistas	Rosácea activa y otras dermatosis inflamatorias Vitiligo Deficiencias nutricionales (por ejemplo, de cirugía bariátrica) Diabetes Uso de isotretinoína previos 6-12 meses[a] Antecedentes de radiación en el área de tratamiento Inmunosupresión iatrogénica Esclerodermia u otras enfermedades del colágeno vascular Antecedentes de infecciones herpéticas Enfermedad hepática/renal/cardíaca significativa[a] Ritidectomía reciente[a] Tipos de piel más oscuros (tipo de piel Fitzpatrick VI)[a] Tabaquismo/vapeo/uso de nicotina Anticipación de protección solar inadecuada relacionada con el trabajo o actividades recreativas

[a]Más relevante al realizar un *peeling* profundo.

ceso o ectropión después de que el párpado inferior se aleja del globo ocular durante varios segundos (prueba de rebote), el *peeling* profundo del párpado inferior con fenol-aceite de crotona puede provocar un ectropión.[75,76]

La evaluación del tipo de piel es parte integral de la consulta previa al *peeling*. La clasificación común se ha basado principalmente en el grado de pigmentación de la piel y la susceptibilidad al bronceado/quemaduras. Sin embargo, se ha propuesto una clasificación más confiable del tipo de piel para el *peeling* químico por Fanous y Zari, que utiliza una categoría genético-racial (Tabla 6-7).[22] Los habitantes de los tres continentes antiguos: Europa, África y Asia, muestran una piel más clara y delgada y rasgos más pequeños a medida que se avanza hacia el norte, y gradualmente muestran una piel más oscura y gruesa con rasgos más grandes a medida que se avanza hacia el sur. En esta clasificación, Europa y África se extienden en paralelo de manera vertical a Asia y se divide en un total de seis categorías. Al utilizar esta clasificación genético-racial, se pueden predecir de manera confiable los resultados del *peeling* y es más probable que se prevengan las complicaciones. Por ejemplo, a pesar de su fototipo Fitzpatrick, puede no ser aconsejable proceder con un *peeling* profundo en los nórdicos (por ejemplo, escandinavos, irlandeses o escoceses) ya que su piel delgada puede hacerlos propensos a cicatrices. Una guía útil para el *peeling* que incorpora esta clasificación genético-racial es la siguiente: (1) *peelings* medios a profundos para los europeos del centro y sur de Europa (mediterráneos), (2) *peelings* medios y de luz a medios para los europeos del norte (nórdicos) y asiáticos, (3) *peelings* ligeros para los caucásicos del sur (indo-pakistaníes) y (4) *peelings* muy ligeros para los africanos.

6.3.3 Acondicionamiento de la piel previo al *peeling*

El acondicionamiento adecuado de la piel antes de un *peeling*, también llamado preparación de la piel, es esencial para obtener un resultado exitoso en el *peeling* químico. El objetivo general del acondicionamiento de la piel es restaurarla a un estado normal antes de dañarla.[79] Esto se logra adelgazando la capa córnea, regulando los melanocitos y estimulando la producción de colágeno dérmico. Estos procesos facilitan la penetración uniforme del agente de *peeling*, previenen la despigmentación postinflamatoria y permiten una reepitelización predecible y más rápida.

El acondicionamiento de la piel se puede dividir en dos fases: pretratamiento y preparación.[80] El pretratamiento incluye los días previos al procedimiento de *peeling*, que pueden ser desde días hasta meses. La preparación consiste en los pasos realizados inmediatamente antes del procedimiento de *peeling*, que incluyen desengrasar y aplicar anestesia tópica, según sea necesario. Debido a diversos factores intrínsecos y extrínsecos discutidos anteriormente, los hombres pueden requerir un régimen de pretratamiento más prolongado y una preparación de la piel más agresiva. Los agentes utilizados durante la fase de pretratamiento pueden incluir retinoides tópicos (tretinoína, retinaldehído, adapaleno o tazaroteno), queratolíticos (ácido láctico, ácido salicílico, ácido kójico o ácido glicólico) y agentes aclaradores (hidroquinona o ácido azelaico; Tabla 6-8). Debido a que los hombres tienden a preferir estrategias terapéuticas simples y rápidas, es posible que su adherencia a regímenes que implican rutinas diarias de varios pasos sea deficiente.[81] Dado que la

conveniencia y la simplicidad son clave para los hombres, los agentes ya disponibles comercialmente en combinación o una receta tópica individualmente compuesta pueden ser más ideales. El pretratamiento típico comienza de 4 a 6 semanas antes del *peeling* químico planificado; sin embargo, los pacientes con piel racializada pueden requerir de 8 a 12 semanas.[74] Un régimen común de pretratamiento de la piel implica hidroquinona compuesta (8%), tretinoína (0.025%) e hidrocortisona (1%; fórmula modificada de Kligman) por la noche durante todo el período de pretratamiento.[80] Para los grupos genético-raciales en riesgo de hiperpigmentación post-*peeling* (v. Tabla 6-7), así como aquellos con antecedentes de discromía, el consenso de expertos recomienda suspender el retinoide tópico 1 semana antes del *peeling* químico para evitar una posible sobrepenetración del *peeling*.[82–84] Especialmente para el *peeling* con ácido glicólico, puede ser útil incorporar una crema o loción tópica que contenga un 8 a 10% de ácido glicólico en el régimen de preparación en el hogar del paciente, ya que puede revelar una sensibilidad inusual al ácido glicólico, lo que permite al profesional del *peeling* seleccionar un agente de *peeling* más adecuado.[85] En contraste, existen opiniones divergentes entre los expertos en *peeling* con respecto a la importancia del pretratamiento antes del *peeling* profundo con fenol-aceite de croton.[40]

El pretratamiento de toda la cara debe realizarse con un retinoide tópico o crema de ácido glicólico, incluyendo los párpados superiores, que deben tratarse una o dos veces por semana[74], especialmente si se planea rejuvenecimiento periorbital. También se recomienda realizar un difuminado de pretratamiento en la línea cabello, la línea de la mandíbula y las áreas preauriculares, teniendo en cuenta que la línea del cabello puede extenderse significativamente hacia el cuero cabelludo en algunos hombres. El régimen diario debe incluir un protector solar de amplio espectro UVA/UVB con un factor de protección solar mínimo de 30 (FPS 30). Se debe considerar enérgicamente la protección contra la luz visible, presente en los protectores solares con color, en pacientes con racializados y es imprescindible para aquellos con discromía, ya que se ha demostrado que la luz visible induce oscurecimiento del pigmento en estas personas.[86,87,88]

Otro objetivo muy importante del pretratamiento, aunque indirecto, es facilitar la "selección natural" entre los posibles candidatos a *peeling*. La implementación de un régimen cutáneo típico antes del *peeling* puede mejorar por sí sola la apariencia del paciente.[74] Aquellos que tienen dudas sobre su decisión de someterse al procedimiento de *peeling* y que se adhieren al régimen previo al *peeling* pueden estar más motivados para seguir adelante después de ver las mejoras iniciales. Por el contrario, aquellos que no pueden cumplir con el régimen previo al *peeling* es más probable que tengan resultados de *peeling* subóptimos y pueden tener dificultades para cumplir con las instrucciones postoperatorias.[80] Después de 4 a 12 semanas de pretratamiento, se puede observar un cambio en el color de la piel que muestra un tono rosa medio, lo cual es un indicador confiable de un tratamiento previo al *peeling* exitoso, que incluso se puede detectar en pacientes racializados.[22]

La fase de preparación del acondicionamiento de la piel es el período inmediatamente anterior al procedimiento de *peeling* y consiste en desengrasar y administrar anestesia tópica,

Tabla 6-7. Tabla 6.7 Categorías de clasificación genético-racial de la piel y resultados del *peeling* con ácido tricloroacético (TCA)[a]

	Centro y sur de África	Caucásicos del sur/indo-pakistaníes (por ejemplo, indios, egipcios o saudíes)	Asia del norte, central y sur (por ejemplo, chinos, japoneses o filipinos)	Europeos del norte/nórdicos (por ejemplo, escandinavos, irlandeses o escoceses)	Europeos del sur/mediterráneos (por ejemplo, españoles, griegos, italianos o turcos)	Europeos del centro (por ejemplo, franceses, alemanes o ingleses)
Origen geográfico	Centro y sur de África	Norte de África y Asia occidental	Asia oriental	Europa del norte	Europa del sur, norte de África y Asia occidental	Europa central
Rasgos faciales	Grandes	Moderadamente grandes	Moderadamente grandes	Finos	Ligeramente grandes	Medianos
Características de la piel	Gruesa, de negro a negro profundo	Gruesa, con un bronceado profundo a marrón oscuro	Gruesa, con marrón claro, medio o oscuro	Delgada, blanca, con un elemento rosado	Ligeramente gruesa, con un bronceado medio	Espesor promedio, blanca o bronceada clara
Resultados del *peeling* con TCA	Aceptable (con *peelings* muy ligeros)	Aceptable a bueno (con *peelings* ligeros)	Bueno (con *peelings* ligeros y medios)	Bueno (con *peelings* ligeros a medios)	Bueno a muy bueno (con *peelings* medios y profundos)	Excelente (con todos los *peelings*)
Hiperpigmentación	+++	+++	++	+/-	++	+
Hipopigmentación	(si es un *peeling* profundo)	(si es un *peeling* profundo)	(raro con *peeling* profundo)	–	–	–
Eritema	+/-	+/-	++ (luego se convierte en hiperpigmentación)	+++	++	+

[a]Los *peelings* muy ligeros con TCA son inferiores al 30%, los ligeros son del 30 al 35%, los medios son del 35 al 40% y los profundos son del 40 al 45%.

Tabla 6-8. Régimen de pretratamientoa

Indicación	Medicación y dosificación
Prevención de HPI y optimización de la absorción del *peeling*	**Retinoides tópicos** Comenzar al menos 4-6 semanas antes del *peeling* (8-12 semanas en piel racializada); suspender 1-2 semanas si se trata HPI o melasma; 1-2 días para fotoenvejecimiento Tretinoína 0.02-0.1% crema o gel todas las noches antes de acostarse Adapaleno 0.3% gel todas las noches antes de acostarse **Para piel más sensible, considerar:** Ácido glicólico 8-10% loción/crema Adapaleno 0.1% loción o crema **Para pacientes con cicatrices de acné moderadas a graves, considerar:** Tazaroteno 0.05% crema todas las noches antes de acostarse **Agentes aclaradores:** Comenzar 4-6 semanas antes del *peeling*; suspender 1-2 días antes del *peeling* Hidroquinona 4-10% dos veces al día Ácido azelaico 15% gel o 20% crema dos veces al día
Melasma o HPI preexistentes	Crema de fluocinolona (0.01-0.025%) dos veces al día durante 2-12 semanas Protector solar con color para protección contra la luz visible
Protección contra radiación UV	FPS de amplio espectro (preferiblemente con dióxido de titanio y óxido de zinc)

Abreviaturas: HPI, hiperpigmentación postinflamatoria; FPS, factor de protección solar; UV, ultravioleta. aConsiderar la posibilidad de combinar los agentes de pretratamiento para mejorar la adherencia.

sedantes y/o antihistamínicos. En cuanto a los desengrasantes, no hay diferencia en la eficacia entre el alcohol, la acetona o el gluconato de clorhexidina.[89] Sin embargo, debido a su punto de inflamación relativamente bajo y alto riesgo de combustión, se debe evitar el uso de acetona para desengrasar en presencia de posibles fuentes de ignición, especialmente cuando la ventilación es insuficiente.[89] Curiosamente, algunos expertos en *peeling* han dejado de desengrasar con alcohol por completo, citando la irritación innecesaria que a menudo causa y que puede afectar la absorción homogénea del *peeling*.[22] El desengrasado suele llevar menos de 2 minutos y se puede realizar como una «limpieza» en un movimiento unidireccional o un «frotado» con movimiento bidireccional y mayor fricción.[90] En general, los hombres requerirán frotamientos más vigorosos debido a la mayor calidad sebácea de su piel y la mayor prevalencia de arrugas más profundas. La preparación de la piel también puede implicar la aplicación de anestesia tópica y la administración de sedantes suaves. Varios anestésicos tópicos también se pueden aplicar en la piel 30 minutos antes del procedimiento, con o sin oclusión.[22,80] Existe literatura que desaconseja el uso de anestésicos tópicos al realizar *peelings* de profundidad media, citando aumentos impredecibles en la penetración del *peeling* y un alivio insuficiente del dolor como factores disuasorios.[18,74] Algunos expertos en *peeling* recomiendan usarlo después de la aplicación inicial del agente de *peeling* en un *peeling* combinado, es decir, antes de la aplicación de TCA.[91] También se pueden administrar antihistamínicos no sedantes antes del procedimiento para minimizar el edema y se pueden continuar después del procedimiento para controlar el prurito.

Los pacientes con antecedentes de infección por herpes simple o herpes zóster tienen un mayor riesgo de reactivación viral debido al trauma cutáneo causado por el *peeling* químico. La mayoría de la literatura sobre *peeling* químico recomienda la profilaxis del herpes para todos los candidatos a *peeling* de profundidad media y profunda a partir del día anterior o el día del procedimiento, ya que las cicatrices podrían ser devastadoras y la infección podría diseminarse fácilmente.[18,74,75,92] Los regímenes profilácticos comunes incluyen 200 a 400 mg de aciclovir tres veces al día o valaciclovir 500 mg dos veces al día hasta que se produzca la reepitelización completa (por lo general, 7-10 días para *peelings* de profundidad media y hasta 14 días para *peelings* profundos). Un brote herpético puede ocurrir en pacientes sin antecedentes previos de aparición; sin embargo, en aquellos con antecedentes de infección frecuente por herpes simple, se puede comenzar con valaciclovir 7 días antes del procedimiento a 1 g dos veces al día y continuar durante 14 días después del *peeling*. Aunque la mayoría de los expertos en *peeling* químico no utilizan antibióticos empíricos ni agentes antifúngicos en todos los pacientes, algunos recomiendan la aplicación de pomada de mupirocina tópica en las fosas nasales tres veces al día, comenzando 7 días antes del *peeling* de profundidad media o profunda y continuando hasta que se produzca la reepitelización completa.[74] Para los pacientes sometidos a *peelings* de profundidad media y profunda, los autores (R.T./J.R.) recomiendan doxiciclina 100 mg dos veces al día durante 7 a 10 días a partir del día del procedimiento, con la comprensión del paciente de que la fotoprotección se vuelve aún más crucial. Otra profilaxis antibiótica publicada para *peelings* químicos sugiere cefalexina 500 mg dos veces al día a partir del día anterior al procedimiento y continuar durante 7 días.[93]

6.3.4 Cuidado de la piel después del *peeling*

El cuidado inmediato de la piel después del *peeling*, que ocurre hasta que se produce la reepitelización completa, puede variar según la profundidad del *peeling* químico. Para *peelings* superficiales, esto simplemente implica limpiadores suaves sin jabón dos veces al día y el uso abundante de crema emoliente sin fragancia.

Las sensaciones de ardor leve y el prurito en los *peelings* de profundidad media pueden mejorar con analgésicos y antihistamínicos orales, así como con compresas de vinagre blanco diluido (1 cucharada en 1 taza de agua) seguidas de enjuagues abundantes con agua de dos a cuatro veces al día. Se recomienda la aplicación libre a demanda de vaselina blanca tres veces al día. Después de eso, el paciente puede cambiar a una crema emoliente (sin fragancia) o continuar usando vaselina hasta que se complete la reepitelización.[82]

Los *peelings* profundos requieren evitar la ducha facial o el baño durante al menos 2 días.[76] Se recomienda el lavado frecuente con solución salina estéril o compresas de solución salina, así como la aplicación de vaselina pura cada 2 a 6 horas, con el objetivo de mantener las costras de la piel suaves. Los pacientes deben evitar manipular las costras. La literatura actual carece de estudios comparativos en humanos sobre el cuidado posterior al *peeling* después de los *peelings* profundos[94]; sin embargo, algunos expertos en *peeling* prefieren la oclusión con apósitos de óxido de zinc resistente al agua, que se retira por el médico 24 a 48 horas después de la aplicación.[76] Para el rejuvenecimiento periorbital con aceite de fenolcroton, los autores de este capítulo no ocluyen los párpados. Luego se puede aplicar polvo de subgalato de bismuto, que tiene propiedades antisépticas y antiinflamatorias, en las áreas tratadas, que se secan y forman un "capullo verde" protector. Esta capa protectora se separa de la epidermis subyacente después de una semana y se retira suavemente después de remojarla durante la noche en vaselina.[95]

Los autores recomiendan que los pacientes masculinos eviten afeitarse el área tratada hasta que se produzca la reepitelización completa. La eritema postprocedimiento se puede tratar con productos cosméticos de color verde o agonistas de los receptores α-adrenérgicos tópicos, aunque en la experiencia de uno de los autores (S.S.) la eficacia de este último es impredecible. El régimen de cuidado de la piel después del *peeling* debe iniciarse inmediatamente después de la reepitelización completa, que puede comenzar tan pronto como 3 días para *peelings* superficiales y hasta 14 días para *peelings* profundos. Una vez más, mantener los regímenes simples puede promover una mejor adherencia en los hombres; por lo tanto, reiniciar la misma formulación tópica de combinación de tratamiento previo que el paciente usó anteriormente puede ser una recomendación acertada.

6.4 Procedimientos

Existen varios agentes de *peeling* químico con diversas combinaciones, concentraciones y formulaciones. Aquellos que han desarrollado un dominio del arte y la ciencia de los *peelings* químicos tienden a limitar su repertorio de *peeling* a un número selecto de agentes.[75] La experiencia clínica profunda utilizando unos pocos agentes de *peeling* es más probable que brinde resultados sobresalientes a medida que uno se familiariza íntimamente con todos los aspectos de dichos *peelings*.

Un amplio conocimiento de las preocupaciones cosméticas de los hombres puede permitir a los practicantes de *peelings* identificar los regímenes de *peeling* más adecuados para esas indicaciones particulares. En un estudio reciente de 600 hombres, la región periorbital ocupó el primer lugar en las preocupaciones de los hombres, incluyendo las patas de gallo, los surcos lagrimales y las ojeras y bolsas oscuras debajo de los ojos.[8] Estas y otras preocupaciones comunes presentadas por los hombres, como las discromías, las cicatrices de acné y la pseudofoliculitis,[10,96] pueden mejorar con una variedad de técnicas de *peeling* solas o en combinación con otras intervenciones mínimamente invasivas (v. **Tabla 6-5**). Debido a que los hombres tienden a ser más directos al discutir los resultados deseados y tienen defectos cosméticos específicos y autopercetibles, la evaluación de cada unidad cosmética y la selección de *peelings* más adecuados para tratar la patología en esa área facial específica, también conocida como *peeling* segmental combinado, puede ser muy efectiva.[97,98]

6.4.1 *Peeling* con ácido salicílico

Este BHA lipofílico es conocido por su eficacia en el tratamiento de lesiones de acné inflamatorias y no inflamatorias y su perfil de seguridad en todos los tipos de piel.[99] Las formulaciones más comúnmente utilizadas son SA al 20 al 30%

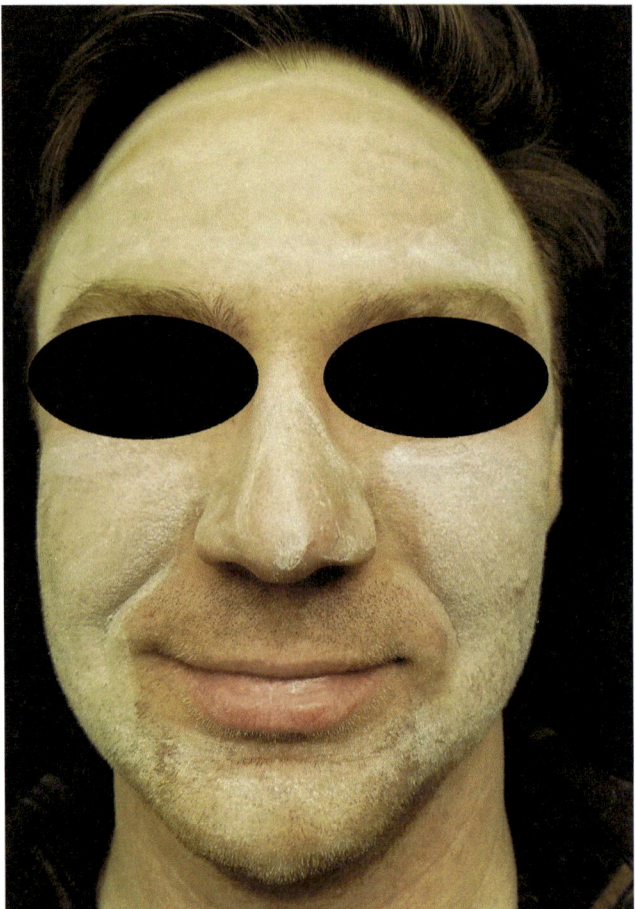

Figura 6-1. Pseudocorteza después de dos aplicaciones de *peeling* con ácido salicílico (30%).

en etanol, que cristaliza al evaporarse el etanol. Esto deja una pseudocorteza que puede ser una ayuda visual que facilita la aplicación uniforme del *peeling* (**Fig. 6-1**). Esta pseudocorteza, compuesta por cristales de SA, no debe confundirse con el frosting observado cuando las proteínas coagulan. Se debe esperar una sensación de ardor y picazón inmediatamente después de cada aplicación, que puede aliviarse significativamente con un ventilador portátil. Se puede observar un efecto anestésico un minuto aproximadamente después de la aplicación del *peeling*.

Es mejor comenzar con SA al 20% para evaluar la sensibilidad y reactividad del paciente. Después de desengrasar, se utilizan aplicadores de algodón grandes o esponjas de gasa para aplicar uniformemente el agente de *peeling*, con múltiples aplicaciones en áreas más problemáticas. El *peeling* se deja actuar durante 3 a 5 minutos y se seca cuidadosamente el rostro con una toalla fría y húmeda para eliminar la mayor cantidad de pseudocorteza antes de enjuagar el área con agua del grifo. En pacientes con alto riesgo de HPI, se puede aplicar una capa delgada de esteroide tópico de potencia media en las áreas tratadas después de secar suavemente con la toalla. A partir de ahí, se aplica generosamente un protector solar mineral de amplio espectro. Los *peelings* con SA deben repetirse en intervalos de 2 a 4 semanas, y los resultados óptimos se observan después de una serie de tres a seis sesiones (**Fig. 6-2**).[99]

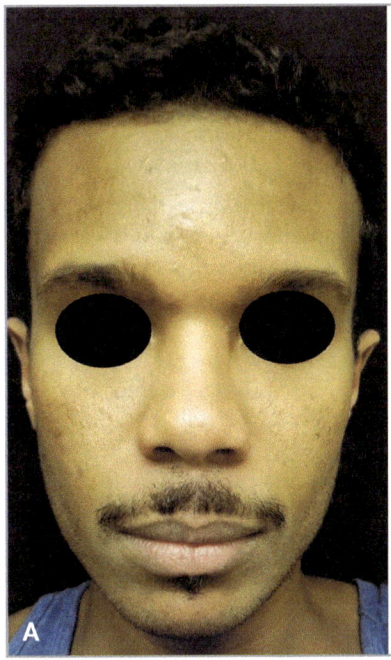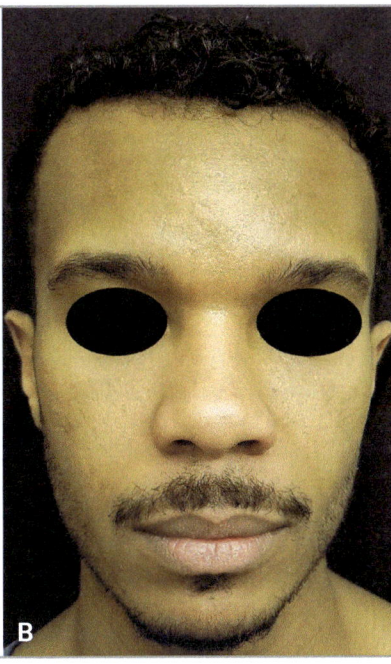

Figura 6-2. **(A,B)** Mejora de las cicatrices de acné leves y la hiperpigmentación postinflamatoria (HPI) después de una serie de tres *peelings* con ácido salicílico (20-30%) realizados a intervalos de 2 semanas en un fototipo V de Fitzpatrick.

La SA al 30% en vehículo de polietilenglicol (SA-PEG) es una nueva formulación de SA que se asocia con molestias mínimas o nulas después de la aplicación. La SA-PEG causa una descamación mínima y poco o ningún riesgo de HPI, que a menudo se asocia con "puntos calientes" de sobrepenetración etanólica de SA.[82,100] Ha demostrado resultados superiores en la mejora del acné en comparación con la SA en etanol, con una absorción mínima del *peeling* más allá de la capa córnea pero una mayor penetración folicular.[100] Debido a que puede disminuir significativamente el riesgo de salicilismo,[101] esta formulación puede tener valor clínico al realizar *peelings* corporales en aquellos con predisposición a desarrollar acné en el tronco, como hombres cis o transgénero en terapia de testosterona exógena. La SA-PEG debe tener al menos 5 minutos de tiempo de contacto y requiere un enjuague minucioso después de la aplicación debido a su vehículo oclusivo.[82] Al realizar *peelings* corporales para el acné en el tronco, se pueden realizar de tres a cinco sesiones de SA-PEG o *peelings* de SA en etanol a intervalos de 2 a 4 semanas para obtener resultados óptimos.

Solución de Jessner

La JS consiste en SA (14 g), resorcinol (14 g), ácido láctico al 85% (14 g) y etanol (cantidad suficiente para hacer 100 mL).[102] El efecto aclarador de la piel del resorcinol (un derivado del fenol), combinado con el efecto queratolítico del SA y el ácido láctico, hace de este un buen agente para casos más leves de acné, melasma, HPI, léntigo, pecas y fotoenvejecimiento. Una JS modificada, en la que el ácido cítrico se sustituye por el resorcinol, evita el riesgo potencial de dermatitis de contacto alérgica e hiperpigmentación aumentada en los fototipos VI de Fitzpatrick.[103] Se necesitan al menos dos capas para lograr un *peeling* superficial, mientras que capas adicionales aumentan la profundidad del *peeling*. Se puede observar una pseudocorteza irregular debido al componente SA. No es necesario neutralizar, aunque algunos expertos en *peeling* recomiendan lavar el agente de *peeling* después de 6 minutos.[18,102]

6.4.2 *Peeling* con ácido glicólico

El GA es el AHA más comúnmente utilizado como agente de *peeling* único.[85] Este «*peeling* de la hora del almuerzo» se ha vuelto más popular entre los hombres debido a su eritema postprocedimiento y descamación relativamente suaves.[85,104] El tiempo de contacto del agente de *peeling* con la posterior neutralización es esencial para este *peeling* de AHA, ya que el GA dejado en la piel durante 15 minutos puede dañar la dermis a una profundidad idéntica a la del TCA al 35 al 50%.[105] Los *peelings* de GA están disponibles en una variedad de sistemas de administración, que incluyen ácido libre, parcialmente neutralizado, tamponado y esterificado.[85] Se ha cuestionado los beneficios prácticos de los *peelings* de GA tamponados, parcialmente neutralizados y esterificados,[85] aunque existe literatura que sugiere que estos sistemas de administración pueden ser más seguros que el GA como ácido libre.[106] Aunque la concentración de GA en general indica su potencia, el pH del *peeling* de GA dicta su potencial de daño.[107,108] Por ejemplo, un GA tamponado o parcialmente neutralizado al 70% con pH 5 es mucho menos potente que un GA al 20% con pH 3.[107]

Casi siempre se requiere una serie de *peelings* con ácido glicólico para lograr los resultados clínicos deseados. Se recomienda comenzar con *peelings* de GA que contengan un 20 a un 30% de ácidos libres, aumentando la concentración y el tiempo de aplicación en las sesiones de *peeling* posteriores, repetidas cada 2 a 4 semanas.[85,108] El objetivo clínico deseado es un eritema uniforme; las áreas con escarcha o palidez indican epidermólisis y deben neutralizarse de inmediato.[85] La neutralización a menudo produce una sensación inicial de escozor que desaparece rápidamente.[85] El agua o soluciones básicas, como sales de amonio, bicarbonato de sodio o hidróxido de sodio, son neutralizadores comunes utilizados en el *peeling* con GA y causan una reacción espumosa, que marca la neutralización deseada.[85,108] Los *peelings* de GA con un 20 o 30% de ácidos libres generalmente producirán un eritema uniforme cuando se dejen en la piel durante 2 a 5 minutos. Los *peelings* de GA posteriores deben realizarse a concentraciones más altas cada vez que no se logre un eritema visible en 5 minutos de tiempo de contacto.[85] Debido al paso adicional requerido de la neutralización y su papel central en la seguridad del procedimiento, puede haber argumentos para que algunos profesionales del *peeling* prefieran otros agentes de *peeling* superficiales en lugar del GA. La combinación de 5-fluorouracilo tópico (5-FU; 5%) con *peeling* de GA (70%) aumenta la eficacia para tratar las queratosis actínicas cuando se realiza como «*peelings* pulsados» cada 1 a 2 semanas.[109,110] Por lo tanto, los médicos deben considerar la habilidad para realizar *peelings* de GA al menos para indicaciones específicas como las queratosis actínicas.

6.4.3 Ácido tricloroacético y *peelings* de profundidad media en combinación

Considerado como el "caballo de batalla" de los *peelings* químicos, el TCA se puede utilizar como agente de *peeling* superficial, medio o profundo. Aunque puede ser útil clasificar los *peelings* de TCA como muy ligeros (<30%), ligeros (30-35%), medios (35-40%) y profundos (>40%), es importante entender que volúmenes más grandes (es decir, múltiples aplicaciones de *peeling* y/o un aplicador de gasa o punta de algodón más húmedo) y una presión de aplicación más profunda incluso en *peelings* de TCA muy ligeros pueden causar suficiente coagulación de proteínas para llegar a la dermis reticular superficial. El concepto clave que subyace al *peeling* químico, sin embargo, es la lesión eficiente y controlada de la piel a la profundidad deseada. Esta es la razón detrás de los *peelings* de profundidad media en combinación que utilizan un agente de *peeling* superficial como CO_2 sólido (combinación de Brody), GA (70%; combinación de Coleman) o JS (combinación de Monheit) antes de la aplicación de TCA (35%), lo que permite que el TCA llegue más rápidamente a la dermis. De lo contrario, el TCA necesita coagular las proteínas epidérmicas antes de poder alcanzar su profundidad dérmica prevista, lo que alarga el tiempo del procedimiento y puede causar molestias. Por otro lado, concentraciones de TCA superiores al 35% son capaces de coagulación de proteínas mucho más rápida, incluso una capa adicional de pequeño volumen puede provocar una lesión dérmica mucho más profunda de lo previsto, lo que puede resultar en cicatrices. Por lo tanto, generalmente se utilizan concentraciones de TCA ≥ 40% en la destrucción deliberada de lesiones aisladas discretas o en la reconstrucción de cicatrices.[111]

El punto final clínico para un *peeling* ligero, medio o profundo con TCA se basa en la escarcha. Un *peeling* ligero solo debe tener una escarcha ligera y blanca dispersa y no organizada (escarcha de nivel I), que indica principalmente una lesión epidérmica. Capas adicionales de TCA resultan en una escarcha blanca uniforme con un fondo rosado difuso (escarcha de nivel II), que se correlaciona con la coagulación de proteínas dérmicas papilares. La aplicación continua de TCA resulta en la penetración del TCA en la dermis reticular superior, que clínicamente

se presenta como una escarcha blanca sólida sin ningún fondo rosado (escarcha de nivel III). Una escarcha "grisácea" indica una penetración en la dermis reticular media, lo que se asocia con un mayor riesgo de cicatrices e hipopigmentación. Por lo tanto, la escarcha de nivel III es el punto final máximo recomendado para la mayoría de los *peelings* con TCA.[18,74,91,111]

La preparación de la piel debe realizarse antes del *peeling* con TCA, como se discutió anteriormente. Una forma práctica de abordar el *peeling* con TCA es utilizar la clasificación genético-racial (v. Tabla 6-7) para el *peeling* con TCA y limitar cuidadosamente la escarcha al nivel I para *peelings* ligeros, nivel II para *peelings* medios y nivel III para *peelings* profundos. Una serie de *peelings* ligeros con TCA realizados a intervalos de 2 a 4 semanas pueden ser efectivos para patologías epidérmicas leves como fotoenvejecimiento leve, melasma superficial o HPI. Nuevamente, aunque esto se puede lograr más rápido con TCA al 35%,[22] o más lento con más capas usando TCA al 10%, se debe tener en cuenta la facilidad de lograr una escarcha de nivel II con una concentración más alta de TCA, especialmente en categorías genético-raciales en las que los *peelings* medios no son confiablemente seguros. Para las queratosis actínicas hipertróficas, la absorción de la solución de *peeling* puede facilitarse mediante la curetización de la hiperqueratosis antes de la aplicación vigorosa y dirigida del *peeling* químico utilizando un aplicador de punta de algodón (Fig. 6-3).[91]

CO_2 sólido y TCA al 35% (combinación de Brody)

Un bloque de CO_2 sólido aplicado sobre la piel durante diferentes períodos de tiempo permite una penetración más rápida del TCA al 35% en la dermis, lo que resulta en un *peeling* de profundidad media. El CO_2 sólido se puede comprar en una ferretería local y se puede romper en una forma que se pueda manejar fácilmente, sumergir en acetona y aplicar con una presión suave (3-5 segundos), moderada (5-8 segundos) o fuerte (8-15 segundos) en toda la cara. La aplicación de CO_2 sólido sobre la piel no causa dolor. La piel se seca con una toalla y se puede aplicar anestesia tópica antes de aplicar el TCA al 35%. Entre los tres *peelings* de profundidad media en combinación más comunes, se ha informado que la combinación de CO_2 sólido y TCA produce la mayor mejoría en el tratamiento del fotoenvejecimiento más avanzado, lesiones epidérmicas más gruesas y cicatrices de acné.[91]

Ácido glicólico al 70% y TCA al 35% (combinación de Coleman)

Se aplica ácido glicólico al 70% sin tamponar sobre la piel y se neutraliza inmediatamente después de 2 minutos de tiempo de contacto.[18,74,91] El uso de agua como neutralizador puede hacer que este *peeling* en combinación sea más eficiente, ya que el uso de una base como neutralizador puede alterar el pH de la piel, afectando así el pH del TCA cuando se aplica. Una vez que se completa la neutralización, se limpia el área con agua y se seca antes de aplicar el TCA al 35%.

Solución de Jessner y TCA al 35% (combinación de Monheit)

La solución de Jessner se aplica en una o dos capas en las áreas a tratar, lo que debería causar una pseudoescarcha leve. Se

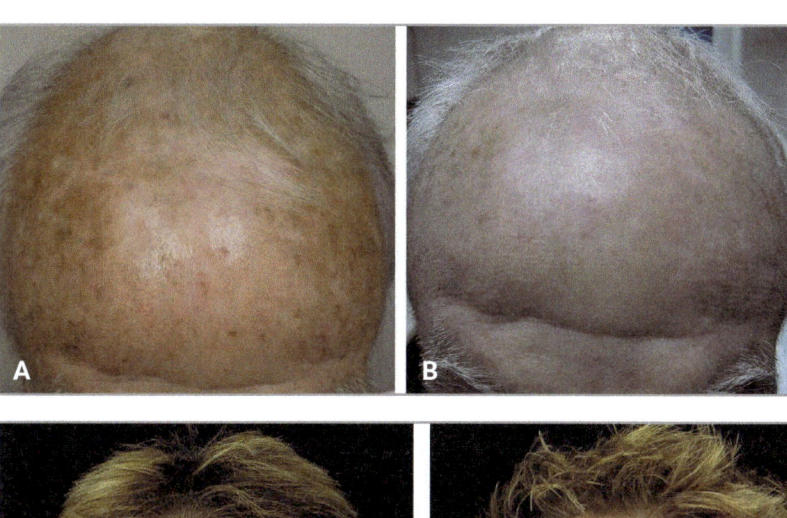

Figura 6-3. (A,B) Queratosis actínicas tratadas con solución de Jessner y ácido tricloroacético en puntos (TCA; 35%).

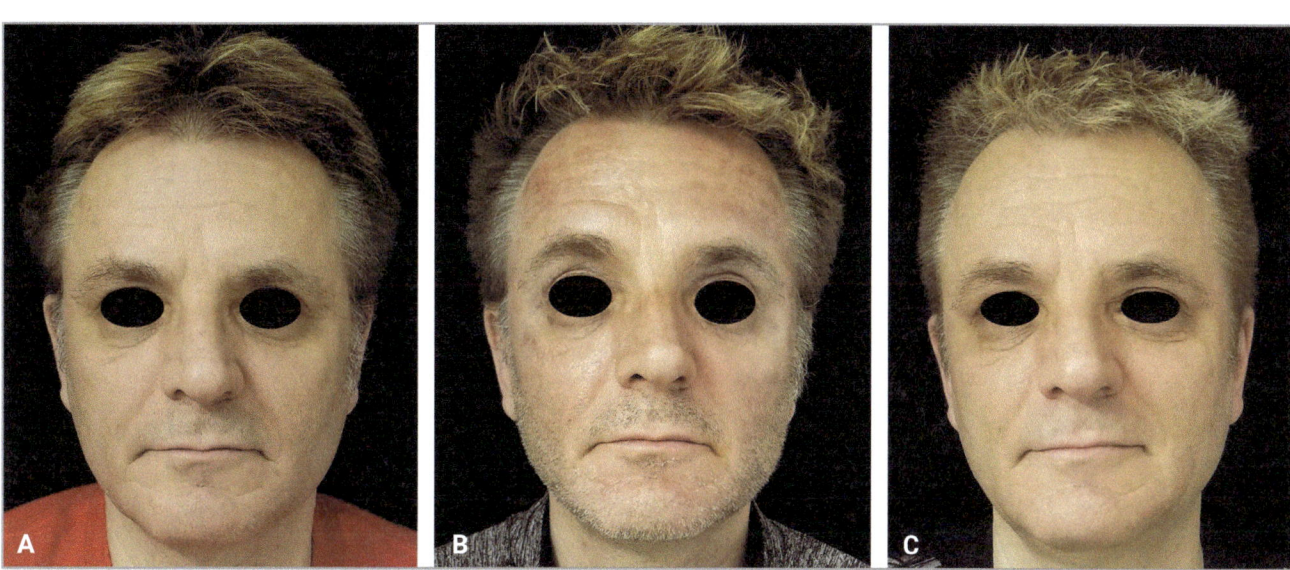

Figura 6-4. *Peeling* combinado de CO_2 sólido y ácido tricloroacético (TCA; 35%). **(A)** Antes del *peeling*, **(B)** 4 días después del *peeling* y **(C)** 14 días después del *peeling*.

puede utilizar una lámpara de Wood para asegurarse de que se aplique una capa uniforme de solución de Jessner sobre la piel, que aparece como una capa verde fluorescente uniforme. Esto es importante porque una solución de Jessner uniforme facilita la penetración uniforme del TCA al 35% en la dermis.[91] El TCA (35%) solo o precedido por CO_2 sólido, GA (70%) o solución de Jessner se puede repetir cada 12 semanas según sea necesario para obtener los resultados deseados (Fig. 6.4A-C).[112]

6.4.4 Técnica de reconstrucción química de cicatrices en la piel

El método de reconstrucción química de cicatrices en la piel (CROSS) implica la aplicación firme y focal de TCA a altas concentraciones (50-100%) en la zona deprimida de las cicatrices atróficas del acné.[113,114] Sus pioneros recomiendan no realizar un tratamiento previo de la piel con retinoides debido al riesgo de penetración impredecible y excesiva de TCA, aunque el tratamiento previo con hidroquinona u otros agentes aclarantes es seguro y puede disminuir aún más las bajas tasas de cambios pigmentarios postinflamatorios asociados con este procedimiento.[114] La técnica CROSS activa los fibroblastos en profundidad dentro de las cicatrices atróficas, lo que conduce a la formación y remodelación localizada de la cicatriz. Esta técnica también se ha utilizado para mejorar la apariencia de los poros dilatados.[114,115]

Dependiendo de la preferencia y/o experiencia del profesional que realiza el *peeling*, se puede utilizar un aplicador de madera afilado o una aguja recta o doblada de calibre 31 de 8 mm en una jeringa de insulina de 1 ml para aplicar firmemente el TCA sobre la cicatriz atrófica estirada.[114,116] Las cicatrices de acné tipo caja y tipo pico de hielo son las más receptivas a la técnica CROSS.[117] Aproximadamente 10 segundos después de la aplicación, se observa una escarcha de nivel II o III dentro del área tratada, con desarrollo de edema leve en sus alrededores inmediatos. Durante el procedimiento, se puede sentir una sensación de picor y ardor, que la mayoría de los pacientes toleran sin necesidad de anestesia. Las áreas tratadas se lavan con un limpiador suave y luego se aplica una pomada antibiótica tópica una vez[114] y una crema emoliente sin fragancia después. Se forman costras discretas en las áreas tratadas y se deben permitir que se desprendan por sí solas (generalmente en 7 días), un proceso que puede verse obstaculizado inadvertidamente si se utilizan vendajes oclusivos.[114] Los resultados óptimos se observan después de cinco o seis sesiones de tratamiento espaciadas de 2 a 6 semanas,

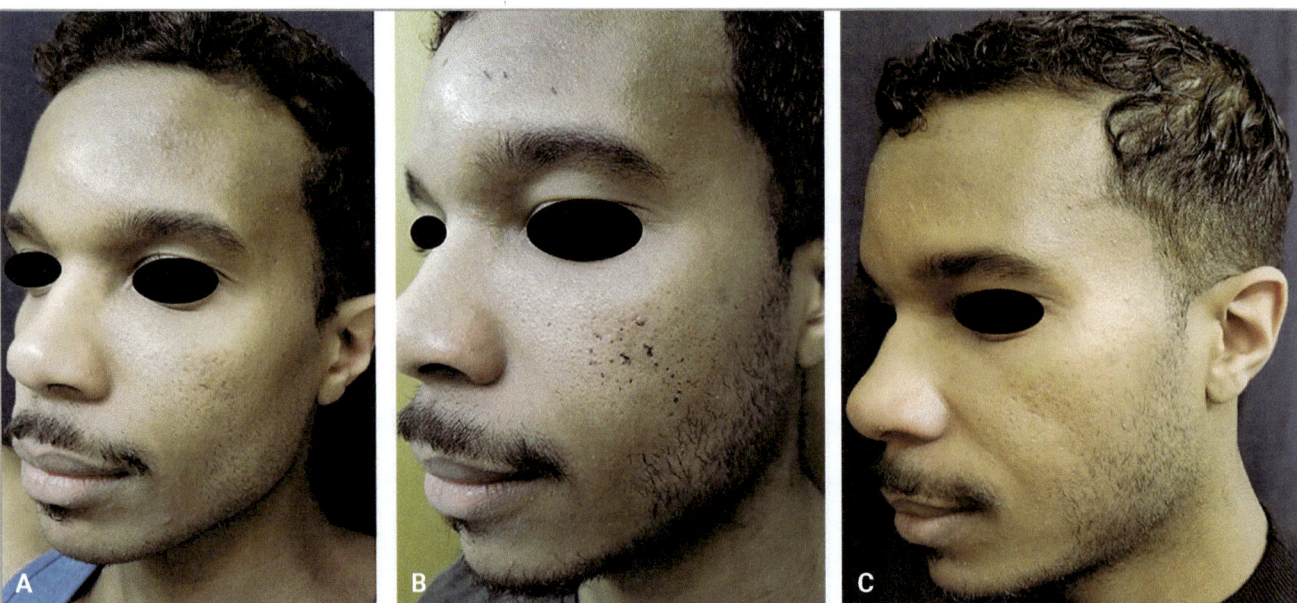

Figura 6-5. Técnica de reconstrucción química de cicatrices en la piel (CROSS) utilizando ácido tricloroacético (TCA; 100%). **(A)** Antes, **(B)** 5 días después del segundo tratamiento y **(C)** 4 semanas después del tercer tratamiento.

aunque se puede observar una mejora clínica incluso después de solo dos o tres sesiones (**Fig. 6-5**).[113,114,116]

6.4.5 *Peeling* de fenol y aceite de croton

Los *peelings* de fenol y aceite de croton pueden inducir la neocolagénesis dérmica y la formación de fibras elásticas que resultan en rejuvenecimiento de la piel que supera el observado después de la *resurfacing* completamente ablativa con CO_2. El eritema designa la formación reticular de colágeno dérmico y se espera durante 3 a 6 meses después de someterse a un *peeling* de fenol y aceite de croton.[16] El uso de maquillaje para camuflar este eritema es parte normal del manejo *pospeeling* en estos pacientes, especialmente en los *peelings* de fenol y aceite de croton en toda la cara, que se han realizado predominantemente en mujeres.[76] Aunque puede haber cambios en las normas culturales que hacen que sea más aceptable para los hombres usar maquillaje,[118,119,120] es probable que la mayoría de los pacientes masculinos que se presenten en la clínica y sean candidatos ideales para *peelings* de fenol y aceite de croton (por ejemplo, de piel clara con fotoenvejecimiento significativo) se sientan desanimados por la necesidad anticipada de camuflar el eritema postprocedimiento. Por lo tanto, el papel de los *peelings* de fenol y aceite de croton en los hombres tiende a girar principalmente en torno a técnicas de *peeling* segmentario para indicaciones específicas como el rejuvenecimiento periorbital. Estos *peelings* profundos segmentarios pueden abordar las preocupaciones cosméticas faciales más molestas en los hombres y evitar la necesidad de monitoreo cardíaco o hidratación intravenosa típicos de los *peelings* de fenol y aceite de croton en áreas de superficie más grandes.[16] Otras indicaciones para el *peeling* de fenol y aceite de croton en hombres incluyen cicatrices de acné mediante la técnica CROSS, queratosis actínica, queilitis actínica y rejuvenecimiento de labios.[76]

La cara se puede dividir en seis unidades cosméticas: frente, nariz, periocular, mejilla izquierda, mejilla derecha y área perioral. Cada unidad se puede tratar a diferentes profundidades de *peeling* según las características típicas de la piel de cada subunidad y la gravedad clínica del fotoenvejecimiento (**Fig. 6-6**).[16] Los límites de estas unidades cosméticas deben marcarse para asegurarse de que la formulación de fenol y aceite de croton se aplique en la ubicación recomendada correspondiente y/o en la gravedad del fotoenvejecimiento. El uso del *peeling* tradicional de Baker-Gordon ha caído en desuso debido a sus tasas inaceptablemente altas de hipopigmentación permanente.[16,40] Las nuevas formulaciones de Hetter (**Tabla 6-9**) han permitido el uso de *peelings* de fenol y aceite de croton en el tratamiento del fotoenvejecimiento leve a moderado y las cicatrices de acné.[16,18,74] Las fórmulas ligeras y muy ligeras de Hetter se consideran apropiadas para las áreas periorbitales.[16,121] Por ejemplo, la formulación muy ligera puede proporcionar un estiramiento significativo de la lámina anterior para pacientes masculinos más jóvenes que solo presentan cambios de textura y protrusión leve de grasa y aún no buscan intervenciones quirúrgicas.[78]

Alternativamente, el rejuvenecimiento periorbital puede incluir el blefaro*peeling* con microperforaciones realizado con fenol puro (89%). Este agente de *peeling* se aplica en el área entre el borde superior de la placa tarsal superior del párpado y el borde inferior de la ceja, así como dentro de 1 a 2 mm del margen del párpado inferior. Inmediatamente después de la formación de escarcha, se realizan múltiples (entre 5 y 20) exéresis de corte de 3 a 5 mm en un patrón de rejilla aleatorio en las áreas central y lateral del párpado superior, que se dejan cicatrizar por segunda intención.[122,123] Este procedimiento ha mostrado excelentes resultados estéticos en el tratamiento de las arrugas perioculares sin la pérdida de volumen y las cicatrices lineales asociadas a la blefaroplastia quirúrgica convencional.[122,123]

Las consideraciones de seguridad cardíaca surgen especialmente cuando se realizan *peelings* de fenol en más de una unidad cosmética (área de la palma sin los dedos) o más del 0,5% de la superficie corporal total (SCT). Se recomienda el monitoreo electrocardiográfico continuo y la hidratación (vía oral o intravenosa) cuando la SCT total a pelar supera

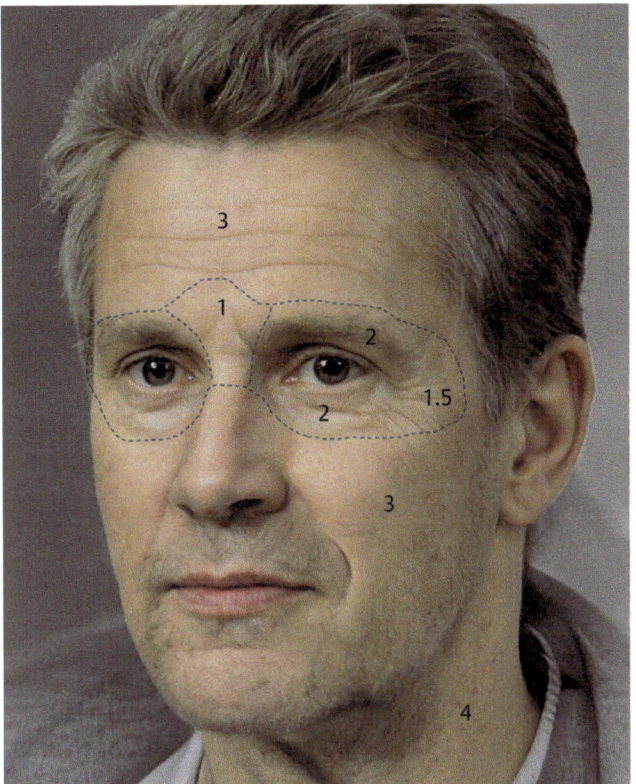

Figura 6-6. *Peeling* químico combinado segmentario en hombres. Fenol y aceite de croton para el área periorbital con diferentes profundidades de penetración según las subunidades cosméticas; solución de Jessner para el cuello; y CO₂ sólido-ácido tricloroacético (TCA; 35%) para el resto de la cara con difuminado en la línea del cabello, preauricular/trago y mandíbula (1 = aplicación más profunda, 4 = aplicación más ligera). (Foto de Generated Photos.)

el 1%.[16] Después de tratar una unidad cosmética (frente, nariz, periocular, mejilla derecha, mejilla izquierda, perioral), se recomienda la circulación de aire y pausas de seguridad de 15 a 20 minutos para facilitar la excreción adecuada del fenol.[16,124] Para el *peeling* segmentario de solo una unidad cosmética, la hidratación implica que el paciente ingiera un mínimo de 1 litro de agua durante todo el procedimiento.[16]

Se deben usar guantes de neopreno al realizar el *peeling* de fenol, especialmente si se utilizarán gasas para aplicar el agente o atrapar cualquier goteo inadvertido, ya que el fenol puede penetrar en los guantes de látex y nitrilo.[16,125] Se recomienda el uso de mascarillas que contengan carbón activado, como las mascarillas reutilizables para gases ácidos y vapores orgánicos o las mascarillas desechables para vapores orgánicos, para mitigar cualquier efecto adverso agudo por inhalación al personal médico.[126] Una vez que se usa el equipo de protección personal adecuado y se completa la preparación de la piel, se mezcla el aceite de croton con fenol al 88%, seguido de jabón y agua (▶ **Vídeo 6-1**). La solución se separa en dos fases después de 1 minuto; por lo tanto, la mezcla debe agitarse antes de cada capa.[18,74] Los autores prefieren usar aplicadores de algodón cuando se frota la solución sobre la piel, mientras que la mano no dominante sostiene una gasa para cualquier goteo inadvertido y estabiliza el área tratada. Se forma inmediatamente una escarcha blanca sólida en la piel tratada, que también se disipa rápidamente y puede indicar falsamente la necesidad de una aplicación adicional de *peeling*, lo que lleva a una lesión más profunda inadvertida.[18,74]

6.4.6 Combinación de *peelings* químicos con otros procedimientos mínimamente invasivos

La combinación de *peelings* químicos con otros procedimientos mínimamente invasivos sigue siendo una práctica común.[127,128] Una revisión retrospectiva de 114 pacientes (39 hombres) con cicatrices de acné predominantemente enrolling tratados con una sola sesión que combinaba TCA (20%), subcisión extensa y láser fraccional de CO₂ reveló una mejora significativa en las cicatrices y una alta satisfacción de los pacientes con los resultados del tratamiento.[128] Otros informes han sugerido que el tratamiento previo al *peeling* con toxina

Tabla 6-9. Formulaciones de fenol y aceite de croton de Hetter's Heresy[121]

	Muy ligero	Ligero	Medio	Fuerte	Muy fuerte
Indicación	Párpados, cuello	Periocular	Frente, mejillas	Perioral, nariz	Perioral, mentón
Concentración de aceite de croton (%)	0,12	0,4	0,8	1,2	1,6
Concentración de fenol (%)	27,5	35	35	35	35
Solución de aceite de croton de Hetter[a]	0,25 ml	1 ml	2 ml	3 ml	4 ml
Fenol (88%)	3,75 ml	3 ml	2 ml	1 ml	0 ml
Septisol	0,5 ml	0,5 ml	0,5 ml	0,5 ml	0,5 ml
Agua	5,5 ml	5,5 ml	5,5 ml	5,5 ml	5,5 ml

[a]La solución de aceite de croton de Hetter está compuesta por 1 ml de aceite de croton mezclado con 24 ml de fenol al 88%. Esta solución contiene un 4% de aceite de croton en fenol. Una gota de aceite de croton de un gotero Delasco equivale a 0,04 ml de aceite de croton.[16]

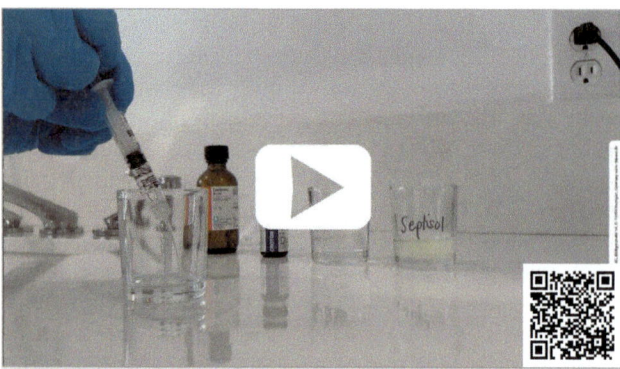

Vídeo 6.1. Mezcla de la fórmula de Hetter.

botulínica y/o relleno de ácido hialurónico tiene un efecto sinérgico en el tratamiento de las arrugas.[129,130] En pacientes tratados previamente con neurotoxina, la inyección de neurotoxina 2 a 3 semanas antes de un *peeling* químico medio o profundo se ha propuesto para facilitar la cicatrización debido a la disminución del movimiento facial.[76] Para pacientes sin tratamiento previo, la inyección de neurotoxina 10 a 14 días después de un *peeling* de fenol y aceite de croton puede prolongar el bloqueo neuromuscular deseado.[76] Aunque el tratamiento con neurotoxina y el *peeling* químico el mismo día generalmente no se recomiendan debido a la posible difusión de la neurotoxina por edema, la voluminización de tejidos blandos se puede realizar el mismo día si se utilizan *peelings* superficiales o de profundidad media o si se tratan áreas diferentes. De lo contrario, el tratamiento debe realizarse de 4 a 6 meses después de un *peeling* químico profundo.[76]

6.5 Complicaciones

Como se mencionó anteriormente, las variables intrínsecas y extrínsecas de la piel masculina pueden predisponer a los hombres a una reepitelización más lenta, edema postprocedimiento más exuberante y hematomas. Las complicaciones de los *peelings* químicos son muy similares a otras modalidades de *resurfacing* discutidas en este libro.[45] Aunque la identificación temprana, el tratamiento y la prevención de las complicaciones del *peeling* químico (**Tabla 6-10**) no son específicos de género, las circunstancias especiales merecen ser discutidas. En un cuero cabelludo calvo atrófico con múltiples queratosis actínicas, las áreas químicamente exfoliadas que muestran una reepitelización retrasada pueden ser consecuencia de estructuras anexiales disminuidas o de la piel dañada por el sol.[131] En estos pacientes, se debe hacer hincapié en el cumplimiento de los cuidados posteriores a la cirugía mientras se mantiene un alto índice de sospecha de infección o dermatosis pustulosa erosiva del cuero cabelludo. Ciertas áreas son propensas a cicatrices hipertróficas por *peelings* de profundidad media o profunda y se deben pelar con menos vigor incluso en hombres. Estas áreas son los párpados superiores mediales, los párpados inferiores laterales, el arco cigomático, el área preauricular y el cuello. Los *peelings* de profundidad media tienen resultados

impredecibles en el cuello y tienden a causar cicatrices; en su lugar, se deben considerar *peelings* superficiales en combinación con dispositivos de tensado de la piel, neurotoxina y/o rellenos bioestimulantes.

6.6 Conclusión

En medio de las nuevas tecnologías láser y otros dispositivos mínimamente invasivos, hay un resurgimiento del interés en el *peeling* químico debido a sus resultados estéticos confiables y rentables. Una buena comprensión de las preocupaciones estéticas más comunes de los hombres, así como de las variables intrínsecas y extrínsecas que afectan su piel, ayuda al profesional estético a crear un plan de tratamiento exitoso que se ajuste mejor a los deseos del paciente. Aunque más del 70% de los residentes de dermatología en Estados Unidos planean realizar *peelings* químicos en sus futuras prácticas clínicas, la gran mayoría no ha tenido experiencia práctica primaria en el *peeling* químico.[132] Talleres prácticos, como los ofrecidos por la Sociedad Internacional de *Peeling* (https://www.*peeling*society.com), brindan una exposición invaluable a las técnicas de *peeling* químico que pueden ayudar a llenar las brechas en la formación estética.[98] La habilidad para realizar *peelings* químicos y comprender los matices específicos de género de esta técnica puede ser muy recompensada en el creciente mercado estético actual.

6.7 Consejos

- Limita tu repertorio de *peelings* químicos a unos pocos agentes. Tener una amplia experiencia en el uso de solo algunos *peelings* tiende a producir resultados deseados de manera consistente y es fundamental para evitar complicaciones.
- Los *peelings* de profundidad media suelen utilizar un queratolítico antes de aplicar un desnaturalizante de proteínas, siendo el primero el que facilita una penetración dérmica eficiente del segundo. La combinación de CO_2-TCA sólido (35%) tiende a dar como resultado la mayor mejora de la piel al tratar el fotoenvejecimiento avanzado.
- Los *peelings* lipofílicos como el SA y el JS pueden resultar en una mejora más pronunciada de la piel en los hombres debido a la mayor densidad de las glándulas sebáceas en su piel en comparación con la de las mujeres. Considera seriamente incorporar estos *peelings* al seleccionar agentes para *peelings* en hombres.
- Debido a las características intrínsecas de la piel masculina, los procedimientos de *peeling* en hombres a menudo requieren concentraciones más altas y volúmenes más grandes de la solución de *peeling*, una mayor presión de aplicación del *peeling*, más sesiones de *peeling* y/o un mayor acondicionamiento de la piel antes del *peeling* para lograr la profundidad de penetración deseada.
- Optimiza la conveniencia y la simplicidad al seleccionar el régimen de cuidado de la piel antes y después del *peeling* para hombres. Elige agentes que ya estén disponibles comercialmente en combinación o considera combinar los agentes en una formulación compuesta, idealmente en vehículos "más ligeros".

Tabla 6-10. Manejo y prevención de complicaciones del *peeling* químico

Secuelas	Consejos	Tips de Manejo
Erosiones o ulceraciones dolorosas	• Las lesiones cutáneas dolorosas que ocurren después del *peeling* deben tratarse como una infección herpética	• Pruebas basadas en la reacción en cadena de la polimerasa, prueba directa de anticuerpos fluorescentes y/o cultivo viral para el virus del herpes simple (HSV) o virus varicela-zóster (VZV) • Valaciclovir empírico 1 g tres veces al día × 10 días
Cicatrización hipertrófica	• Signos tempranos de formación de cicatrices: eritema persistente, induración, prurito y cicatrización retrasada • Iniciar tratamiento al reconocer las cicatrices lo antes posible	• Láminas de gel de silicona • Masaje de cicatrices • Esteroides tópicos, intralesionales o orales: 　○ Esteroides tópicos de clase I dos veces al día 　○ Inyecciones intralesionales de acetónido de triamcinolona (10-20 mg/mL adaptado al grosor de la cicatriz) realizadas mensualmente • Láser de colorante pulsado (PDL) • Inyecciones de 5-fluorouracilo se pueden usar en combinación con esteroides intralesionales y/o tratamientos con PDL
Hiperpigmentación postinflamatoria (HPI)	• Fototipos de piel Fitzpatrick III-VI con mayor riesgo • Considerar realizar una prueba en pacientes de riesgo • Iniciar tratamiento una vez reepitelizada	• Protector solar con ingredientes de bloqueo físico (dióxido de titanio o óxido de zinc) y protección contra la luz visible (versiones tintadas) • Hidroquinona al 4% o más dos veces al día: 　○ ±retinoide tópico y esteroide de baja potencia (o producto combinado con hidroquinona/retinoide/esteroide) 　○ Se puede alternar meses con ácido azelaico al 15% en gel o al 20% en crema para disminuir el riesgo de ochronosis • Se puede agregar un inmunomodulador tópico (pomada de tacrolimus al 0,1%) para tratar la inflamación residual • *Peelings* de ácido glicólico (10-30%) cada dos semanas
Dermatitis alérgica de contacto	• La más comúnmente debido a la resorcinol	• Esteroides tópicos • Si es grave/persistente: paquete de dosis de metilprednisolona
Formación de pústulas	• Infección bacteriana o por Candida	• Frotis para tinción de Gram, cultivo y sensibilidades • Fluconazol empírico 150 mg oral × 1 dosis • Considerar la adición de un antibiótico oral (por ejemplo, doxiciclina) mientras se espera los resultados del cultivo
Erupción acneiforme	• Asociada con *peelings* de profundidad media	• Desbridar las pústulas • Antibiótico oral (tetraciclina) durante 2 semanas • Inyección intralesional de acetónido de triamcinolona (2,5 mg/mL)

- Las consideraciones de seguridad cardíaca surgen especialmente al realizar *peelings* de fenol en más de una unidad cosmética (área de la palma sin los dedos) o en más del 0,5% de la superficie corporal.
- El uso de la fórmula de Hetter ligera o muy ligera para el rejuvenecimiento periorbital durante un *peeling* químico combinado segmentario puede abordar con éxito una preocupación estética principal en los hombres.
- Al combinar *peelings* químicos con otros procedimientos mínimamente invasivos, considera las profundidades objetivo de los diferentes procedimientos (las mismas profundidades pueden aumentar el riesgo de cicatriz), cómo la inflamación o el edema del *peeling* químico pueden alterar los resultados de los otros procedimientos (por ejemplo, la difusión de neurotoxinas) o cómo el otro procedimiento puede alterar la penetración del agente de *peeling* (por ejemplo, microagujas, *resurfacing* fraccional no ablativo).

Referencias

1. Weissler JM, Carney MJ, Carreras Tartak JA, Bensimon RH, Percec I. The evolution of chemical peeling and modern-day applications. Plast Reconstr Surg. 2017; 140(5):920–929
2. Brody HJ, Monheit GD, Resnik SS, Alt TH. A history of chemical peeling. Dermatol Surg. 2000; 26(5):405–409
3. Bangash HK, Eisen DB, Armstrong AW, et al. Who are the pioneers? A critical analysis of innovation and expertise in cutaneous noninvasive and minimally invasive cosmetic and surgical procedures. Dermatol Surg. 2016; 42(3):335–351
4. American Society for Aesthetic Plastic Surgery. 2017 Cosmetic Surgery National Data Bank Statistics. Available at: https://www.surgery.org/ media/statistics. Updated 2018. Accessed Dec 15, 2018
5. American Socitey for Dermatologic Surgery. ASDS Survey on Dermatologic Procedures: Report of 2017 Procedures. Available at: https:// www.asds.net/medical-professionals/practice-resources/asds-survey- on-dermatologic-procedures. Updated 2018. Accessed Dec 15, 2018
6. International Society of Aesthetic Plastic Surgery. ISAPS International Survey on Aesthetic/Cosmetic Procedures Performed in 2017. Available at: https://www.isaps.org/wp-content/uploads/2018/10/ISAPS_2017_International_Study_Cosmetic_Procedures.pdf. Updated 2018. Accessed December 15, 2018
7. Keaney T. Male aesthetics. Skin Therapy Lett. 2015; 20(2):5–7
8. Jagdeo J, Keaney T, Narurkar V, Kolodziejczyk J, Gallagher CJ. Facial treatment preferences among aesthetically oriented men. Dermatol Surg. 2016; 42(10):1155–1163
9. Frucht CS, Ortiz AE. Nonsurgical cosmetic procedures for men: trends and technique considerations. J Clin Aesthet Dermatol. 2016; 9(12): 33–43
10. Handler MZ, Goldberg DJ. Cosmetic concerns among men. Dermatol Clin. 2018; 36(1):5–10
11. Dewandre L, Tenenbaum A. The chemistry of peels: a hypothesis of action mechanisms and a proposal of a new classification of chemical peelings. In:

Tung RC, Rubin MG, eds. Procedures in Cosmetic Derma- tology Series: Chemical Peels. 2nd ed. Philadelphia, PA: Saunders; 2011:1–16

12. Yonei N, Kanazawa N, Ohtani T, Furukawa F, Yamamoto Y. Induction of PDGF-B in TCA-treated epidermal keratinocytes. Arch Dermatol Res. 2007; 299(9):433–440

13. Kimura A, Kanazawa N, Li HJ, Yonei N, Yamamoto Y, Furukawa F. In- fluence of chemical peeling on the skin stress response system. Exp Dermatol. 2012; 21 Suppl 1:8–10

14. Bertolini TM. Is the phenol-croton oil peel safe? Plast Reconstr Surg. 2002; 110(2):715–717

15. Kligman AM, Baker TJ, Gordon HL. Long-term histologic follow-up of phenol face peels. Plast Reconstr Surg. 1985; 75(5):652–659

16. Wambier CG, Lee KC, Soon SL, et al. Advanced chemical peels: phe- nol-croton oil peel. J Am Acad Dermatol. 2019; 81(2): 327–336

17. Moy LS, Kotler R, Lesser T. The histologic evaluation of pulsed carbon dioxide laser resurfacing versus phenol chemical peels in vivo. Dermatol Surg. 1999; 25(8):597–600

18. Obagi S. Injectables and resurfacing techniques: chemical peels. In: Rubin JP, ed. Plastic Surgery. Vol. 2. 4th ed. London: Elsevier; 2018:86–96

19. Khunger N. Choosing the right peeling agent. In: Khunger N, ed. Chem- ical peels. 2nd ed. New Delhi, India: Jaypee Brothers Medical Publishers; 2014:40

20. Giacomoni PU, Mammone T, Teri M. Gender-linked differences in human skin. J Dermatol Sci. 2009; 55(3):144–149

21. Rahrovan S, Fanian F, Mehryan P, Humbert P, Firooz A. Male versus female skin: what dermatologists and cosmeticians should know. Int J Womens Dermatol. 2018; 4(3):122–130

22. Fanous N, Zari S. Universal trichloroacetic acid peel technique for light and dark skin. JAMA Facial Plast Surg. 2017; 19(3):212–219

23. Mizukoshi K, Akamatsu H. The investigation of the skin characteristics of males focusing on gender differences, skin perception, and skin care habits. Skin Res Technol. 2013; 19(2):91–99

24. Paes EC, Teepen HJ, Koop WA, Kon M. Perioral wrinkles: histologic differ- ences between men and women. Aesthet Surg J. 2009; 29(6): 467–472

25. Draelos ZD. Cosmeceuticals for male skin. Dermatol Clin. 2018; 36(1): 17–20

26. Sandby-Møller J, Poulsen T, Wulf HC. Epidermal thickness at different body sites: relationship to age, gender, pigmentation, blood con- tent, skin type and smoking habits. Acta Derm Venereol. 2003; 83 (6):410–413

27. Markova MS, Zeskand J, McEntee B, Rothstein J, Jimenez SA, Siracusa LD. A role for the androgen receptor in collagen content of the skin. J Invest Dermatol. 2004; 123(6):1052–1056

28. Ezure T, Yagi E, Kunizawa N, Hirao T, Amano S. Comparison of sagging at the cheek and lower eyelid between male and female faces. Skin Res Technol. 2011; 17(4):510–515

29. Hornstra JM, Hoekstra T, Serné EH, et al. Homocysteine levels are inverse- ly associated with capillary density in men, not in pre- menopausal women. Eur J Clin Invest. 2014; 44(3):333–340

30. Fei W, Xu S, Ma J, et al. Fundamental supply of skin blood flow in the Chinese Han population: measurements by a full-field laser perfu- sion imager. Skin Res Technol. 2018; 24(4):656–662

31. Stücker M, Steinberg J, Memmel U, Avermaete A, Hoffmann K, Altmey- er P. Differences in the two-dimensionally measured laser Doppler flow at different skin localisations. Skin Pharmacol Appl Skin Physiol. 2001; 14(1):44–51

32. Nikalji N, Godse K, Sakhiya J, Patil S, Nadkarni N. Complications of medium depth and deep chemical peels. J Cutan Aesthet Surg. 2012; 5(4):254–260

33. Staikou C, Kokotis P, Kyrozis A, et al. Differences in pain perception be- tween men and women of reproductive age: a laser-evoked poten- tials study. Pain Med. 2017; 18(2):316–321

34. Bulls HW, Freeman EL, Anderson AJ, Robbins MT, Ness TJ, Goodin BR. Sex differences in experimental measures of pain sensitivity and endogenous pain inhibition. J Pain Res. 2015; 8:311–320

35. Gilliver SC, Ruckshanthi JP, Hardman MJ, Zeef LA, Ashcroft GS. 5al- pha-dihydrotestosterone (DHT) retards wound closure by inhibit- ing re-epithelialization. J Pathol. 2009; 217(1):73–82

36. Gilliver SC, Ashworth JJ, Ashcroft GS. The hormonal regulation of cuta- neous wound healing. Clin Dermatol. 2007; 25(1):56–62

37. Bordignon V, Burastero SE. Age, gender and reactivity to allergens inde- pendently influence skin reactivity to histamine. J Investig Allergol Clin Immunol. 2006; 16(2):129–135

38. Costa IMC, Damasceno PS, Costa MC, Gomes KGP. Review in peeling complications. J Cosmet Dermatol. 2017; 16(3):319–326

39. Keaney TC. Aging in the male face: intrinsic and extrinsic factors. Dermatol Surg. 2016; 42(7):797–803

40. Kass LG, Kass KS. The lost art of chemical peeling: my fifteen year experi- ence with croton oil peel. Adv Ophthalmol Optom. 2017; 2(1): 391–407

41. GBD 2015 Tobacco Collaborators. Smoking prevalence and attributable disease burden in 195 countries and territories, 1990–2015: a systematic analysis from the Global Burden of Disease Study 2015. Lancet. 2017; 389(10082):1885–1906

42. Peters SAE, Muntner P, Woodward M. Sex differences in the prevalence of, and trends in, cardiovascular risk factors, treatment, and control in the united states, 2001 to 2016. Circulation. 2019; 139(8):1025–1035

43. Gill JF, Yu SS, Neuhaus IM. Tobacco smoking and dermatologic surgery. J Am Acad Dermatol. 2013; 68(1):167–172

44. Manríquez JJ, Cataldo K, Vera-Kellet C, Harz-Fresno I. Wrinkles. BMJ Clin Evid. 2014; 2014:1711

45. Vanaman M, Fabi SG, Carruthers J. Complications in the cosmetic der- matology patient: a review and our experience (part 2). Dermatol Surg. 2016; 42(1):12–20

46. Bureau of Labor Statistics. 2018 Employed Persons by Detailed Occu- pation, Sex, Race, and Hispanic or Latino Ethnicity. United States De- partment of Labor. Available at: https://www.bls.gov/cps/ cpsaat10.htm. Accessed February 23, 2019

47. Bertolin M, Cercatto MC, Requena C, et al. Awareness, attitude, and adherence to preventive measures in patients at high risk of melano- ma. A cross-sectional study on 185 patients. J Cancer Educ. 2015; 30 (3):552–566

48. Damian DL, Patterson CR, Stapelberg M, Park J, Barnetson RS, Hall- iday GM. UV radiation-induced immunosuppression is greater in men and prevented by topical nicotinamide. J Invest Dermatol. 2008; 128(2): 447–454

49. Ide T, Tsutsui H, Ohashi N, et al. Greater oxidative stress in healthy young men compared with premenopausal women. Arterioscler Thromb Vasc Biol. 2002; 22(3):438–442

50. Falk M, Anderson CD. Influence of age, gender, educational level and self-estimation of skin type on sun exposure habits and read- iness to in- crease sun protection. Cancer Epidemiol. 2013; 37(2): 127–132

51. Hantash BM, Stewart DB, Cooper ZA, Rehmus WE, Koch RJ, Swetter SM. Facial resurfacing for nonmelanoma skin cancer prophylaxis.Arch Dermatol. 2006; 142(8):976–982

52. Crudele J, Kim E, Murray K, Regan J. The importance of under- standing consumer preferences for dermatologist recommended skin cleansing and care products. J Drugs Dermatol. 2019; 18 1s: s75–s79

53. Blair R, Gupta G. Impact of demographic and treatment-related factors. In: Davis SA, ed. Adherence in Dermatology. Cham: Springer International; 2016:17–28

54. Newport F. In U.S., estimate of LGBT population rises to 4.5%. Available at: https://news.gallup.com/poll/234863/estimate-lgbt- population-rises. aspx. Accessed February 23, 2019

55. Yeung H, Luk KM, Chen SC, Ginsberg BA, Katz KA. Dermatologic care for lesbian, gay, bisexual, and transgender persons: terminology, demo- graphics, health disparities, and approaches to care. J Am Acad Dermatol. 2019; 80(3):581–589

56. Yeung H, Luk KM, Chen SC, Ginsberg BA, Katz KA. Dermatologic care for lesbian, gay, bisexual, and transgender persons: epidemiology, screening, and disease prevention. J Am Acad Dermatol. 2019; 80(3): 591–602

57. Montes JR, Santos E. Evaluation of men's trends and experiences in aes- thetic treatment. J Drugs Dermatol. 2018; 17(9):941–946

58. Yeung H, Chen SC. Sexual orientation and indoor tanning device use: a population-based study. JAMA Dermatol. 2016; 152(1):99–101

59. Mansh M, Katz KA, Linos E, Chren MM, Arron S. Association of skin cancer and indoor tanning in sexual minority men and women. JAMA Dermatol. 2015; 151(12):1308–1316

60. Klimek P, Lamb KM, Nogg KA, Rooney BM, Blashill AJ. Current and ideal skin tone: associations with tanning behavior among sexual minority men. Body Image. 2018; 25:31–34

61. Admassu N, Pimentel MA, Halley MC, et al. Motivations among sexu- al-minority men for starting and stopping indoor tanning. Br J Dermatol. 2019; 180(6):1529–1530

62. Wierckx K, Van de Peer F, Verhaeghe E, et al. Short- and long-term clin- ical skin effects of testosterone treatment in trans men. J Sex Med. 2014; 11(1):222–229

63. Motosko CC, Zakhem GA, Pomeranz MK, Hazen A. Acne: a side-effect of masculinizing hormonal therapy in transgender patients. Br J Dermatol. 2019; 180(1):26–30

64. Nakamura A, Watanabe M, Sugimoto M, et al. Dose-response analysis of testosterone replacement therapy in patients with female to male gender identity disorder. Endocr J. 2013; 60(3):275–281

65. Kontochristopoulos G, Platsidaki E. Chemical peels in active acne and acne scars. Clin Dermatol. 2017; 35(2):179–182

66. Tung R, Sato M, Kim N, Brenner FM. Body peeling. In: Tung RC, Rubin MG, eds. Procedures in Cosmetic Dermatology Series: Chemical Peels. 2nd ed. Philadelphia, PA: Saunders; 2011:117–122

67. Spring LK, Krakowski AC, Alam M, et al. Isotretinoin and timing of procedural interventions: a systematic review with consensus recommendations. JAMA Dermatol. 2017; 153(8):802–809

68. Waldman A, Bolotin D, Arndt KA, et al. ASDS guidelines task force: consensus recommendations regarding the safety of lasers, dermabrasion, chemical peels, energy devices, and skin surgery during and after isotretinoin use. Dermatol Surg. 2017; 43(10):1249–1262

69. Griffiths S, Murray SB, Dunn M, Blashill AJ. Anabolic steroid use among gay and bisexual men living in Australia and New Zealand: associations with demographics, body dissatisfaction, eating disorder psychopathology, and quality of life. Drug Alcohol Depend. 2017; 181:170–176

70. Ip EJ, Yadao MA, Shah BM, et al. Polypharmacy, infectious diseases, sexual behavior, and psychophysical health among anabolic steroid- using homosexual and heterosexual gym patrons in san francisco's castro district. Subst Use Misuse. 2017; 52(7):959–968

71. Ip EJ, Barnett MJ, Tenerowicz MJ, Perry PJ. The anabolic 500 survey: characteristics of male users versus nonusers of anabolic-androgenic steroids for strength training. Pharmacotherapy. 2011; 31(8):757–766

72. Blashill AJ, Calzo JP, Griffiths S, Murray SB. Anabolic steroid misuse among US adolescent boys: disparities by sexual orientation and race/ethnicity. Am J Public Health. 2017; 107(2):319–321

73. Kouris A, Platsidaki E, Christodoulou C, et al. Patients' self-esteem before and after chemical peeling procedure. J Cosmet Laser Ther. 2018; 20(4):220–222

74. Obagi S, Niamtu J. Chemical peel. In: Joe Niamtu, ed. Cosmetic Facial Surgery. 2nd ed. Philadelphia, PA: Elsevier; 2018:732–755

75. Duffy DM. Avoiding complications. In: Tung RC, Rubin MG, eds. Procedures in Cosmetic Dermatology Series: Chemical Peels. 2nd ed. Philadelphia, PA: Saunders; 2011:151–172

76. Wambier CG, de Freitas FP. Combining phenol-croton oil peel. In: Issa MCA, Tamura B, eds. Chemical and Physical Procedures. Cham: Springer International Publishing; 2018:101–113

77. Landau M. Cardiac complications in deep chemical peels. Dermatol Surg. 2007; 33(2):190–193, discussion 193

78. Landau M, Bensimon RH. Chemical peels. In: Cantisano-Zilkha M, Haddad A, eds. Aesthetic Oculofacial Rejuvenation. New York, NY: Elsevier; 2010:29–37

79. Obagi S. Niamtu J. Chemical peel. In: Niamtu J, ed. Cosmetic Facial Surgery. 2nd ed. Beijing, China: Elsevier; 2018:732–755

80. Resnik BI. The role of priming the skin for peels. In: Tung R, Rubin M, eds. Procedures in Cosmetic Dermatology Series: Chemical Peels. Philadelphia, PA: Saunders; 2011:23–25

81. Henry M. Cosmetic concerns among ethnic men. Dermatol Clin. 2018; 36(1):11–16

82. Lee KC, Wambier CG, Soon SL, et al. Basic chemical peeling: superficial and medium-depth peels. J Am Acad Dermatol. 2018; 81(2): 313–324

83. Committee for Guidelines of Care for Chemical Peeling. Guidelines for chemical peeling in japan (3rd edition). J Dermatol. 2012; 39 4:321–325

84. Khunger N, IADVL Task Force. Standard guidelines of care for chemical peels. Indian J Dermatol Venereol Leprol. 2008; 74 Suppl:S5–S12

85. Ditre CM. Alpha-hydroxy acid peels. In: Tung RC, Rubin MG, eds. Procedures in Cosmetic Dermatology Series: Chemical Peels. 2nd ed. Philadelphia, PA: Saunders; 2011:27–40

86. Singer S, Karrer S, Berneburg M. Modern sun protection. Curr Opin Pharmacol. 2019; 46:24–28

87. Sarkar R, Gokhale N, Godse K, et al. Medical management of melasma: a review with consensus recommendations by Indian pig- mentary expert group. Indian J Dermatol. 2017; 62(6):558–577

88. Mancuso JB, Maruthi R, Wang SQ, Lim HW. Sunscreens: an update. Am J Clin Dermatol. 2017; 18(5):643–650

89. Peikert JM, Krywonis NA, Rest EB, Zachary CB. The efficacy of various degreasing agents used in trichloroacetic acid peels. J Dermatol Surg Oncol. 1994; 20(11):724–728

90. Leonhardt JM, Rossy KM, Lawrence N. Trichloroacetic acid (TCA) peels. In: Tung RC, Rubin MG, eds. Procedures in Cosmetic Dermatology Series: Chemical Peels. 2nd ed. Philadelphia, PA: Saunders; 2011: 64.

91. Leonhardt JM, Rossy KM, Lawrence N. Trichloroacetic acid (TCA) peels. In: Tung RC, Rubin MG, eds. Procedures in Cosmetic Dermatology Series: Chemical Peels. 2nd ed. Philadelphia, PA: Sa- unders; 2011: 66–67.

92. Coleman KM, Coleman WP. Complications. In: Tung RC, Rubin MG, eds. Procedures in Cosmetic Dermatology Series: Chemical Peels. 2nd ed. Philadelphia, PA: Saunders; 2011:173–182

93. Perkins SW, Waters HH. Management of aging skin. In: Flint PW, Haughey BH, Lund V, et al., eds. Cummings Otolaryngology: Head and Neck Surgery. 6th ed. Philadelphia, PA: Saunders; 2015:391–408

94. Hetter GP. An examination of the phenol-croton oil peel: part IV. Face peel results with different concentrations of phenol and croton oil. Plast Reconstr Surg. 2000; 105(3):1061–1083, discussion 1084–1087

95. Rullan P, Karam AM. Chemical peels for darker skin types. Facial Plast Surg Clin North Am. 2010; 18(1):111–131

96. Ross EV. Nonablative laser rejuvenation in men. Dermatol Ther. 2007; 20(6):414–429

97. Reserva J, Champlain A, Soon SL, Tung R. Chemical peels: indications and special considerations for the male patient. Dermatol Surg. 2017; 43 Suppl 2:S163–S173

98. Brody HJ. Commentary on chemical peels in men. Dermatol Surg. 2017; 43 Suppl 2:S174–S175

99. Grimes PE. Salicylic acid peels. In: Tung R, Rubin M, eds. Procedures in Cosmetic Dermatology Series: Chemical Peels. Philadelphia, PA: Saunders; 2011:41–47

100. Dainichi T, Ueda S, Imayama S, Furue M. Excellent clinical results with a new preparation for chemical peeling in acne: 30% salicylic acid in polyethylene glycol vehicle. Dermatol Surg. 2008; 34(7):891– 899, discussion 899

101. Dainichi T, Amano S, Matsunaga Y, et al. Chemical peeling by SA-PEG remodels photo-damaged skin: suppressing p53 expression and nor- malizing keratinocyte differentiation. J Invest Dermatol. 2006; 126 (2):416–421

102. Grimes PE. Jessner's solution. In: Tosti A, Grimes PE, De Padova MP, eds. Color Atlas of Chemical Peels. Berlin: Springer; 2006:23–29

103. Ghersetich I, Brazzini B, Lotti T, De Padova MP, Tosti A. Resorcinol. In: Tosti A, Grimes PE, De Padova MP, eds. Color of Atlas of Chemical Peels. Berlin: Springer; 2006:41–47

104. Rubin C. Are you man enough for a peel? The New York Times. January 22, 2015;E; Style Desk; SKIN DEEP:4

105. Moy LS, Peace S, Moy RL. Comparison of the effect of various chemical peeling agents in a mini-pig model. Dermatol Surg. 1996; 22(5): 429–432

106. Becker FF, Langford FP, Rubin MG, Speelman P. A histological comparison of 50% and 70% glycolic acid peels using solutions with various pHs. Dermatol Surg. 1996; 22(5):463–465

107. Cohen BJ. The value of pH. Aesthetics. 2014. Available at: https://aesthe- ticsjournal.com/feature/the-value-of-ph. Accessed February 24, 2019

108. Sharad J. Glycolic acid peel therapy: a current review. Clin Cosmet Investig Dermatol. 2013; 6:281–288

109. Bagatin E, Teixeira SP, Hassun KM, Pereira T, Michalany NS, Talarico S. 5-Fluorouracil superficial peel for multiple actinic keratoses. Int J Dermatol. 2009; 48(8):902–907

110. Marrero GM, Katz BE. The new fluor-hydroxy pulse peel. A combination of 5-fluorouracil and glycolic acid. Dermatol Surg. 1998; 24(9):973–978

111. Harmon CB, Hadley M, Tristani P. Tricholoroacetic acid. In: Tosti A, Grimes PE, De Padova MP, eds. Color atlas of Chemical Peels. Berlin: Springer; 2006:59–67

112. Brody HJ. Do chemical peels tighten the skin? Dermatol Surg. 2014; 40 Suppl 12:S129–S133

113. Fabbrocini G, De Padova MP, Tosti A. Superficial to medium-depth peels: a personal experience. In: Tung RC, Rubin MG, eds. Procedures in Cosmetic Dermatology Series: Chemical Peels. 2nd ed. Philadelphia, PA: Saunders; 2011:123–132

114. Cho SB, Chung KY, Lee KH, Lee JB. Chemical reconstruction of skin scars (CROSS) technique. In: Tung RC, Rubin MG, eds. Procedures in Cosmetic Dermatology Series: Chemical Peels. Philadelphia, PA: Saunders; 2011:101–107

115. Lee JB, Chung WG, Kwahck H, Lee KH. Focal treatment of acne scars with trichloroacetic acid: chemical reconstruction of skin scars method. Dermatol Surg. 2002; 28(11):1017–1021, discussion 1021

116. Khunger N, Bhardwaj D, Khunger M. Evaluation of CROSS technique with 100% TCA in the management of ice pick acne scars in darker skin types. J Cosmet Dermatol. 2011; 10(1):51–57

117. Leheta T, El Tawdy A, Abdel Hay R, Farid S. Percutaneous collagen induction versus full-concentration trichloroacetic acid in the treatment of atrophic acne scars. Dermatol Surg. 2011; 37(2): 207–216

118. Jacobs B. Is men's make-up going mainstream? Available at: http:// www. bbc.com/culture/story/20190206-is-mens-make-up-going- mainstream. Updated 2019. Accessed March 12, 2019

119. Wolfson S. Face time: is makeup for men the next big beauty trend? The Guardian Web site. Available at: https://www.theguardian.com/ fashion/2018/oct/13/makeup-for-men-beauty-trend. Updated 2018. Accessed March 12, 2019

120. Jung K, Choi M, Hong S, et al. Realistic and aggregated exposure as- sessment of Korean men and women to color make-up products. Food Chem Toxicol. 2018; 118:382–389

121. Hetter GP. An examination of the phenol-croton oil peel: part I. Dissecting the formula. Plast Reconstr Surg. 2000; 105(1):227–239, discussion 249–251

122. Sterling JB. Micropunch blepharopeeling of the upper eyelids: a combination approach for periorbital rejuvenation–a pilot study. Dermatol Surg. 2014; 40(4):436–440

123. Hetter GP, Brody HJ, Monheit GD, Landau M. Interactive peeling session. Proceedings from the International Peeling Society's Chemical Peel Course: International Day at the American Academy of Derma- tology Annual Meeting. Orlando, FL, March 2, 2017

124. Chisaki C, Horn G, Noriega LF. Phenol solutions for deep peels. In: Issa MCA, Tamura B, eds. Chemical and Physical Procedures. Cham: Springer International Publishing; 2018:73–99

125. Office of Environmental Health & Safety. Phenol safety fact sheet. Available at: https://ehs.usc.edu/files/phenol-fact-sheet.pdf. Updated 2018. Accessed March 12, 2019

126. Wambier CG, Beltrame FL. Air safety and personal protective equip- ment for phenol-croton oil peels. Dermatol Surg. 2018; 44(7):1035– 1037

127. Linder J. Chemical peels and combination therapies. Plast Surg Nurs. 2013; 33(2):88–91, quiz 92–93

128. Taylor MB, Zaleski-Larsen L, McGraw TA. Single session treatment of rolling acne scars using tumescent anesthesia, 20% trichloracetic acid extensive subcision, and fractional CO_2 laser. Dermatol Surg. 2017; 43 Suppl 1:S70–S74

129. Tung R, Mahoney AM, Novice K, et al. Treatment of lateral canthal rhyt- ides with a medium depth chemical peel with or without pre- treatment with onabotulinum toxin type A: a randomized control trial. Int J Womens Dermatol. 2016; 2(1):31–34

130. Landau M. Combination of chemical peelings with botulinum toxin injections and dermal fillers. J Cosmet Dermatol. 2006; 5(2): 121–126

131. Quaedvlieg PJF, Ostertag JU, Krekels GA, Neumann HAM. Delayed wound healing after three different treatments for widespread ac- tinic keratosis on the atrophic bald scalp. Dermatol Surg. 2003; 29 (10):1052–1056, discussion 1056

132. Champlain A, Reserva J, Webb K, et al. Cosmetic dermatology training during residency: outcomes of a resident-reported survey. Dermatol Surg. 2018; 44(9):1216–1219

El sector tecnológico: láseres y dispositivos basados en luz

Yiping Xing, Derek Hsu, Murad Alam y Jeremy A. Brauer

Resumen

Los láseres y las terapias basadas en luz son herramientas poderosas y versátiles que no requieren cirugía y se pueden utilizar para tratar una amplia gama de condiciones dermatológicas médicas y estéticas, incluyendo varias que son más comunes en los hombres. A medida que aumenta el número de pacientes masculinos que buscan procedimientos estéticos no invasivos, será esencial adaptar las metodologías de tratamiento para tener en cuenta las diferencias anatómicas y las preferencias específicas de género, con el fin de optimizar los resultados y aumentar la satisfacción del paciente. En este capítulo revisaremos las principales clases de láseres según la indicación clínica, con especial atención a su uso en hombres.

Palabras clave: láseres, láseres en hombres, eliminación de vello con láser, eliminación de tatuajes con láser, rejuvenecimiento con láser, láseres vasculares.

7.1 Antecedentes

La demanda de procedimientos cosméticos quirúrgicos y no quirúrgicos ha aumentado drásticamente en la última década, con un estimado de 18,100,000 procedimientos realizados solo en 2019.[1] Aunque el número total de procedimientos cosméticos anuales ha aumentado en un 44.8% desde 2009, los procedimientos mínimamente invasivos representan el 94.6% de este aumento, y los tratamientos con láser y basados en luz abarcan una parte significativa de este crecimiento.[1,2]

Aunque el mercado cosmético está compuesto principalmente por pacientes femeninas, el interés en los procedimientos estéticos también ha aumentado constantemente entre los pacientes masculinos, con un total de 1,300,000 procedimientos estéticos realizados en 2019, según la Sociedad Americana de Cirujanos Plásticos.[1] Los procedimientos mínimamente invasivos representaron la gran mayoría de este volumen (83.7%), y la eliminación de vello con láser (LHR) y el rejuvenecimiento de la piel con láser ocuparon el segundo y sexto lugar, respectivamente, entre los procedimientos más populares entre los pacientes masculinos.[1]

Una multitud de factores contribuyen al creciente interés en las terapias con láser y basadas en luz entre los pacientes masculinos. Los avances en el campo de las terapias con láser y basadas en luz han proporcionado a los pacientes estéticos una opción mínimamente invasiva para tratar una amplia gama de preocupaciones cosméticas cutáneas, incluyendo varias condiciones que son más comunes o más graves en la población masculina, como las cicatrices del acné, las arrugas, la pseudofoliculitis barbae (PFB) y la rinofima.[3] Estos procedimientos a menudo pueden brindar resultados naturales significativos pero sutiles, al tiempo que ofrecen un tiempo de inactividad mínimo y un riesgo reducido, características que se han destacado en investigaciones recientes como consideraciones importantes para los pacientes estéticos masculinos.[4,5] Además, los autores opinan que las terapias con láser y basadas en luz tienen un menor riesgo

de feminizar el rostro en comparación con otras modalidades mínimamente invasivas, como los rellenos dérmicos inyectables.

A medida que la conciencia y la aceptación social de los procedimientos cosméticos continúan aumentando entre los pacientes masculinos, es esencial que los profesionales de la salud comprendan no solo las capacidades y limitaciones de las diferentes opciones de tratamiento disponibles, sino también las sutilezas distintivas de la anatomía facial masculina. Adaptar los protocolos de tratamiento para tener en cuenta estas diferencias y apreciar los diversos objetivos de tratamiento de diferentes grupos demográficos de pacientes conducirá a una mejora en los resultados cosméticos y la satisfacción del paciente.[6] En este capítulo revisaremos estos temas en relación con las terapias con láser y basadas en luz.

7.2 Anatomía y fisiología

Como el órgano más grande del cuerpo humano, la piel está compuesta por múltiples capas y estructuras complejas que cumplen diversas funciones de barrera, inmunológicas, termorreguladoras y sensoriales.[7,8] Está bien establecido que las diferencias genéticas y hormonales contribuyen a las diferencias biofísicas subyacentes relacionadas con el sexo en la estructura y función cutánea.[9] Estas diferencias pueden tener implicaciones no solo en la prevalencia y patogénesis de ciertas enfermedades de la piel, sino también en los protocolos de tratamiento y las intervenciones cosméticas. El conocimiento de estas diferencias de género subyacentes es esencial al realizar terapias con láser y basadas en luz en hombres.

Varios estudios han demostrado que el grosor dérmico de la piel es mayor en los hombres en comparación con las mujeres en todas las edades y regiones anatómicas.[8,10,11] Además, mientras que el grosor de la piel disminuye linealmente con el tiempo en los hombres, se ha demostrado que se mantiene constante en las mujeres hasta la quinta década, después de lo cual disminuye constantemente.[10] Estas observaciones se han atribuido a la influencia de las hormonas sexuales en la producción de colágeno, que se ha demostrado que se correlaciona directamente con el grosor de la piel tanto en modelos animales como en humanos.[8,11-13] Por el contrario, los hombres tienden a tener menos tejido adiposo subcutáneo, lo que, combinado con músculos más fuertes de la expresión facial, puede llevar a arrugas dinámicas más severas en ciertas áreas como la frente.[5,14,15] Además, los hombres pueden presentar arrugas más profundas al principio porque tienden a buscar tratamiento cosmético en etapas más tardías en comparación con las mujeres.[5] Para lograr un resultado cosmético comparable en los hombres, pueden ser necesarios protocolos más agresivos o un mayor número de tratamientos con láser y basados en luz.

Los hombres también tienen una mayor densidad de microvasos dérmicos, lo que resulta en una mayor perfusión arterial de la piel facial en reposo. Esta perfusión está especialmente aumentada en la parte inferior del rostro, que está altamente vascularizada para soportar los pelos terminales gruesos en la región de la barba.[5,6,16] En consecuencia, los pacientes masculinos experimentan una mayor tasa de complicaciones de sangrado postoperatorio después de someterse a procedimientos quirúrgicos faciales plásticos como la ritidectomía.[17] Del mismo modo, pueden tener un mayor riesgo de hematomas después de ciertos procedimientos con láser.

También existen diferencias relacionadas con el género en las características y distribución del cabello. El efecto de los andrógenos en el crecimiento del cabello en los hombres puede variar según la región anatómica.[9] Los hombres suelen tener una mayor densidad de pelos terminales gruesos en la cara y el cuello en comparación con las mujeres. Por lo tanto, los médicos deben tener en cuenta el riesgo potencial de dañar inadvertidamente los folículos pilosos al realizar procedimientos con láser y basados en luz en la cara y el cuello.

Al igual que con las otras características de la anatomía cutánea masculina discutidas anteriormente, las glándulas sebáceas y ecrinas en la cara también dependen de las hormonas. Los pacientes masculinos adultos generalmente tienen poros más grandes y secretan cantidades significativamente mayores de sebo en comparación con pacientes femeninas de la misma edad, lo que puede explicar por qué los hombres son más propensos a ciertas enfermedades, como el rinofima o el acné más severo que resulta en cicatrices más graves.[8,11,18,19]

La conciencia de estas diferencias anatómicas y fisiológicas relacionadas con el género es importante al asesorar a pacientes masculinos en procedimientos cosméticos y al elaborar planes de tratamiento basados en problemas que optimicen la estética y minimicen los posibles resultados adversos.

7.3 Introducción a los láseres

La mayoría de los láseres modernos en dermatología clínica emplean la teoría de la fototermólisis selectiva, que fue introducida por Anderson y Parrish en 1983.[20] Esta teoría detalla cómo la energía láser pulsada puede aplicarse para dirigirse selectivamente a estructuras específicas en la piel y causar una lesión térmica, minimizando el daño a los tejidos circundantes. Este proceso implica una combinación de absorción selectiva de luz por cromóforos específicos presentes en la piel y la aplicación de una duración de pulso igual o menor al tiempo de relajación térmica (TRT) del tejido objetivo, de modo que la lesión térmica se limite a las regiones deseadas, minimizando los posibles efectos adversos.[20] Además, la fluencia, o densidad de energía, debe ser adecuada para destruir el objetivo previsto.[21]

Los cromóforos clínicamente relevantes pueden ser endógenos o exógenos. Los principales cromóforos endógenos en la piel incluyen agua, melanina y hemoglobina. Los cromóforos exógenos más comunes incluyen pigmentos de tatuajes. La mayoría de los láseres disponibles en la actualidad emiten energía a longitudes de onda específicas que corresponden al espectro de absorción de uno o más de estos cromóforos.[22] Es importante destacar que la interacción láser-piel es compleja y depende de varios factores adicionales, como el tamaño, la profundidad y el entorno circundante del tejido objetivo.[23] Estos elementos anatómicos, que pueden variar significativamente según el género, también deben tenerse en cuenta al seleccionar los parámetros del láser, como la longitud de onda, la duración del pulso, el tamaño del punto y la fluencia.

Los láseres se pueden clasificar ampliamente según sus objetivos y aplicaciones clínicas. En las siguientes secciones, revisaremos las principales clases de láseres y sus aplicaciones clínicas comunes en pacientes estéticos masculinos.

7.3.1 Láseres de *resurfacing*

Los avances en la tecnología de *resurfacing* con láser han proporcionado a los cirujanos láser herramientas no quirúrgicas poderosas para abordar una amplia gama de preocupaciones estéticas cutáneas, como el fotoenvejecimiento, las arrugas, la despigmentación, las cicatrices, incluyendo cicatrices hipertróficas y queloides, y lesiones cutáneas superficiales. Los láseres de *resurfacing* modernos se pueden clasificar ampliamente en dos clases principales: ablativos y no ablativos, ambos de los cuales se pueden subdividir aún más en formas fraccionadas y tradicionales o de campo completo.[24] En general, las técnicas de *resurfacing* ablativas vaporizan la epidermis, lo que conlleva tiempos de recuperación prolongados, pero en muchos casos producen resultados cosméticos más dramáticos. Las técnicas no ablativas preservan la epidermis y, por lo tanto, se asocian con tiempos de recuperación más cortos y menos efectos secundarios.

7.3.2 Láseres de *resurfacing* ablativos

Los láseres de *resurfacing* ablativos tradicionales incluyen el láser de dióxido de carbono (CO_2) de 10.600 nm y el láser de erbium:yttrium aluminum garnet (Er:YAG) de 2.940 nm. Los láseres de CO_2 emiten luz a una longitud de onda absorbida por el agua en el tejido cutáneo, lo que provoca un sobrecalentamiento del agua y la destrucción de toda la epidermis y una parte variable de la dermis hasta una profundidad controlada.[25] La lesión térmica también se extiende al tejido adyacente, causando necrosis por coagulación en el área directamente contigua al tejido ablacionado.[26] Más lejos de la interacción directa, hay daño térmico reversible, que provoca una contracción del colágeno inducida por el calor y conduce a una piel más firme y suave durante el proceso de cicatrización.[26,27]

Los láseres ablativos de CO_2 tradicionales de campo completo eran altamente eficaces para el tratamiento de la piel fotoenvejecida; sin embargo, presentaban un notable riesgo de efectos secundarios posteriores al tratamiento, como edema, eritema prolongado, malestar por quemadura, alteración pigmentaria, incluyendo hipopigmentación permanente de aparición tardía, infección y cicatrización.[27–30] En un análisis retrospectivo de 500 pacientes sometidos a *resurfacing* cutáneo con láser de CO_2 por un único operador, el 100% de los pacientes desarrollaron eritema postoperatorio que duró en promedio varios meses, y el 37% de los pacientes desarrollaron hiperpigmentación que duró en promedio 32 días después de la cirugía.[28] El riesgo de alteración pigmentaria posterior al procedimiento es mayor en pacientes con tipo de piel Fitzpatrick IV o superior (**Fig. 7-1**).[28,31]

El láser de Er:YAG se desarrolló después de los láseres de CO_2 en un intento de conservar los beneficios del *resurfacing* láser ablativo de CO_2 mientras se disminuyen los efectos secundarios. El láser de Er:YAG emite luz infrarroja cercana

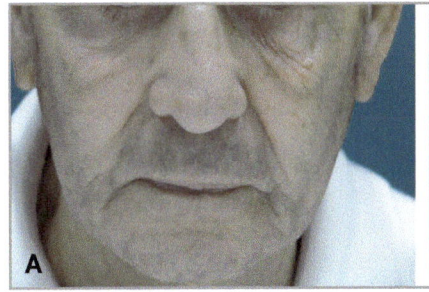 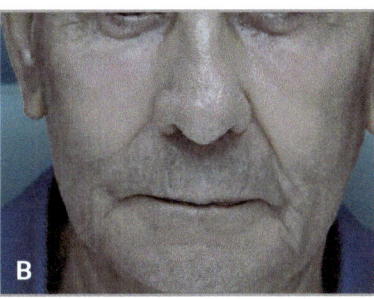

Figura 7-1. (A) Laxitud del párpado inferior y fotoenvejecimiento (antes del tratamiento). (B) Después del tratamiento después de una sesión con láser ablativo de CO_2 de campo completo de 10.600 nm. (Cortesía de Jose Raul Montes, MD).

a una longitud de onda de 2.940 nm, lo que produce un coeficiente de absorción de agua 16 veces mayor que el láser de CO_2.[32] Dado que la epidermis está compuesta predominantemente de agua, la gran mayoría de la energía láser se absorbe de manera superficial. Esto corresponde a una ablación más superficial con menos daño térmico circundante en la dermis. Por lo tanto, el láser de Er:YAG produce menos coagulación dérmica y puede estar asociado con una peor hemostasia intraoperatoria.[25] Aunque el láser de Er:YAG era efectivo para objetivos superficiales y ofrecía un tiempo de recuperación más rápido, era menos efectivo que los láseres de CO_2 para tratar arrugas profundas y laxitud cutánea, controlando la fluencia por pulso y el número de pasadas.[26] En consecuencia, a menudo es necesario aumentar la duración del pulso o el número de pasadas para lograr la profundidad deseada de daño térmico y el resultado clínico.[33,34] Un estudio retrospectivo encontró perfiles de efectos secundarios similares y tiempos de cicatrización comparables en 100 pacientes sometidos a *resurfacing* cutáneo con láser de CO_2 de una sola pasada o láser de Er:YAG de pulso largo y múltiples pasadas.[33]

La tecnología ablativa fraccionada ha reemplazado en gran medida a los láseres tradicionales de *resurfacing* ablativo de campo completo, los cuales, aunque muy efectivos, se veían afectados por su significativa morbilidad post-tratamiento y perfiles de efectos secundarios. El *resurfacing* ablativo fraccionado emplea el concepto de fototermólisis fraccionada, que implica la creación de columnas verticales de ablación epidérmica y dérmica, también conocidas como zonas de tratamiento microscópicas (MTZs), rodeadas de tejido no lesionado a intervalos regularmente espaciados.[35] Solo una fracción de la piel se trata en una sesión individual, y la presencia de tejido adyacente no afectado ofrece un reservorio viable de células madre cutáneas, lo cual puede facilitar una rápida reepitelización.[36] Como resultado, los métodos ablativos fraccionados tienden a tener menos efectos secundarios post-tratamiento y menos tiempo de inactividad en comparación con el *resurfacing* láser ablativo de campo completo tradicional, al tiempo que ofrecen resultados cosméticos significativos.[24,37,38] Por lo tanto, el *resurfacing* cutáneo con láser ablativo fraccionado de CO_2 o Er:YAG puede ser una opción para hombres con arrugas más profundas, elastosis solar significativa o laxitud cutánea. Sin embargo, es importante tener en cuenta que aunque los láseres ablativos fraccionados son más seguros que sus contrapartes no fraccionadas, aún conllevan un mayor riesgo y tiempo de recuperación en comparación con los láseres fraccionados no ablativos, que se han convertido en el estándar contemporáneo para el *resurfacing* cutáneo.[39] Cabe destacar que se han reportado eritemas prolongados de hasta 2 meses, lo cual puede ser particularmente desafiante para los pacientes masculinos, quienes normalmente no usan maquillaje para disimular la piel.[36]

Además de la fotorejuvenecimiento, los láseres ablativos se pueden utilizar para tratar el rinofima, una complicación cosméticamente desfigurante de la rosácea que afecta casi exclusivamente a pacientes masculinos en una proporción de 30:1 en comparación con los pacientes femeninos.[40] El rinofima se caracteriza por un aumento bulboso progresivo de la nariz, hiperplasia de las glándulas sebáceas, poros dilatados, hipervasculación y fibrosis.[41] Aunque en sí mismo es una entidad benigna, el rinofima a menudo puede ser angustiante psicológicamente y causar problemas funcionales como obstrucción nasal en etapas tardías.[42] El manejo puede ser difícil y generalmente requiere procedimientos quirúrgicos o destructivos. Los láseres ablativos de CO_2 y Er:YAG de campo completo y fraccionados han demostrado ser tolerables, efectivos y proporcionar resultados comparables a la electrocirugía (Fig. 7-2).[43,44,45,46]

7.3.3 Láseres de *resurfacing* no ablativos

Los láseres originales de *resurfacing* no ablativos ingresaron al ámbito clínico a fines de la década de 1990 en respuesta a las preocupaciones sobre el tiempo prolongado de recuperación y las complicaciones post-tratamiento asociadas con los láseres ablativos de campo completo tradicionales.[24,29] El *resurfacing* no ablativo se basa en la premisa de que la lesión térmica dérmica es el catalizador para la formación, remodelación y contracción del colágeno, y por lo tanto, la base para la mejora clínica observada con los láseres de *resurfacing* ablativos.[47] Los láseres no ablativos que tradicionalmente se utilizaban con fines de *resurfacing* emitían luz a longitudes de onda que eran absorbidas por la oxihemoglobina en la vasculatura dérmica (585-595 nm) o el agua dérmica (1.000-1.500 nm)[21,47] o los láseres de tinte pulsado de 585 y 595 nm se han probado con fines de *resurfacing* cutáneo, y aunque son bien tolerados, su uso en esta capacidad es limitado debido a resultados inconsistentes y poco impresionantes en general.[48,49] El láser de neodimio:itrio-aluminio-granate (Nd:YAG) de 1.320 nm de pulso largo fue el primer láser comercializado exclusivamente para el *resurfacing* cutáneo no ablativo.[50] En esta longitud de onda infrarroja, la absorción por el tejido epidérmico superficial es relativamente débil, lo que permite una penetración de energía más profunda en la dermis. Los sistemas no ablativos también utilizan dispositivos de enfriamiento concomitantes para prevenir aún más el calentamiento y el daño epidérmico. Debido a que se preserva la epidermis, el tiempo de inactividad y el riesgo de efectos secundarios son mínimos.

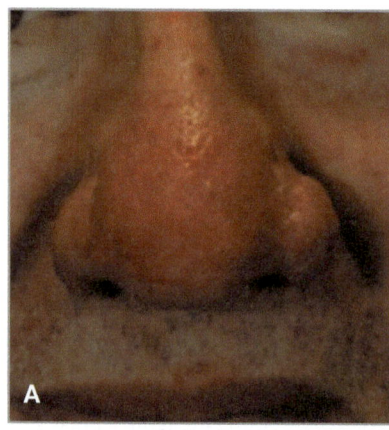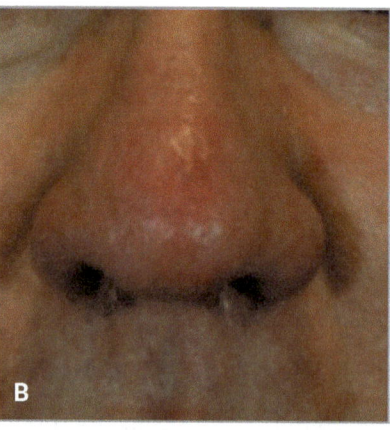

Figura 7-2. (A) Rinofima (antes del tratamiento). **(B)** Después del tratamiento después de una sesión con láser ablativo de CO_2 de campo completo de 10.600 nm. (Cortesía de Jennifer L. MacGregor, MD).

Aunque varios estudios han demostrado una mejora clínica en la apariencia de arrugas leves a moderadas y cicatrices de acné con el láser Nd:YAG de 1.320 nm, los efectos son generalmente leves en comparación con sus contrapartes ablativas y requieren múltiples sesiones para lograrlo.[51,52,53] Otros láseres infrarrojos que se han utilizado para el *resurfacing* cutáneo no ablativo incluyen el Nd:YAG de 1.064 nm, el diodo de 1.450 nm y el láser de erbium:vidrio de 1.540 nm. Estos sistemas también presentan perfiles de efectos secundarios similares y limitaciones en la eficacia.

El primer dispositivo de *resurfacing* fraccionado disponible comercialmente fue el láser fraccionado no ablativo, que desde entonces se ha convertido en la clase más popular y ampliamente utilizada de láseres de *resurfacing*, especialmente en pacientes masculinos.[54] Los láseres fraccionados no ablativos son más efectivos que sus predecesores no ablativos, al tiempo que ofrecen una recuperación más rápida y un perfil de efectos secundarios más tolerable en comparación con el *resurfacing* ablativo.[32]

Hombres y mujeres pueden buscar tratamientos de láser de *resurfacing* por diferentes razones. Una revisión retrospectiva de la experiencia de un solo dermatólogo durante un período de 14 meses encontró que la preocupación más común entre los hombres que buscan *resurfacing* fraccionado no ablativo eran las cicatrices de acné, representando el 44% de los pacientes masculinos en comparación con solo el 14% de los pacientes femeninos.[54] Esto se correlaciona con la mayor prevalencia de acné nodulocístico severo en hombres, probablemente debido a los efectos de los andrógenos en la piel.[55] Varios estudios han corroborado la seguridad y eficacia del láser fraccionado de fibra de erbium de 1.550 nm en el tratamiento de cicatrices de acné, incluidos pacientes de tipos de piel Fitzpatrick IV a VI.[56,57]

Mejorar la apariencia de la piel fotoenvejecida es otra razón común por la cual tanto los pacientes masculinos como femeninos pueden buscar tratamientos de *resurfacing*.[54] Múltiples longitudes de onda utilizadas en dispositivos fraccionados no ablativos, como 1.470, 1.540, 1.550 y 1.927 nm, han demostrado ser efectivas para los hombres que desean mejorar la textura, tono y pigmentación de la piel fotoenvejecida. Un dispositivo ofrece tanto las longitudes de onda de 1.550 como de 1.927 nm, ya que la longitud de onda de 1.550 nm es más efectiva para dirigirse a la elastosis solar y estimular la neocolagénesis, ya que penetra más profundamente en la dermis, mientras que la longitud de onda de 1.927 nm se dirige a las estructuras superficiales de la piel y ha demostrado mejorar la pigmentación, así como tratar queratosis actínicas.[58,59] El daño actínico es significativamente más prevalente en hombres, especialmente entre los hombres mayores con alopecia androgenética.[60] Los resultados de un estudio prospectivo y multicéntrico sugieren que la combinación de longitudes de onda en un solo tratamiento es un tratamiento seguro y efectivo para abordar las secuelas más profundas y superficiales de la piel fotoenvejecida.[58]

Los láseres con duración de pulso en picosegundos, como el láser de alejandrita de 755 nm con una matriz de lentes difractivas y el láser dual de 532 y 1.064 nm con divisor de haz holográfico, también se han demostrado como una opción segura y efectiva para el tratamiento de cicatrices de acné y fotoenvejecimiento facial, incluso en tonos de piel más oscuros.[61,62,63,64] Aunque los láseres con duración de pulso en picosegundos se desarrollaron originalmente con la eliminación de tatuajes y pigmentación en mente, la combinación con una matriz de lentes difractivas permite que el pulso de picosegundos se distribuya en pocos haces altamente concentrados rodeados de áreas de fondo con baja energía térmica. La acción única de estos haces de alta energía promueve la neocolagénesis sin ablación con efectos secundarios mínimos y tiempo de inactividad, con eritema post-tratamiento que dura solo varias horas.[62,63,65]

7.4 Pigmentación

7.4.1 Depilación láser

En 2019, la depilación láser fue el segundo procedimiento cosmético no invasivo más popular entre los hombres, con más de 170,000 procedimientos realizados.[1] Esto representa un aumento del 100% desde 2000.[1,66] Para los hombres, las áreas más comúnmente tratadas incluyen el cuello, el pecho y la espalda. El cromóforo objetivo en la depilación láser es la melanina en el tallo del cabello, que, al absorber suficiente energía láser, inducirá una lesión térmica en las células madre del cabello cercanas en el bulbo y la papila del cabello.[67]

La melanina no muestra un pico de absorción único. Más bien, absorbe longitudes de onda de 400 a 1,200 nm, con una mayor absorción en el extremo inferior de este espectro.[68] En consecuencia, los láseres que emiten luz a longitudes de onda más bajas tienen un mayor riesgo de daño epidérmico y la subsiguiente aparición de despigmentación o cicatrices, especialmente en personas con tonos de piel más oscuros.[69] Aunque el candidato ideal para la depilación láser puede ser un paciente con piel clara y cabello terminal oscuro, el uso de láseres de longitud de onda más larga y enfriamiento epidérmico concomitante puede disminuir el riesgo de lesiones epidérmicas en pacientes con tonos de piel más oscuros. Por el contrario, los láseres de longitud de onda más larga son menos efectivos para destruir el cabello ligeramente pigmentado o más delgado debido a una absorción de melanina relativamente más débil.

Se han utilizado varios láseres y terapias basadas en luz en un amplio rango de longitudes de onda para la destrucción fototérmica de la unidad folicular, incluyendo el láser de rubí de 694 nm de pulso largo, el láser de alejandrita de 755 nm, el láser de diodo de 810 nm, el láser Nd:YAG de 1,064 nm y la luz pulsada intensa (IPL). El perfil beneficio-riesgo de estos láseres varía y depende de las características específicas de cada paciente. Es importante destacar que, debido a que los hombres tienden a tener cabello terminal más grueso y una mayor densidad de cabello, pueden tener un mayor riesgo de efectos secundarios debido a una mayor absorción de energía en las áreas tratadas.

Aunque se utiliza menos en la práctica actual, el láser de rubí de pulso largo fue uno de los primeros láseres aprobados para la depilación láser. Con una longitud de onda de emisión de 694 nm, la luz del láser de rubí es absorbida ávidamente por la melanina y no penetra profundamente en la piel, lo que limita su uso en pacientes con tonos de piel más oscuros, especialmente durante los meses de verano, debido al alto riesgo de ampollas, quemaduras y alteración pigmentaria.[70]

El láser de alejandrita de 755 nm es una opción popular y efectiva para pacientes con tipos de piel Fitzpatrick I a III. A 755 nm, el láser de alejandrita penetra más profundamente que el láser de rubí de 694 nm y, por lo tanto, teóricamente es más seguro en tipos de piel más oscuros; sin embargo, un estudio retrospectivo que examinó los perfiles de efectos secundarios de diferentes láseres de depilación en tipos de piel Fitzpatrick I a V encontró que el láser de alejandrita de 755 nm estaba asociado con un mayor riesgo de efectos secundarios en comparación con el láser Nd:YAG de 1,064 nm.[70] Por lo tanto, se recomienda precaución en pacientes con tonos de piel más oscuros.

El láser de diodo de 810 nm también es una opción popular y efectiva para la depilación láser.[71,72] En un estudio comparativo de pacientes sometidos a depilación láser con láseres de diodo, Nd:YAG y alejandrita, el láser de diodo y el láser de alejandrita fueron más efectivos que el láser Nd:YAG, un hallazgo que fue estadísticamente significativo.[73] Mientras tanto, no hubo diferencias estadísticamente significativas

entre los láseres de diodo y alejandrita.[73] Las versiones más nuevas del láser de diodo ofrecen tamaños de punto más grandes, lo que permite un tratamiento rápido de áreas más grandes como el pecho y la espalda.[74] Aunque generalmente se cree que los láseres de diodo son más seguros que sus contrapartes de menor longitud de onda, persisten algunas preocupaciones sobre el daño epidérmico colateral no deseado en personas con tonos de piel más oscuros (Fig. 7-3).

El láser Nd:YAG de 1,064 nm es seguro para pacientes de todos los tipos de piel Fitzpatrick, ya que fue desarrollado específicamente para pacientes con piel más oscura.[75] El Nd:YAG es un láser efectivo para la depilación láser; sin embargo, aunque puede tener un perfil de efectos secundarios más favorable, como se mencionó anteriormente, puede no ser tan eficaz como el láser de diodo o el láser de alejandrita.[70,73]

Aunque muchos hombres pueden buscar la depilación láser para la eliminación cosmética del vello no deseado, la depilación láser también puede ser un tratamiento efectivo para afecciones médicas que afectan predominantemente a los hombres, como la foliculitis de la barba (PFB) y el acne *keloidalis nuchae* (AKN). La PFB es una afección inflamatoria crónica común que afecta entre el 45 y el 83% de los hombres de ascendencia africana.[76] La enfermedad se caracteriza por pápulas y pústulas inflamatorias que se forman como resultado de la retención cutánea de pelos recién cortados, gruesos y rizados. Con el tiempo, la inflamación crónica puede causar cicatrices significativas e hiperpigmentación.[77] En muchos casos, el tratamiento médico puede no ser adecuado, especialmente cuando no es posible realizar modificaciones en los hábitos de afeitado. De manera similar, el AKN es otra afección inflamatoria crónica en la que se desarrollan pápulas y pústulas basadas en los folículos en el cuero cabelludo occipital y la nuca posterior, predominantemente en hombres de ascendencia africana, que, si no se tratan, resultan en la formación de placas queloides.[78,79] Dado que tanto la PFB como el AKN son más comunes en pacientes con tonos de piel más oscuros, los láseres de longitud de onda más larga son el dispositivo de depilación láser de elección.

7.4.2 Eliminación de tatuajes

Aunque los tatuajes suelen ser permanentes, algunos pacientes desean eliminarlos debido a cambios personales o profesionales. La eliminación de tatuajes con láser es un procedimiento común en Estados Unidos, con más de 160,000 procedimientos realizados en 2019.[1] En la eliminación de tatuajes, el pigmento del tatuaje colocado externamente actúa como el cromóforo objetivo. Por lo tanto, la eliminación puede ser un proceso complejo, ya que los tatuajes suelen ser policromáticos

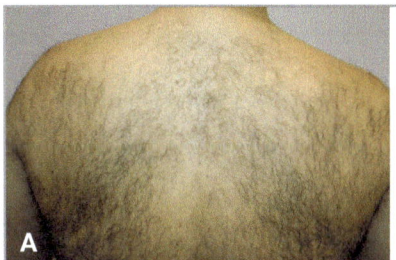
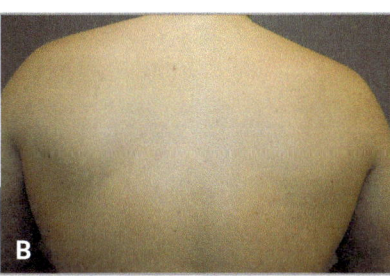

Figura 7-3. (A) Vello indeseado (antes del tratamiento). **(B)** Después del tratamiento después de seis sesiones con un Nd:YAG de 1064 nm. (Cortesía de Shino Bay Aguilera, DO).

Tabla 7-1. Láseres correspondientes a diferentes pigmentos de tatuajes

Colores	Láseres
Negro, azul	Alejandrita QS/PS, Nd:YAG QS/PS de 1,064 nm Rubí QS
Verde	Alejandrita QS/PS, Rubí QS
Rojo, naranja, amarillo	Nd:YAG QS/PS de 532 nm
Blanco	CO_2, Er:YAG

Abreviaturas: Er:YAG, granate de aluminio de itrio erbio; Nd:YAG, granate de aluminio de itrio neodimio; PS, picosegundo; QS, *Q-switched*.

y los posibles efectos secundarios incluyen reacciones alérgicas, despigmentación y cicatrices.[80] Dependiendo del color del pigmento objetivo y su pico de absorción asociado, se utilizan diferentes longitudes de onda y tipos de láseres. En general, los láseres utilizados para apuntar a los colores comúnmente encontrados se discuten en detalle a continuación (Tabla 7-1).

El estándar histórico para la eliminación de tatuajes ha sido el láser de nanosegundos, *Q-switched* (QS), que utiliza un espejo interno para generar un pulso muy corto.[81] Sin embargo, ahora se prefieren los láseres de duración de pulso de picosegundos (PS) debido a su mayor eficiencia y eficacia en comparación con sus predecesores de nanosegundos.[82,83,84] En una revisión sistemática que evaluó ocho ensayos con 160 participantes, del 69 al 100% de los tatuajes mostraron más del 70% de eliminación del pigmento después de 1 a 10 tratamientos con láser de picosegundos.[81] Aunque a menudo se informaron efectos transitorios leves como eritema y sangrado puntiforme, no se observaron cicatrices permanentes en ninguno de los ensayos.[82] Otros estudios han demostrado tasas de eliminación más altas de tatuajes azules, verdes y amarillos difíciles de tratar con láseres de picosegundos.[85,86]

También es importante tener en cuenta los desafíos y complicaciones que pueden surgir con la eliminación de tatuajes con láser. En general, los tatuajes profesionales son más difíciles de eliminar debido a la colocación más profunda del pigmento.[80] Además, los pigmentos utilizados en los tatuajes pueden ser impuros y pueden ser una amalgama de diferentes sustancias y colores, lo que hace que su respuesta a los procedimientos de eliminación con láser sea algo impredecible.[87]

Una complicación a tener en cuenta al tratar ciertos colores de tatuajes es el oscurecimiento paradójico.[88] Este fenómeno se atribuye parcialmente a la reducción inducida por láser del óxido férrico o dióxido de titanio utilizado en ciertos tintes de tatuajes.[89] El óxido férrico es de color óxido y se utiliza comúnmente en tatuajes de color rojo, rosa y carne.[89] Sin embargo, se vuelve negro azabache cuando se reduce a óxido ferroso.[89] De manera similar, el dióxido de titanio, un compuesto que se ve con frecuencia en tatuajes blancos o de color carne, se vuelve azul en su forma reducida.[90] Estas reacciones son irreversibles y pueden causar alteraciones pigmentarias resistentes al tratamiento. Sin embargo, una serie de casos reciente demostró eficacia en el tratamiento del oscurecimiento paradójico con los láseres de picosegundos de 532 y 1,064 nm.[91]

Algunos tintes de tatuaje pueden contener sales de metal que pueden provocar reacciones alérgicas, lo que hace necesaria la eliminación del tatuaje.[92] Las tintas rojas son comúnmente implicadas, ya que con frecuencia contienen sulfuro mercúrico, aunque se han informado reacciones alérgicas a otros colores.[92,93] Las alergias a los tintes de tatuaje plantean desafíos terapéuticos notables, especialmente con tatuajes más grandes que no se pueden extirpar fácilmente. Aunque los láseres conmutados por Q se han utilizado con éxito en la eliminación de tatuajes alérgicos, se han informado reacciones alérgicas generalizadas después del tratamiento con láser.[94,95,96] Recientemente, se ha demostrado que el *resurfacing* fraccional ablativo es eficaz, ya sea por sí solo o en combinación con láseres conmutados por Q, en la eliminación de tintas de tatuaje y alivio de los síntomas alérgicos.[93] Además, la combinación de *resurfacing* fraccional ablativo con láseres *Q-switched* puede ser sinérgica en la eliminación del pigmento de tatuaje que tradicionalmente es más difícil de eliminar, como el blanco.[97]

Puede ser necesario realizar múltiples tratamientos durante varios meses para lograr una eliminación exitosa del tatuaje. Dado que algunos tatuajes pueden nunca desaparecer por completo, es imperativo discutir las expectativas realistas y la comprensión de las posibles complicaciones y resultados en la consulta inicial.

7.5 Lesiones pigmentadas

Los pacientes masculinos también pueden buscar tratamiento con láser para lesiones epidérmicas y dérmicas que contienen melanina. Las indicaciones comunes incluyen lentigos y efélides, así como formas congénitas y adquiridas de melanocitosis dérmica.

Para lesiones pigmentadas más superficiales en la epidermis, como lentigos y efélides, se ha demostrado que los láseres que emiten longitudes de onda en el extremo inferior del espectro de absorción de melanina, como el Nd:YAG de 532 nm con doblaje de frecuencia (modo normal o *Q-switched*), son eficaces y bien tolerados para pacientes con tipos de piel Fitzpatrick I a IV.[98,99] El láser de rubí *Q-switched* de 694 nm es otra opción para tratar lentigos solares y se ha demostrado que es superior al tratamiento médico con terapia de combinación triple en estudios comparativos.[100]

Para lesiones dérmicas más profundas que contienen melanina, como el nevus de Ota y el nevus de Ito, los láseres de longitud de onda más larga son más eficaces, ya que penetran más profundamente en la piel y pueden afectar al cromóforo objetivo en la dermis. Los láseres de rubí *Q-swtiched* de 694 nm, alexandrita de 755 nm y Nd:YAG de 1,064 nm se han utilizado con éxito para el tratamiento de lesiones dérmicas que contienen melanina, siendo el láser Nd:YAG de 1,064 nm *Q-swtiched* el dispositivo más estudiado hasta la fecha.[101] Sin embargo, un metanálisis reciente señaló que el láser de alexandrita de picosegundos más nuevo puede ser más eficaz que los láseres *Q-swtiched* tradicionales para el tratamiento del nevus de Ota, aunque se necesitan más estudios para corroborar el éxito observado en informes iniciales.[101,102]

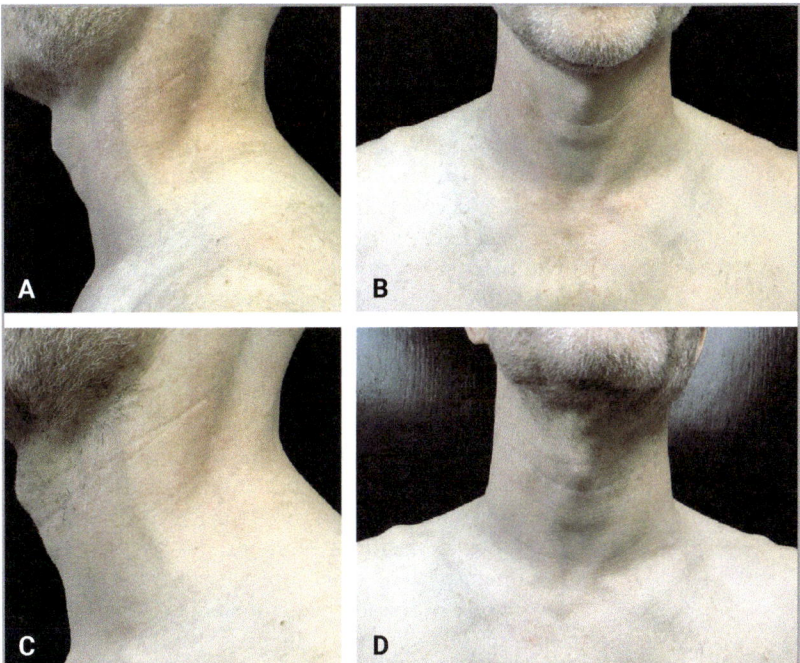

Figura 7-4. (A) y **(B)** Poiquilodermia, daño fotográfico y cicatrices (antes del tratamiento). **(C)** y **(D)** después del tratamiento después de una sesión con láser tuliom fraccional no ablativo de 1927 nm seguido de una sesión de láser de colorante pulsado de 595 nm.

7.6 Láseres vasculares

Los láseres utilizados para el tratamiento de lesiones vasculares se dirigen a la oxihemoglobina, que tiene picos de absorción tanto en la luz visible (418, 542 y 577 nm) como en el espectro infrarrojo (700-1,100 nm).[103] El objetivo de los láseres vasculares es inducir trombosis intravascular minimizando los efectos colaterales, lo que lleva a daño y contracción de los vasos sanguíneos.[104] Los pacientes masculinos suelen buscar tratamiento para eritema facial o telangiectasias, que pueden ser secundarios a daño actínico crónico, genética o afecciones subyacentes como rosácea eritematotelangiectásica o enfermedad del colágeno vascular.[105] Otras indicaciones comunes incluyen poiquilodermia, angiomas, hemangiomas superficiales, manchas de vino de Oporto, cicatrices eritematosas o hipertróficas y queloides (Fig. 7-4).[103]

Es importante destacar que muchas longitudes de onda utilizadas en el tratamiento de lesiones pigmentadas también se utilizan para lesiones vasculares; por lo tanto, se debe tener cuidado adicional para evitar la absorción no deseada por la melanina, especialmente en las longitudes de onda más cortas. Por lo tanto, se utiliza enfriamiento epidérmico mediante pulverización de criógeno o placas de zafiro enfriadas para minimizar este riesgo. Además, se prefieren láseres vasculares que emiten longitudes de onda más largas, especialmente en pacientes con tipos de piel Fitzpatrick IV a VI, donde el riesgo de daño epidérmico y despigmentación es mayor.[106] Además, las longitudes de onda más largas se asocian con una penetración más profunda y, por lo tanto, pueden ser más apropiadas para lesiones vasculares más profundas, mientras que las lesiones vasculares superficiales pueden ser más efectivamente tratadas con longitudes de onda más cortas.[107] El láser de colorante pulsado (PDL), principalmente a una longitud de onda de 595 nm, se considera el estándar de oro para el tratamiento de muchas de las condiciones mencionadas anteriormente y uno de los

láseres vasculares más populares. Tiene un historial sólido de eficacia y seguridad en una amplia gama de lesiones vasculares cutáneas e incluso en poblaciones pediátricas.[108] Los parámetros del láser pueden modificarse según el tamaño de la lesión objetivo, su ubicación y el tipo de piel de Fitzpatrick del paciente. Es importante destacar que las duraciones de pulso cortas tienden a causar púrpura (hematomas visibles). Si bien esto puede acelerar el tiempo de respuesta y disminuir el número total de tratamientos necesarios, la púrpura pueden no ser aceptables estéticamente para ciertos pacientes, especialmente los hombres que prefieren un tiempo de inactividad mínimo y pueden no desear revelar que se han sometido a un procedimiento estético.[5]

Otras opciones para el tratamiento de lesiones vasculares incluyen el láser de fosfato de titanilo de potasio (KTP), que emite una longitud de onda de 532 nm. En un estudio de 647 pacientes con una variedad de lesiones vasculares, principalmente telangiectasias o angiomas en forma de araña, el 77,6% se "eliminó" o "mejoró notablemente" a las 6 semanas después de uno o dos tratamientos. Solo el 5,8% de los pacientes experimentaron efectos adversos, principalmente hinchazón temporal.[109] Debido a que generalmente se evitan los moretones con los láseres KTP, puede ser una opción atractiva para pacientes con telangiectasias faciales, incluso si se necesitan más sesiones de tratamiento para lograr un resultado cosmético deseado.[105]

La longitud de onda de 1.064 nm del láser Nd:YAG no se absorbe tan fácilmente por la oxihemoglobina; sin embargo, su absorción de melanina también es limitada, lo que lo convierte en una opción más segura para pacientes con tipos de piel más oscuros. El láser Nd:YAG es particularmente efectivo para tratar lesiones vasculares más profundas, como venas de las piernas, lagos venosos, venas azules reticulares y las partes más profundas de las manchas de vino de Oporto, que pueden no ser tratadas adecuadamente con láser PDL o KTP.[110]

7.7 Luz Pulsada Intensa

La IPL es una lámpara de destello no láser que emite luz policromática con un amplio espectro de longitudes de onda (500-1.200 nm) que puede dirigirse a múltiples cromóforos.[111] Por lo tanto, es necesario filtrar para seleccionar las longitudes de onda adecuadas y asegurar que se dirija al cromóforo correcto. Si bien se ha informado que IPL es modestamente efectivo para reparar el daño fotográfico y las arrugas tanto a nivel clínico como histológico,[111,112] generalmente se utiliza para el tratamiento de la eritema y la despigmentación. Por ejemplo, IPL es particularmente efectivo en el tratamiento de los componentes vasculares y pigmentados de la poiquilodermia. En un estudio de 135 pacientes que se sometieron a tratamiento con IPL para la poiquilodermia de Civatte, el 82% de los pacientes vieron al menos una reducción del 75% en los cambios de poiquilodermia.[113] IPL también puede ser un tratamiento efectivo para la eliminación del vello cuando se utiliza correctamente[114,115], aunque generalmente se considera menos efectivo que los láseres para esta indicación.

7.8 Conclusión

Los pacientes masculinos representan un segmento importante y en crecimiento de la práctica estética. Las terapias basadas en láser y luz son modalidades de tratamiento atractivas para los pacientes masculinos, que generalmente prefieren procedimientos estéticos no quirúrgicos que sean rápidos, eficientes y tengan un tiempo de recuperación mínimo. Como se describió anteriormente, las terapias basadas en láser y luz han demostrado eficacia en el tratamiento de una amplia gama de indicaciones cosméticas y condiciones que son de particular preocupación para los hombres. El conocimiento de las capacidades y limitaciones de la tecnología existente, las distinciones anatómicas específicas de género y los diversos objetivos de tratamiento de diferentes poblaciones de pacientes es esencial para mejorar los resultados cosméticos y la satisfacción del paciente.

7.9 Consejos

- La interacción entre el láser y la piel es compleja y depende de varios factores anatómicos, como el tamaño, la profundidad y el entorno circundante del tejido objetivo. Estos pueden variar significativamente según el género y también deben tenerse en cuenta al seleccionar los parámetros del láser, como la longitud de onda, la duración del pulso, el tamaño del punto y la fluencia.
- Los láseres de *resurfacing* son herramientas no quirúrgicas potentes que se pueden utilizar para tratar una amplia gama de problemas cutáneos cosméticos en hombres, como el fotoenvejecimiento, las arrugas, la despigmentación, las cicatrices del acné y los tumores benignos cutáneos superficiales.
- Dado su equilibrio entre eficacia y tiempo de recuperación, el láser fraccionado no ablativo se ha convertido en la clase más popular y ampliamente utilizada de láseres de *resurfacing*, especialmente en pacientes masculinos.
- Debido a que los hombres tienden a tener vellos terminales más gruesos y una mayor densidad de vello, pueden correr un mayor riesgo de efectos secundarios debido a la mayor absorción de energía en las áreas tratadas.
- Si bien muchos hombres pueden buscar la depilación láser para eliminar cosméticamente el vello no deseado, la depilación láser también puede ser un tratamiento efectivo para afecciones médicas que afectan predominantemente a los hombres, como la foliculitis de la barba y la pseudofoliculitis de la nuca.
- La eliminación exitosa de tatuajes puede requerir múltiples tratamientos durante varios meses. Dado que algunos tatuajes pueden no desvanecerse por completo, es crucial discutir expectativas realistas y comprender las posibles complicaciones y resultados en la consulta inicial.
- El láser PDL se considera el estándar de oro para el tratamiento de muchas de estas afecciones y uno de los láseres vasculares más populares en pacientes masculinos.
- Dado que muchas longitudes de onda utilizadas en el tratamiento de lesiones pigmentadas y vasculares se superponen, se debe tener especial cuidado para evitar la absorción no deseada por la melanina, especialmente en las longitudes de onda más cortas. Para minimizar este riesgo, se prefieren los láseres vasculares que emiten longitudes de onda más largas (especialmente en pacientes con tipos de piel Fitzpatrick IV a VI) y se debe utilizar enfriamiento epidérmico mediante aerosol de criógeno o placas de zafiro enfriadas.
- A diferencia de los láseres, la IPL emite luz policromática con un amplio espectro de longitudes de onda que pueden dirigirse a múltiples cromóforos y es particularmente efectivo en el tratamiento de la poiquilodermia, que tiene componentes vasculares y pigmentados.

Referencias

1. American Society of Plastic Surgeons. Plastic Surgery Statistics Re- port. ASPS National Clearinghouse of Plastic Surgery Procedural Statistics. American Society of Plastic Surgeons: Arlington Heights, IL; 2019
2. American Society of Plastic Surgeons. Plastic Surgery Statistics Report. ASPS National Clearinghouse of Plastic Surgery Procedural Sta- tistics. American Society of Plastic Surgeons: Arlington Heights, IL; 2009
3. Cohen BE, Bashey S, Wysong A. Literature review of cosmetic procedures in men: approaches and techniques are gender specific. Am J Clin Dermatol. 2017; 18(1):87–96
4. Montes JR, Santos E. Evaluation of men's trends and experiences in aesthetic treatment. J Drugs Dermatol. 2018; 17(9):941–946
5. Keaney TC, Anolik R, Braz A, et al. The male aesthetic patient: facial anatomy, concepts of attractiveness, and treatment patterns. J Drugs Dermatol. 2018; 17(1):19–28
6. Farhadian JA, Bloom BS, Brauer JA. Male aesthetics: a review of facial anatomy and pertinent clinical implications. J Drugs Dermatol. 2015; 14(9):1029–1034
7. Boer M, Duchnik E, Maleszka R, Marchlewicz M. Structural and biophysical characteristics of human skin in maintaining proper epidermal barrier function. Postepy Dermatol Alergol. 2016; 33(1):1–5
8. Rahrovan S, Fanian F, Mehryan P, Humbert P, Firooz A. Male versus female skin: what dermatologists and cosmeticians should know. Int J Womens Dermatol. 2018; 4(3):122–130
9. Tur E. Physiology of the skin: differences between women and men. Clin Dermatol. 1997; 15(1):5–16
10. Shuster S, Black MM, McVitie E. The influence of age and sex on skin thickness, skin collagen and density. Br J Dermatol. 1975; 93(6): 639–643
11. Bailey SH, Oni G, Brown SA, et al. The use of non-invasive instru- ments in characterizing human facial and abdominal skin. Lasers Surg Med. 2012; 44(2):131–142

12. Brincat M, Kabalan S, Studd JW, Moniz CF, de Trafford J, Montgomery J. A study of the decrease of skin collagen content, skin thickness, and bone mass in the postmenopausal woman. Obstet Gynecol. 1987; 70 (6):840–845

13. Markova MS, Zeskand J, McEntee B, Rothstein J, Jimenez SA, Siracusa LD. A role for the androgen receptor in collagen content of the skin. J Invest Dermatol. 2004; 123(6):1052–1056

14. Tsukahara K, Hotta M, Osanai O, Kawada H, Kitahara T, Takema Y. Gender-dependent differences in degree of facial wrinkles. Skin Res Technol. 2013; 19(1):e65–e71

15. Keaney TC, Alster TS. Botulinum toxin in men: review of relevant anatomy and clinical trial data. Dermatol Surg. 2013; 39(10): 1434–1443

16. Mayrovitz HN, Regan MB. Gender differences in facial skin blood perfusion during basal and heated conditions determined by laser Dop- pler flowmetry. Microvasc Res. 1993; 45(2):211–218

17. Baker DC, Stefani WA, Chiu ES. Reducing the incidence of hematoma requiring surgical evacuation following male rhytidectomy: a 30-year review of 985 cases. Plast Reconstr Surg. 2005; 116(7):1973–1985, discussion 1986–1987

18. Pochi PE, Strauss JS. Endocrinologic control of the development and activity of the human sebaceous gland. J Invest Dermatol. 1974; 62 (3):191–201

19. Cribier B. Rosacea under the microscope: characteristic histological findings. J Eur Acad Dermatol Venereol. 2013; 27(11):1336–1343

20. Anderson RR, Parrish JA. Selective photothermolysis: precise micro- surgery by selective absorption of pulsed radiation. Science. 1983; 220(4596):524–527

21. Tanzi EL, Lupton JR, Alster TS. Lasers in dermatology: four decades of progress. J Am Acad Dermatol. 2003; 49(1):1–31, quiz 31–34

22. Alster TS, Lupton JR. Lasers in dermatology. An overview of types and indications. Am J Clin Dermatol. 2001; 2(5):291–303

23. Carroll L, Humphreys TR. LASER-tissue interactions. Clin Dermatol. 2006; 24(1):2–7

24. Preissig J, Hamilton K, Markus R. Current laser resurfacing technologies: a review that delves beneath the surface. Semin Plast Surg. 2012; 26(3):109–116

25. Khatri KA, Ross V, Grevelink JM, Magro CM, Anderson RR. Comparison of erbium:YAG and carbon dioxide lasers in resurfacing of facial rhytids. Arch Dermatol. 1999; 135(4):391–397

26. Fitzpatrick RE, Goldman MP, Satur NM, Tope WD. Pulsed carbon dioxide laser resurfacing of photo-aged facial skin. Arch Dermatol. 1996; 132(4):395–402

27. Hruza GJ, Dover JS. Laser skin resurfacing. Arch Dermatol. 1996; 132 (4):451–455

28. Nanni CA, Alster TS. Complications of carbon dioxide laser resurfacing. An evaluation of 500 patients. Dermatol Surg. 1998; 24 (3):315–320

29. Geronemus RG. Fractional photothermolysis: current and future applications. Lasers Surg Med. 2006; 38(3):169–176

30. Alster TS, Garg S. Treatment of facial rhytids with a high-energy pulsed carbon dioxide laser. Plast Reconstr Surg. 1996; 98(5): 791–794

31. Omi T, Numano K. The role of the CO_2 laser and fractional CO_2 laser in dermatology. Laser Ther. 2014; 23(1):49–60

32. Alexiades-Armenakas MR, Dover JS, Arndt KA. The spectrum of laser skin resurfacing: nonablative, fractional, and ablative laser resurfacing. J Am Acad Dermatol. 2008; 58(5):719–737, quiz 738–740

33. Tanzi EL, Alster TS. Single-pass carbon dioxide versus multiplepass Er:YAG laser skin resurfacing: a comparison of postoperative wound healing and side-effect rates. Dermatol Surg. 2003; 29(1): 80–84

34. Ross EV, McKinlay JR, Sajben FP, et al. Use of a novel erbium laser in a Yucatan minipig: a study of residual thermal damage, ablation, and wound healing as a function of pulse duration. Lasers Surg Med. 2002; 30(2):93–100

35. Manstein D, Herron GS, Sink RK, Tanner H, Anderson RR. Fractional photothermolysis: a new concept for cutaneous remodeling using microscopic patterns of thermal injury. Lasers Surg Med. 2004; 34 (5):426–438

36. Waibel J, Beer K, Narurkar V, Alster T. Preliminary observations on fractional ablative resurfacing devices: clinical impressions. J Drugs Dermatol. 2009; 8(5):481–485

37. Christiansen K, Bjerring P. Low density, non-ablative fractional CO_2 laser rejuvenation. Lasers Surg Med. 2008; 40(7):454–460

38. Trelles MA, Mordon S, Velez M, Urdiales F, Levy JL. Results of frac- tional ablative facial skin resurfacing with the erbium:yttrium- aluminium-garnet laser 1 week and 2 months after one single treatment in 30 patients. Lasers Med Sci. 2009; 24(2):186–194

39. Fife DJ, Fitzpatrick RE, Zachary CB. Complications of fractional CO_2 laser resurfacing: four cases. Lasers Surg Med. 2009; 41(3):179–184

40. Rohrich RJ, Griffin JR, Adams WP, Jr. Rhinophyma: review and update. Plast Reconstr Surg. 2002; 110(3):860–869, quiz 870

41. Madan V, Ferguson JE, August PJ. Carbon dioxide laser treatment of rhinophyma: a review of 124 patients. Br J Dermatol. 2009; 161(4): 814–818

42. Sadick H, Goepel B, Bersch C, Goessler U, Hoermann K, Riedel F. Rhinophyma: diagnosis and treatment options for a disfiguring tumor of the nose. Ann Plast Surg. 2008; 61(1):114–120

43. Greenbaum SS, Krull EA, Watnick K. Comparison of CO_2 laser and electrosurgery in the treatment of rhinophyma. J Am Acad Dermatol. 1988; 18(2, Pt 1):363–368

44. Gjuric M, Rettinger G. Comparison of carbon dioxide laser and electrosurgery in the treatment of rhinophyma. Rhinology. 1993; 31(1): 37–39

45. Comeau V, Goodman M, Kober MM, Buckley C. Fractionated carbon dioxide laser resurfacing as an ideal treatment option for severe rhinophyma: a case report and discussion. J Clin Aesthet Dermatol. 2019; 12(1):24–27

46. Orenstein A, Haik J, Tamir J, et al. Treatment of rhinophyma with Er:YAG laser. Lasers Surg Med. 2001; 29(3):230–235

47. Goldberg DJ. Nonablative dermal remodeling: does it really work? Arch Dermatol. 2002; 138(10):1366–1368

48. Hohenleutner S, Hohenleutner U, Landthaler M. Nonablative wrinkle reduction: treatment results with a 585-nm laser. Arch Dermatol. 2002; 138(10):1380–1381

49. Bjerring P, Clement M, Heickendorff L, Egevist H, Kiernan M. Selective non-ablative wrinkle reduction by laser. J Cutan Laser Ther. 2000; 2 (1):9–15

50. Goldberg DJ. Non-ablative subsurface remodeling: clinical and histologic evaluation of a 1320-nm Nd:YAG laser. J Cutan Laser Ther. 1999; 1(3):153–157

51. Bhatia AC, Dover JS, Arndt KA, Stewart B, Alam M. Patient satisfaction and reported long-term therapeutic efficacy associated with 1,320 nm Nd:YAG laser treatment of acne scarring and photoaging. Derma- tol Surg. 2006; 32(3):346–352

52. Trelles MA, Allones I, Luna R. Facial rejuvenation with a nonablative 1320 nm Nd:YAG laser: a preliminary clinical and histologic evalua- tion. Dermatol Surg. 2001; 27(2):111–116

53. Chan HH, Lam LK, Wong DS, Kono T, Trendell-Smith N. Use of 1,320 nm Nd:YAG laser for wrinkle reduction and the treatment of atrophic acne scarring in Asians. Lasers Surg Med. 2004; 34(2): 98–103

54. Narurkar VA. Nonablative fractional resurfacing in the male patient. Dermatol Ther. 2007; 20(6):430–435

55. Tan JK, Bhate K. A global perspective on the epidemiology of acne. Br J Dermatol. 2015; 172 Suppl 1:3–12

56. Kaushik SB, Alexis AF. Nonablative fractional laser resurfacing in skin of color: evidence-based review. J Clin Aesthet Dermatol. 2017; 10 (6):51–67

57. Cho SB, Lee SJ, Cho S, et al. Non-ablative 1550-nm erbium-glass and ablative 10 600-nm carbon dioxide fractional lasers for acne scars: a randomized split-face study with blinded response evaluation. J Eur Acad Dermatol Venereol. 2010; 24(8):921–925

58. Narurkar VA, Alster TS, Bernstein EF, Lin TJ, Loncaric A. Safety and efficacy of a 1550 nm/1927 nm dual wavelength laser for the treatment of photodamaged skin. J Drugs Dermatol. 2018; 17(1):41–46

59. Weiss ET, Brauer JA, Anolik R, et al. 1927-nm fractional resurfacing of facial actinic keratoses: a promising new treatment option. J Am Acad Dermatol. 2013; 68(1):98–102

60. Flohil SC, van der Leest RJ, Dowlatshahi EA, Hofman A, de Vries E, Nijsten T. Prevalence of actinic keratosis and its risk factors in the general population: the Rotterdam Study. J Invest Dermatol. 2013; 133(8):1971–1978

61. Brauer JA, Kazlouskaya V, Alabdulrazzaq H, et al. Use of a picosecond pulse duration laser with specialized optic for treatment of facial acne scarring. JAMA Dermatol. 2015; 151(3):278–284

62. Wat H, Yee-Nam Shek S, Yeung CK, Chan HH. Efficacy and safety of picosecond 755-nm alexandrite laser with diffractive lens array for

non-ablative rejuvenation in Chinese skin. Lasers Surg Med. 2019; 51 (1):8–13

63. Weiss RA, McDaniel DH, Weiss MA, Mahoney AM, Beasley KL, Halvor- son CR. Safety and efficacy of a novel diffractive lens array using a picosecond 755 nm alexandrite laser for treatment of wrinkles. Lasers Surg Med. 2017; 49(1):40–44

64. Bernstein EF, Schomacker KT, Basilavecchio LD, Plugis JM, Bhawalkar JD. Treatment of acne scarring with a novel fractionated, dual- wavelength, picosecond-domain laser incorporating a novel holo- graphic beam-splitter. Lasers Surg Med. 2017; 49(9):796–802

65. Dierickx C. Using normal and high pulse coverage with picosecond laser treatment of wrinkles and acne scarring: long term clinical observations. Lasers Surg Med. 2018; 50(1):51–55

66. American Society of Plastic Surgeons. Plastic Surgery Statistics Report. ASPS National Clearinghouse of Plastic Surgery Procedural Statistics. Arlington Heights, IL: American Society of Plastic Surgeons; 2000

67. Cotsarelis G, Sun TT, Lavker RM. Label-retaining cells reside in the bulge area of pilosebaceous unit: implications for follicular stem cells, hair cycle, and skin carcinogenesis. Cell. 1990; 61(7):1329–1337

68. Margolis RJ, Dover JS, Polla LL, et al. Visible action spectrum for melanin-specific selective photothermolysis. Lasers Surg Med. 1989; 9(4):389–397

69. Ibrahimi OA, Avram MM, Hanke CW, Kilmer SL, Anderson RR. Laser hair removal. Dermatol Ther (Heidelb). 2011; 24(1):94–107

70. Nanni CA, Alster TS. Laser-assisted hair removal: side effects of Q-switched Nd:YAG, long-pulsed ruby, and alexandrite lasers. J Am Acad Dermatol. 1999; 41(2, Pt 1):165–171

71. Campos VB, Dierickx CC, Farinelli WA, Lin TY, Manuskiatti W, Anderson RR. Hair removal with an 800-nm pulsed diode laser. J Am Acad Dermatol. 2000; 43(3):442–447

72. Lou WW, Quintana AT, Geronemus RG, Grossman MC. Prospective study of hair reduction by diode laser (800 nm) with long-term follow-up. Dermatol Surg. 2000; 26(5):428–432

73. Bouzari N, Tabatabai H, Abbasi Z, Firooz A, Dowlati Y. Laser hair re- moval: comparison of long-pulsed Nd:YAG, long-pulsed alexandrite, and long-pulsed diode lasers. Dermatol Surg. 2004; 30(4, Pt 1):498–502

74. Puri N. Comparative study of diode laser versus neodymium-yttrium aluminum: garnet laser versus intense pulsed light for the treatment of hirsutism. J Cutan Aesthet Surg. 2015; 8(2):97–101

75. Alster TS, Bryan H, Williams CM. Long-pulsed Nd:YAG laser-assisted hair removal in pigmented skin: a clinical and histological evaluation. Arch Dermatol. 2001; 137(7):885–889

76. McMichael AJ. Hair and scalp disorders in ethnic populations. Derma- tol Clin. 2003; 21(4):629–644

77. Nussbaum D, Friedman A. Pseudofolliculitis barbae: a review of current treatment options. J Drugs Dermatol. 2019; 18(3):246–250

78. Dinehart SM, Herzberg AJ, Kerns BJ, Pollack SV. Acne keloidalis: a review. J Dermatol Surg Oncol. 1989; 15(6):642–647

79. Goette DK, Berger TG. Acne keloidalis nuchae. A transepithelial elimination disorder. Int J Dermatol. 1987; 26(7):442–444

80. Khunger N, Molpariya A, Khunger A. Complications of tattoos and tattoo removal: stop and think before you ink. J Cutan Aesthet Surg. 2015; 8(1):30–36

81. Reiter O, Atzmony L, Akerman L, et al. Picosecond lasers for tattoo removal: a systematic review. Lasers Med Sci. 2016; 31(7):1397–1405

82. Ross V, Naseef G, Lin G, et al. Comparison of responses of tattoos to picosecond and nanosecond Q-switched neodymium: YAG lasers. Arch Dermatol. 1998; 134(2):167–171

83. Lorgeou A, Perrillat Y, Gral N, Lagrange S, Lacour JP, Passeron T. Comparison of two picosecond lasers to a nanosecond laser for treating tattoos: a prospective randomized study on 49 patients. J Eur Acad Dermatol Venereol. 2018; 32(2):265–270

84. Herd RM, Alora MB, Smoller B, Arndt KA, Dover JS. A clinical and his- tologic prospective controlled comparative study of the picosecond titanium:sapphire (795 nm) laser versus the Q-switched alexandrite (752 nm) laser for removing tattoo pigment. J Am Acad Dermatol. 1999; 40(4):603–606

85. Brauer JA, Reddy KK, Anolik R, et al. Successful and rapid treatment of blue and green tattoo pigment with a novel picosecond laser. Arch Dermatol. 2012; 148(7):820–823

86. Alabdulrazzaq H, Brauer JA, Bae YS, Geronemus RG. Clearance of yellow tattoo ink with a novel 532-nm picosecond laser. Lasers Surg Med. 2015; 47(4):285–288

87. Tope WD. State and territorial regulation of tattooing in the United States. J Am Acad Dermatol. 1995; 32(5, Pt 1):791–799

88. Kirby W, Chen CL, Desai A, Desai T. Causes and recommendations for unanticipated ink retention following tattoo removal treatment. J Clin Aesthet Dermatol. 2013; 6(7):27–31

89. Anderson RR, Geronemus R, Kilmer SL, Farinelli W, Fitzpatrick RE. Cosmetic tattoo ink darkening. A complication of Q-switched and pulsed-laser treatment. Arch Dermatol. 1993; 129(8):1010–1014

90. Ross EV, Yashar S, Michaud N, et al. Tattoo darkening and non- response after laser treatment: a possible role for titanium dioxide. Arch Dermatol. 2001; 137(1):33–37

91. Bae YS, Alabdulrazzaq H, Brauer J, Geronemus R. Successful treatment of paradoxical darkening. Lasers Surg Med. 2016; 48(5): 471–473

92. Kazandjieva J, Tsankov N. Tattoos: dermatological complications. Clin Dermatol. 2007; 25(4):375–382

93. Ibrahimi OA, Syed Z, Sakamoto FH, Avram MM, Anderson RR. Treatment of tattoo allergy with ablative fractional resurfacing: a novel paradigm for tattoo removal. J Am Acad Dermatol. 2011; 64 (6):1111–1114

94. Ashinoff R, Levine VJ, Soter NA. Allergic reactions to tattoo pigment after laser treatment. Dermatol Surg. 1995; 21(4):291–294

95. Izikson L, Avram M, Anderson RR. Transient immunoreactivity after laser tattoo removal: report of two cases. Lasers Surg Med. 2008; 40 (4):231–232

96. Antony FC, Harland CC. Red ink tattoo reactions: successful treatment with the Q-switched 532 nm Nd:YAG laser. Br J Dermatol. 2003; 149 (1):94–98

97. Weiss ET, Geronemus RG. Combining fractional resurfacing and Q-switched ruby laser for tattoo removal. Dermatol Surg. 2011; 37(1): 97–99

98. Rashid T, Hussain I, Haider M, Haroon TS. Laser therapy of freckles and lentigines with quasi-continuous, frequency-doubled, Nd:YAG (532 nm) laser in Fitzpatrick skin type IV: a 24-month follow-up. J Cosmet Laser Ther. 2002; 4(3–4):81–85

99. Kilmer SL, Wheeland RG, Goldberg DJ, Anderson RR. Treatment of epidermal pigmented lesions with the frequency-doubled Q- switched Nd:YAG laser. A controlled, single-impact, dose-response, multicenter trial. Arch Dermatol. 1994; 130(12):1515–1519

100. Imhof L, Dummer R, Dreier J, Kolm I, Barysch MJ. A prospective trial comparing Q-switched ruby laser and a triple combination skin- lightening cream in the treatment of solar lentigines. Dermatol Surg. 2016; 42(7):853–857

101. Williams NM, Gurnani P, Long J, et al. Comparing the efficacy and safety of Q-switched and picosecond lasers in the treatment of nevus of Ota: a systematic review and meta-analysis. Lasers Med Sci. 2021; 36(4):723–733

102. Ge Y, Yang Y, Guo L, et al. Comparison of a picosecond alexandrite laser versus a Q-switched alexandrite laser for the treatment of ne- vus of Ota: a randomized, split-lesion, controlled trial. J Am Acad Dermatol. 2020; 83(2):397–403

103. Wall TL. Current concepts: laser treatment of adult vascular lesions. Semin Plast Surg. 2007; 21(3):147–158

104. Garden JM, Tan OT, Kerschmann R, et al. Effect of dye laser pulse duration on selective cutaneous vascular injury. J Invest Dermatol. 1986; 87(5):653–657

105. West TB, Alster TS. Comparison of the long-pulse dye (590–595 nm) and KTP (532 nm) lasers in the treatment of facial and leg telangiectasias. Dermatol Surg. 1998; 24(2):221–226

106. Shah S, Alster TS. Laser treatment of dark skin: an updated review. Am J Clin Dermatol. 2010; 11(6):389–397

107. Stier MF, Glick SA, Hirsch RJ. Laser treatment of pediatric vascular lesions: port wine stains and hemangiomas. J Am Acad Dermatol. 2008; 58(2):261–285

108. Garden JM, Bakus AD. Clinical efficacy of the pulsed dye laser in the treatment of vascular lesions. J Dermatol Surg Oncol. 1993; 19(4): 321–326

109. Becher GL, Cameron H, Moseley H. Treatment of superficial vascular lesions with the KTP 532-nm laser: experience with 647 patients. Lasers Med Sci. 2014; 29(1):267–271

110. Ozyurt K, Colgecen E, Baykan H, Ozturk P, Ozkose M. Treatment of superficial cutaneous vascular lesions: experience with the long-pulsed 1064 nm Nd:YAG laser. ScientificWorldJournal. 2012; 2012:197139

111. Hernández-Pérez E, Ibiett EV. Gross and microscopic findings in patients submitted to nonablative full-face resurfacing using in- tense pulsed light: a preliminary study. Dermatol Surg. 2002; 28 (8):651–655

112. Goldberg DJ, Cutler KB. Nonablative treatment of rhytids with intense pulsed light. Lasers Surg Med. 2000; 26(2):196–200
113. Weiss RA, Goldman MP, Weiss MA. Treatment of poikiloderma of Civatte with an intense pulsed light source. Dermatol Surg. 2000; 26 (9):823–827, discussion 828
114. Weiss RA, Weiss MA, Marwaha S, Harrington AC. Hair removal with a non-coherent filtered flashlamp intense pulsed light source. Lasers Surg Med. 1999; 24(2):128–132

115. Gold MH, Bell MW, Foster TD, Street S. Long-term epilation using the EpiLight broad band, intense pulsed light hair removal system. Dermatol Surg. 1997; 23(10):909–913

Tratamientos para la grasa y la celulitis

Deanne Mraz Robinson y Daniel P. Friedmann

8

Resumen

La demanda masculina de procedimientos cosméticos dirigidos a los depósitos localizados de tejido adiposo subcutáneo ha crecido rápidamente en la última década. Las opciones terapéuticas actuales son menos invasivas, reduciendo el tiempo de inactividad y los eventos adversos, al tiempo que proporcionan una apariencia estética más natural. Este capítulo destaca las numerosas modalidades disponibles para la reducción de grasa subcutánea en pacientes masculinos.

Palabras clave: reducción de grasa no invasiva, liposucción tumescente, criolipólisis, crioadipólisis, ultrasonido focalizado de alta intensidad, desoxicolato de sodio

8.1 Antecedentes

Los procedimientos de contorno corporal son extremadamente populares, con hasta un 86% de las personas encuestadas por la Sociedad Americana de Cirugía Dermatológica reportando molestias por el exceso de peso y un 57% de ellas buscando tratamientos de modelado corporal.[1] Aunque los hombres pueden enfrentar menos presión social para buscar mejoras, a menudo están motivados por los mismos deseos que las mujeres, como lucir lo mejor posible para su edad.[2] La demanda masculina de procedimientos dirigidos al tejido adiposo subcutáneo se ha expandido rápidamente en la última década, en parte debido al crecimiento de opciones terapéuticas menos invasivas para la reducción de grasa localizada con un tiempo de inactividad marginal, eventos adversos limitados y una apariencia más natural.[3] Entre 2012 y 2017, los procedimientos de contorno corporal no invasivos en pacientes masculinos aumentaron un 60,64%, mientras que la liposucción disminuyó un 25,51%.[4,5]

8.2 Anatomía

La distribución de grasa es un fenómeno sexualmente dimórfico, con un exceso de adiposidad en los hombres que se acumula en la línea media (por ejemplo, abdomen y pecho), mientras que en las mujeres premenopáusicas se acumula debajo de la cintura (por ejemplo, glúteos, caderas, muslos, rodillas y pantorrillas).[6–8] La hormona esteroide sexual testosterona, análoga al estrógeno en las mujeres premenopáusicas, puede ejercer efectos en los depósitos de grasa regionales al regular el equilibrio entre la acumulación y movilización de lípidos, estimulando esta última en el tejido visceral.[9,10] La disregulación relacionada con la edad del metabolismo lipídico de los adipocitos y la disminución de la testosterona endógena en los hombres conduce a una deposición progresiva de grasa abdominal visceral y una disminución de la grasa abdominal subcutánea.[11,12] Las mujeres también desarrollan depósitos de grasa central y en la parte superior del cuerpo a una edad posterior que los hombres, típicamente en el período postmenopáusico debido a una disminución de los estrógenos endógenos.[13] Si bien el volumen de grasa visceral en los hombres es 2.6 veces mayor que en las mujeres premenopáusicas, es equivalente al de las mujeres postmenopáusicas.[12]

El abdomen masculino ideal tiene forma cuadrada con una pendiente natural desde la línea media hasta los aspectos laterales y una línea de cintura más baja, ligeramente por debajo del ombligo, que su contraparte femenina (**Fig. 8-1**).[14] El cuerpo superior masculino también muestra una forma de V desde los hombros anchos hasta una cintura estrecha. Los depósitos de tejido adiposo subcutáneo en la cintura y los flancos aumentan la circunferencia de la cintura y disminuyen esta forma de V.[15] El agrandamiento de la mama masculina, la ginecomastia, ya sea por exceso de grasa subareolar y pectoral lateral -pseudoginecomastia-, o tejido glandular y grasa subareolar -ginecomastia verdadera-, es estéticamente desagradable y psicológicamente angustiante.[16] Por otro lado, la deposición de grasa en la región pectoral anterior, sobre el músculo pectoral mayor, puede aumentar la convexidad del pecho y dar una apariencia más masculina.[15,17] Los depósitos de grasa submental y submandibular en exceso ocultan la fuerte línea de la mandíbula masculina y conducen a una disminución del ángulo cervicomental.[14] La evaluación y marcación de cualquier área sometida a tratamiento deben realizarse con el paciente de pie en posición anatómica.

La arquitectura de los septos fibrosos del tejido adiposo subcutáneo es notablemente diferente entre hombres y mujeres,

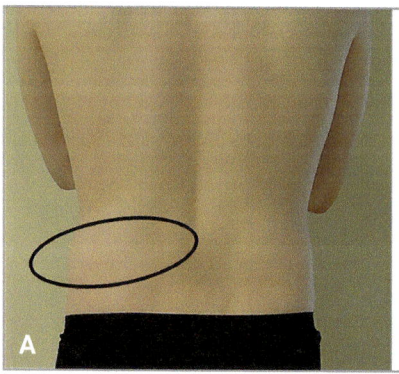
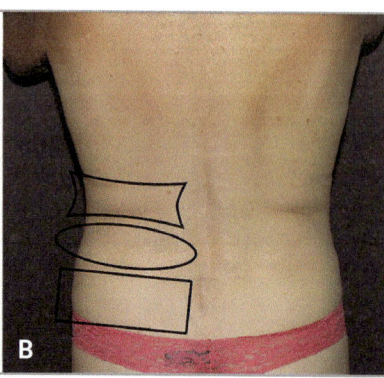

Figura 8-1. (A) Flancos masculinos bilaterales marcados por una elipse. **(B)** Caderas femeninas (*rectángulo*), cintura (*elipse*), y flancos (*polígono*). Tenga en cuenta la línea de cintura más baja en el paciente masculino, con la cintura femenina equivalente al flanco masculino en posición anatómica.

lo que contribuye a la presentación clínica más "firme" o "fibrosa" de la grasa subcutánea en los hombres.[18] Las mujeres tienen un mayor porcentaje de septos fibrosos que son perpendiculares a la superficie de la piel, mientras que los de los hombres son mucho más propensos a ser diagonales o paralelos a la superficie de la piel.[19]

8.3 Enfoque

Los depósitos de tejido adiposo subcutáneo en el mentón, el pecho, el abdomen y los flancos son las áreas de mayor preocupación para los pacientes masculinos que buscan procedimientos de contorno corporal.[20] Las opciones terapéuticas disponibles se basan en la destrucción por enfriamiento, calentamiento o interrupción o disolución de los adipocitos, o en la eliminación física mediante lipoaspiración de los adipocitos subcutáneos.[21] Mientras que las técnicas anteriores conducen a resultados sutiles con un tiempo de inactividad mínimo, la última es una mejor opción para los pacientes que desean un resultado de un solo tratamiento más notable a expensas de un período significativo de recuperación posterior al tratamiento.

Los pacientes prospectivos con depósitos significativos de grasa visceral deben ser excluidos, dado que estos tratamientos solo tratan el tejido adiposo subcutáneo. Los pacientes con antecedentes de aumento de peso progresivo o cíclico están relativamente contraindicados, debido a su propensión a aumentar de peso después del procedimiento con resultados subóptimos. Los hombres con inestabilidad emocional o psicológica, trastornos alimentarios, trastorno dismórfico corporal o expectativas poco realistas (por ejemplo, buscar resultados inmediatos, pérdida de peso sustancial o perfección) tienen más probabilidades de estar insatisfechos con los resultados del tratamiento y también deben ser excluidos.[22]

La laxitud preexistente sustancial de la piel que la recubre o del músculo subyacente debido a una pérdida de peso rápida previa o a una edad avanzada puede exagerarse después del procedimiento. Se debe realizar un historial médico, quirúrgico, de medicamentos y alergias exhaustivo, ya que los pacientes con enfermedades médicas crónicas no controladas o que tienen riesgo de sangrado perioperatorio (por ejemplo, debido a una anticoagulación a largo plazo necesaria desde el punto de vista médico) se tratan mejor con dispositivos de contorno corporal no invasivos. Los pacientes que toman medicamentos que inhiben el citocromo P450 1A2 y 3A4 hepático, que interfieren con el metabolismo de la lidocaína y pueden provocar elevaciones tóxicas en la concentración plasmática de lidocaína, deben ser tratados de forma no invasiva o suspender el medicamento(s) implicado(s) 1 semana antes de la liposucción tumescente.[23] Las clases más comunes de estos medicamentos incluyen antidepresivos, antifúngicos, antivirales y antibióticos.

8.4 Procedimiento

8.4.1 Crioadipólisis

La crioadipólisis, a menudo incorrectamente denominada criolipólisis,[24] es un procedimiento aprobado por la Administración de Alimentos y Medicamentos (FDA) para reducir la apariencia de protuberancias de grasa en el abdomen, los flancos y el área submental, entre otras ubicaciones, en pacientes no obesos. Dado que los adipocitos son preferentemente sensibles a las lesiones por frío, el enfriamiento cutáneo prolongado induce la apoptosis de los adipocitos, desencadenando una paniculitis lobulillar selectiva y retardada y una reducción posterior dirigida de la grasa subcutánea superficial, sin daño clínico o histológico en la piel que la recubre.[25,26] El dolor transitorio, la eritema, el edema, los hematomas y la sensación de adormecimiento son quejas comunes después del tratamiento, pero no se han informado alteraciones en los niveles de lípidos séricos o en las pruebas de función hepática.[27,28] En raras ocasiones, puede desarrollarse un intenso dolor neuropático varios días después del tratamiento y puede responder bien a la gabapentina o a analgésicos orales.[29] Afortunadamente, no se ha demostrado disfunción nerviosa periférica a largo plazo.[30] Aunque estas preocupaciones se han comunicado por igual en pacientes masculinos y femeninos, la hiperplasia adiposa paradójica, un aumento retardado de la grasa subcutánea en el área tratada que generalmente comienza varios meses después del tratamiento, puede ser más común en hombres y pacientes de origen hispano.[31] En la histología se observa hiperplasia o hipertrofia de adipocitos desorganizados, engrosamiento/fibrosis septal perilobular y vascularidad. Su etiología sigue siendo poco clara, pero la hipoxia local del tejido o la reducción de la inervación simpática pueden ser la activación metabólica incitante de los adipocitos preexistentes o de las células progenitoras de adipocitos.[32]

La tecnología no invasiva actualmente disponible utiliza una aspiradora para elevar y comprimir un pliegue de tejido objetivo en una placa en forma de copa durante 35 minutos.[33] Mientras que, los aplicadores de tratamiento anteriores comprimían la grasa entre dos placas opuestas durante 45 a 60 minutos a una temperatura más alta. También se ha demostrado que un aplicador de superficie conformable sin aspiración durante 75 minutos, con autorización de la FDA para el tratamiento de los muslos, es efectivo en áreas donde la succión puede estar limitada por la anatomía o la firmeza del tejido, como el abdomen periumbilical.[34] Con los sujetos acostados boca arriba, se coloca una almohadilla de gel protector sobre el área de tratamiento inmediatamente antes de colocar el aplicador en el abdomen, mientras que los flancos se pueden tratar con el paciente de lado o boca abajo. El aplicador se puede asegurar en su lugar con correas durante todo el tratamiento, si es necesario. La crioadipólisis submental también se puede realizar utilizando un aplicador más pequeño y un gel líquido protector, con el sujeto sentado erguido y correas similares que sostienen el dispositivo contra el submentón.[35] Al finalizar el ciclo de tratamiento, se retira inmediatamente el aplicador de crioadipólisis y se realiza un masaje manual del área tratada. Se ha demostrado que el masaje posterior al tratamiento produce reducciones significativamente mayores en el grosor de la grasa debido a la lesión de reperfusión.[36] Combinar la crioadipólisis con terapia de ondas de choque radial también puede mejorar los resultados.[37]

Los resultados del tratamiento suelen ser modestos, y se ha demostrado que una sola aplicación en los flancos causa una pérdida de volumen promedio de 39,6 mL en comparación con el control contralateral en un estudio clínico.[38] La super-posición o colocación de aplicadores en la misma sesión puede aumentar la eficacia sin aumentar los eventos adversos.[39] Un estudio de dos tratamientos de aplicadores superpuestos en la misma sesión para la pseudoginecomastia masculina demostró una mejora significativa en el 95% de los sujetos.[16]

8.4.2 Ultrasonido focalizado de alta intensidad

El ultrasonido focalizado de alta intensidad (HIFU, por sus siglas en inglés) utiliza energía acústica de alta frecuencia (2 MHz, > 1,000 W/cm2) para elevar rápidamente la temperatura del tejido adiposo por encima de 55 a 58 °C, produciendo necrosis coagulativa focal, al mismo tiempo que interrumpe las membranas de los adipocitos debido a los efectos mecánicos (cavitación acústica).[40,41] Los dispositivos de HIFU actualmente aprobados por la FDA están indicados para la reducción no invasiva de la circunferencia de la cintura y se enfocan en el tejido subcutáneo a una profundidad focal de 1.3 cm; sin embargo, el dolor periprocedimiento y la equimosis post-tratamiento han limitado el uso de esta tecnología.[42]

8.4.3 Ultrasonido focalizado no térmico

El ultrasonido focalizado no térmico (NFU, por sus siglas en inglés) difiere significativamente del HIFU al depender únicamente de la destrucción de los adipocitos mediante la interrupción mecánica de baja frecuencia (200 kHz, 17.5 W/cm2).[43] El NFU está aprobado por la FDA para la reducción no invasiva de la circunferencia abdominal a una profundidad de 1.5 cm. Este enfoque no térmico significa un dolor procedural menor y ninguna interrupción post-tratamiento, pero requiere múltiples sesiones de tratamiento secuenciales para obtener resultados óptimos, aunque sutiles.[14] Los eventos adversos localizados posteriores al tratamiento, como el dolor, el eritema y la púrpura, son transitorios y generalmente mínimos.[44]

8.4.4 Terapia de campo electromagnético de alta intensidad

La tecnología de campo electromagnético de alta intensidad (HIFEM, por sus siglas en inglés) ha demostrado reciente-mente producir hipertrofia e hiperplasia de las fibras muscu-lares, así como inducir la apoptosis de los adipocitos locales, lo que conduce al metabolismo de la grasa subcutánea y un aumento local de los ácidos grasos libres.[45-47] Se fija un apli-cador plano al abdomen con un cinturón y cada tratamiento se realiza durante 30 minutos, con la intensidad aumentando lentamente desde el 0% (idealmente hasta el 100%) según la tolerancia del paciente. Se ha demostrado que cuatro tra-tamientos en un período de 2 semanas reducen el grosor de la grasa abdominal en un 19% y un 23.3% después de 1 y 3 meses, respectivamente.[48] Otros ensayos clínicos han confirmado reducciones en el grosor del tejido subcutáneo del 18.6% mediante resonancia magnética (RM) 2 meses después de cuatro sesiones[49] y del 17.5% mediante tomo-grafía computarizada (TC) 1 mes después de ocho sesiones, este último también observando una hipertrofia del 14.8% del músculo recto abdominal.[50] El seguimiento de un año de los sujetos tratados con HIFEM ha demostrado una mejora estadísticamente significativa a largo plazo en la reducción de

grasa (−14.63%), el grosor muscular (19.05%) y la reducción de la diástasis de los rectos (−10.46%).[51]

8.4.5 Radiofrecuencia

Los dispositivos de radiofrecuencia (RF, por sus siglas en inglés) crean un campo eléctrico oscilante que genera calor a partir del movimiento y colisión de las moléculas de agua.[52] Dado que la grasa tiene una alta impedancia eléctrica y una baja conductividad térmica en comparación con el tejido dérmico que la recubre, un campo eléctrico dirigido perpendicular a la superficie de la piel y a la interfaz piel-subcutáneo es altamente selectivo para el tejido subcutáneo, lo que lleva a un daño térmico independiente de los cromóforos.[53] Los supuestos mecanismos de reducción de grasa mediante RF incluyen la estimulación térmica del metabolismo de los adipocitos a través de la degradación enzimática mediada por lipasa de los triglicéridos y la apoptosis y ruptura de los adipocitos.[54,55]

Los mecanismos monopolar o unipolar y multipolar de entrega de RF están disponibles actualmente para la reducción de grasa, siendo este último el que utiliza radiación electromag-nética de alta frecuencia en lugar de una corriente eléctrica para producir calor.[56] Sin embargo, faltan ensayos de RF monopolar/unipolar (con un solo electrodo) o RF multipolar (tres o más electrodos) para la reducción de grasa en pacientes masculi-nos. No obstante, se puede lograr un calentamiento volumé-trico del tejido subcutáneo de hasta 20 mm de profundidad, siendo necesarias múltiples sesiones de tratamiento semanales para obtener resultados óptimos. Los dispositivos más nuevos tienen monitoreo de impedancia y temperatura incorporado para mejorar la eficacia, seguridad y dependencia del operador.

Se ha demostrado que el campo de RF multipolar de alta frecuencia también produce una reducción significativa de la grasa abdominal utilizando un dispositivo independiente del operador. Un ensayo abierto mostró una reducción cir-cunferencial promedio de 4.93 cm en 35 pacientes después de cuatro tratamientos semanales, aunque 3 pacientes no res-pondieron a la terapia.[57] El índice de masa corporal (IMC) no cambió de manera efectiva durante el período de estudio y los mejores resultados se asociaron con sujetos que tenían un IMC inicial más alto. Aproximadamente el 90% de los sujetos informaron no sentir dolor durante el tratamiento.

Los eventos adversos más comunes con los dispositivos de RF incluyen dolor relacionado con el tratamiento y eri-tema transitorio. El edema post-tratamiento, la púrpura, la hiperpigmentación postinflamatoria, las pápulas eritemato-sas subcutáneas, las ampollas y las quemaduras superficiales, aunque relativamente raras, son posibles.[56]

8.4.6 Terapia con láser de baja potencia

Aunque se ha sugerido que la terapia con láser de baja poten-cia (LLLT, por sus siglas en inglés) interrumpe las membra-nas celulares de los adipocitos,[58] los estudios in vivo[59,60] y in vitro[21] no han corroborado esta afirmación. Otros efectos supuestos sobre la apoptosis de los adipocitos a través de la activación del complemento o el metabolismo de los lípidos mediante la actividad aumentada de la citocromo C oxidasa mitocondrial no han sido validados.[61] El hecho de que la mayoría de los fotones de la luz LLLT de 635 o 850 nm no penetren en el tejido subcutáneo no respalda las afirmaciones de eficacia subdérmica.[21,62] Los estudios que demuestran una mejora en la circunferencia abdominal se ven comprometidos por la falta de controles clínicos, la ausencia de monitoreo del peso, el seguimiento a corto plazo o el uso concomitante de suplementos metabólicos.[63,64,65,66]

No obstante, los dispositivos de LLLT están actualmente aprobados por la FDA para la reducción de la circunferencia de la cintura. Los tratamientos se realizan dos o tres veces por semana, requiriendo numerosas sesiones. Los dispositivos con paneles de diodos emisores de luz (LED) a una distancia preestablecida de la piel suelen tener perfiles de efectos secundarios casi inexistentes. Un estudio de un dispositivo de LLLT con paneles de LED que se aproximan directamente a la piel en un estudio controlado de abdomen dividido no mostró una mejora significativa en el grosor del tejido subcutáneo medido por ultrasonido, pero informó dos casos de ulceración cutánea.[67]

8.4.7 Láser de diodo infrarrojo

Se ha demostrado que un dispositivo láser de diodo de 1,060 nm enfriado por contacto produce una lesión controlada de los adipocitos al mantener la hipertermia subcutánea (42-47 °C), lo que conduce a una reducción promedio del 18% en el grosor de la grasa objetivo medido con calibrador y una reducción del 24% en el volumen según la resonancia magnética (RM).[68] El tratamiento se realiza con hasta cuatro aplicadores rectangulares simultáneamente durante 25 minutos. Los estudios han mostrado una mejora significativa en los depósitos de grasa subcutánea del abdomen y los flancos después de un solo tratamiento.[69,70] Los eventos adversos posteriores al tratamiento incluyen sensibilidad, induración y eritema.[71]

8.4.8 Adipólisis por inyección

El desoxicolato de sodio, o ácido desoxicólico (DC), es una sal biliar secundaria derivada de animales y un detergente biológico que degrada las membranas celulares de los adipocitos.[72] La inyección subcutánea de DC produce una adipólisis local dependiente de la concentración y una paniculitis subcutánea mixta septal y lobulillar compuesta por células inflamatorias reclutadas para eliminar los restos celulares y los lípidos libres.[73] La atrofia de los lóbulos de grasa y el engrosamiento/fibrosis septal son el resultado final, y la cascada inflamatoria se resuelve característicamente en el plazo de 1 mes después de la inyección.[72,73] Los datos de subanálisis de los dos ensayos clínicos de fase 3 en Estados Unidos y Canadá (Reduced Frequency Immune [REFINE]-1 y -2) demuestran que el 77% de los hombres tratados con DC (ATX-101) lograron una reducción clínicamente significativa de la grasa submental; el 79% de los hombres también estaban satisfechos con la apariencia post-tratamiento de su cara/mentón.[74]

Se marca el área submental, teniendo cuidado de evitar la inyección en el área submandibular inmediata, donde existe el riesgo de desmielinización temporal del nervio mandibular marginal. Los puntos de inyección se realizan aproximadamente a 1 cm de distancia utilizando una jeringa de 1 mL y una aguja de calibre 30, inyectando 0.2 mL de producto en cada punto con la aguja perpendicular a la superficie de la piel. El uso de una mayor cantidad de producto (tres o cuatro viales, 6-8 mL) en la primera sesión puede conducir a mejores resultados al principio y animar a los pacientes a completar la serie de tratamientos.[74] Se espera que se necesite menos producto en los tratamientos mensuales posteriores. El dolor transitorio en el sitio de inyección, el edema, la sensibilidad, los hematomas, el eritema y la induración/fibrosis son observados comúnmente después del procedimiento. Se ha informado alopecia por inyecciones submentales, pero a menudo se resuelve espontáneamente al finalizar la terapia en varios meses.[75] La inyección intraarterial de DC con necrosis tisular es otra complicación potencialmente rara.[76]

Sin embargo, los efectos y el perfil de efectos secundarios de DC pueden ser atenuados con la adición de fosfatidilcolina (PC). PC actúa como un amortiguador fisiológico, sirviendo como vehículo para la difusión de DC más allá del sitio de inyección mediante la formación de liposomas y mitigando la tasa de pérdida inmediata de viabilidad celular. Mientras que la inyección de DC conduce a una lisis inmediata de la membrana celular, el inicio de la lisis con PC/DC se retrasa hasta 2 semanas después de la inyección.[77] Estudios retrospectivos han confirmado la eficacia y seguridad de PC/DC en el tratamiento de áreas focales de grasa subcutánea abdominal después de múltiples sesiones.[78]

8.4.9 Liposucción con anestesia tumescente

A pesar de la creciente popularidad de los dispositivos de esculpido corporal no invasivos y los inyectables, la liposucción tumescente tradicional sigue siendo el estándar de oro para la lipoplastia subcutánea con resultados inigualables en una sola sesión.[79] Basado en la técnica tumescente de Klein, este procedimiento utiliza microcánulas para contornear el tejido adiposo subcutáneo cómodamente bajo anestesia local, con un tiempo de recuperación postoperatorio mínimo y un riesgo nominal para las estructuras subyacentes o la piel superpuesta.[80,81]

La infiltración percutánea directa de gran volumen de lidocaína diluida con epinefrina en solución salina fisiológica amortiguada produce una anestesia local completa y prolongada y hemostasia de los tejidos cutáneos y subcutáneos, eliminando la necesidad de anestesia general (Tabla 8-1).[80] Los efectos físicos compresivos del líquido tumescente intersticial en los capilares subcutáneos y la vasoconstricción producida por la epinefrina se combinan para retardar la absorción sistémica de la lidocaína, evitando la redistribución y prácticamente eliminando la pérdida de sangre con la lipoaspiración.[82] Las dosis de lidocaína tumescente de 45 mg/kg son excepcionalmente seguras, produciendo concentraciones plasmáticas máximas por debajo de los niveles asociados con toxicidad leve, independientemente de la velocidad de infiltración.[83]

Las áreas de tratamiento planificadas se marcan primero con un bolígrafo quirúrgico azul, creando un mapa topográfico. Se inyectan depósitos intradérmicos de solución anestésica (jeringa de 6 mL, aguja de calibre 30), a través de los cuales se inicia la infiltración de líquido tumescente. Se utiliza una bomba peristáltica de velocidad variable para infiltrar rápidamente el tejido subcutáneo mediante una aguja espinal de calibre 21 (cuello) o de calibre 18 a 20 (cuerpo). Los sitios de entrada de microcánulas, conocidos como adits, pueden ser incisiones de 2 mm (hoja Nº 11) o aberturas redondas de 1.5 a 2 mm de diámetro (punzón de biopsia) colocadas en la periferia, a menudo en pliegues naturales de la piel.

El movimiento longitudinal de una microcánula (calibre 12-14) en un movimiento de entrada y salida tipo pistón hace que los pequeños fragmentos de grasa succionados en sus aperturas sean raspados de su estroma fibroso e inmediatamente aspirados, creando túneles dentro de la capa subcutánea.[84] El «pre-tunelizado» con una microcánula sin succión o con un dispositivo láser Nd:YAG (neodimio: aluminio granate de itrio) o de diodo (920-1440 nm) ayuda a romper el tejido conectivo subcutáneo fibroso, lo que permite una mayor y más rápida eliminación de grasa. Evitar el uso de cánulas grandes (o microcánulas más grandes sin pre-tunelización) también mitiga el riesgo de irregularidades subcutáneas. La eliminación de volúmenes pequeños repetidos de múltiples adits en un patrón superpuesto y en abanico también optimiza los resultados, especialmente en áreas más fibrosas como el abdomen y los flancos. Una prueba de pellizco uniforme en el área tratada indica el final del tratamiento.

Se aplican apósitos absorbentes sobre los sitios de entrada abiertos para recolectar el drenaje, y al paciente se le viste con prendas de compresión para promover el drenaje, acelerando la resolución del edema subcutáneo y la induración.[85] Se debe mantener un alto grado de compresión uniforme hasta 24 horas después de que cese el drenaje.[86] Se espera dolor y sensibilidad en el área quirúrgica, que se controla con un breve curso de narcóticos de baja dosis seguido de analgésicos orales de venta libre. La equimosis generalmente es leve y dependiente, a menudo

migrando hacia la parte inferior. Se evita la aspiración de grasa profunda cerca del rámus mandibular para disminuir el riesgo de lesión del nervio mandibular marginal. Los adits sanan por segunda intención, y se espera eritema perilesional y equimosis leve a corto plazo. El sangrado o la formación de hematoma solo son un factor después de la liposucción de la mama masculina, aunque raro con un vendaje compresivo.[86]

Las fotos postoperatorias no se toman hasta 3 o 4 meses después del tratamiento. Mientras que las áreas liposuccionadas resistirán el aumento de peso, los depósitos de grasa pueden acumularse posteriormente visceralmente o en otras áreas del cuerpo.[87]

8.5 Ejemplos antes y después

8.5.1 Caso 1: liposucción tumescente del pecho masculino

El paciente es un hombre caucásico de 38 años con depósitos de grasa pronunciados en el pecho debido al aumento de peso en los últimos años, consistentes con pseudoginecomastia (**Fig. 8-2A**). Se realizó una liposucción tumescente asistida por láser, utilizando una solución tumescente de lidocaína al 0.1% con epinefrina al 1:1,000,000. Se aspiraron aproximadamente 750 mL de grasa subcutánea bilateralmente con una cánula de calibre 12. Se utilizó una fibra láser de 600 μm que emite energía de 1,440 nm (15 W, 50 Hz) antes de la aspiración para ayudar a emulsionar la grasa. Se observa una reducción marcada en los depósitos de grasa del pecho en el seguimiento de 3 meses (**Fig. 8-2B**; la imagen ha sido recortada para ocultar el tatuaje en el pecho superior del paciente).

8.5.2 Caso 2: liposucción tumescente del abdomen, cintura y flancos masculinos

El paciente es un hombre caucásico de 55 años con depósitos de grasa subcutánea en el abdomen superior/inferior, cintura y flancos, resistentes a la dieta y al ejercicio (**Fig. 8-3A**). Se realizó una liposucción tumescente asistida por láser, utilizando una solución tumescente de lidocaína al 0.1% con epinefrina al 1:1,000,000. Se aspiraron aproximadamente 1,000 mL de grasa subcutánea bilateralmente con una cánula de calibre 12 y 14. Se utilizó una fibra láser de 600 μm que emite energía de 1,440 nm (15 W, 50 Hz) antes de la aspiración para ayudar a emulsionar la grasa. Se observa una reducción significativa en los depósitos de grasa en el seguimiento de 4 meses (**Fig. 8-3B**).

8.5.3 Caso 3: crioadipólisis de los flancos masculinos

El paciente es un hombre caucásico de 35 años con depósitos de grasa subcutánea aislados en los flancos, resistentes a la

Tabla 8-1. Formulación anestésica tumescente

Ingredientes	Dosis (volumen)
Cloruro de sodio al 0.9%	1 L
Hidrocloruro de lidocaína al 1%	500 mg (50 mL) para 0.05% 1,000 mg (100 mL) para 0.1%
Epinefrina 1:1,000	0.65 mg (0.65 mL) para 1:1,500,000 1.0 mg (1.0 mL) para 1:1,000,000
Bicarbonato de sodio al 8.4%	10 mEq (10 mL)

Nota: La concentración recomendada de lidocaína y epinefrina requerida por litro para una anestesia tumescente efectiva varía según el área del cuerpo. El abdomen superior y medio, y el pecho generalmente requieren concentraciones más altas (1,000–1,250 mg/L de lidocaína, 1.0 mg/L de epinefrina) que la cintura/flancos (750–1,000 mg/L, 0.65–1.0 mg/L) y el abdomen lateral (500–750 mg/L, 0.65 mg/L).

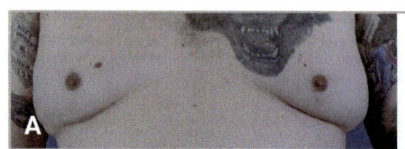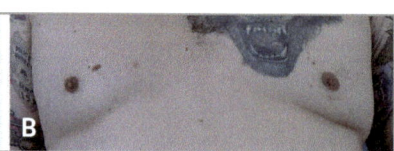

Figura 8-2. (A) Antes y **(B)** 3 meses después de la liposucción tumescente asistida por láser de la pseudoginecomastia.

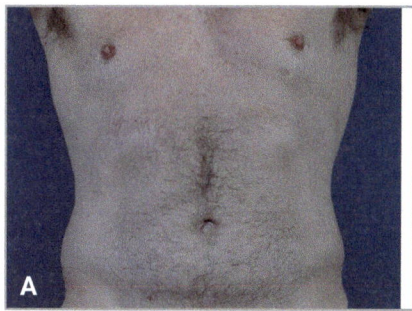
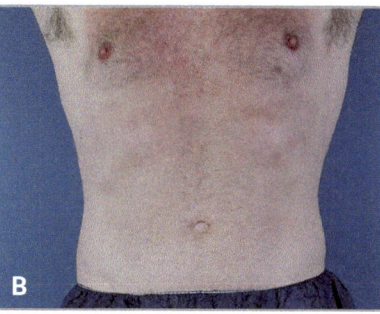

Figura 8-3. (A) Antes y **(B)** 4 meses después de la liposucción tumescente asistida por láser del abdomen superior e inferior, cintura y flancos.

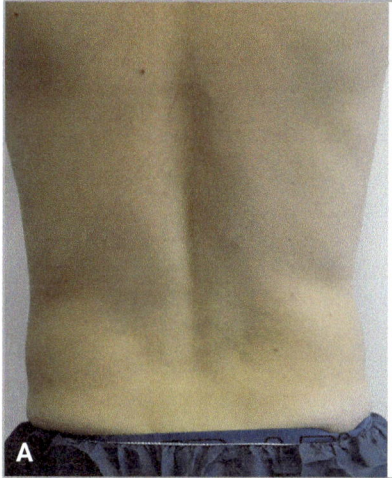
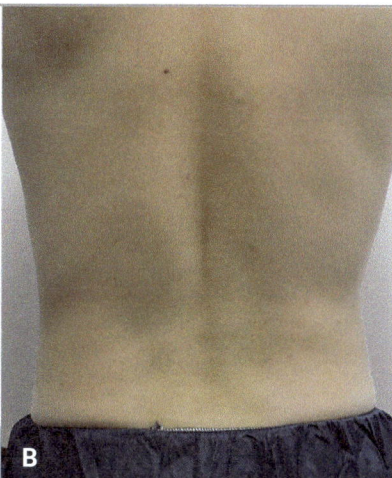

Figura 8-4. (A) Antes y **(B)** 3 meses después de una sola sesión de crioadipólisis para la reducción no invasiva de grasa de los flancos. Se utilizó un aplicador de succión en cada lado. (Cortesía de Catherine DiGiorgio, MD.)

dieta y al ejercicio (Fig. 8-4A). Se realizó una reducción de grasa no invasiva utilizando un dispositivo de crioadipólisis con un aplicador de succión curvado. Se utilizó un ciclo de aplicador en cada lado en una sola sesión de tratamiento. Se observa una reducción significativa en la grasa de los flancos en el seguimiento de 3 meses (Fig. 8-4B).

8.5.4 Caso 4: terapia electromagnética focalizada de alta intensidad en el abdomen superior

El paciente es un hombre caucásico de 41 años con depósitos de grasa en el abdomen superior y laxitud muscular (Fig. 8-5A). Se realizó un tratamiento no invasivo de tonificación muscular y reducción de grasa subcutánea con terapia HIFEM. Se realizaron seis tratamientos en un período de 3 semanas. Se observó una mejora significativa en la grasa subcutánea y el tono muscular del abdomen superior en el seguimiento de 3 meses (Fig. 8-5B).

8.5.5 Caso 5: crioadipólisis de los muslos externos masculinos

El paciente es un hombre caucásico de 28 años con lipodistrofia de grasa en los muslos externos (Fig. 8-6A) secundaria a liposucción tumescente del abdomen superior/inferior. Se realizó una reducción de grasa no invasiva con un aplicador de superficie conformable sin vacío para la crioadipólisis dirigida. Se observó una reducción significativa en la grasa subcutánea

de los muslos externos 4 meses después de una sola sesión de tratamiento (Fig. 8-6B).

8.6 Conclusiones

Los procedimientos de remodelación corporal para la reducción de grasa en hombres han aumentado considerablemente a medida que las opciones terapéuticas continúan siendo menos invasivas, con menos tiempo de inactividad y mejores perfiles de efectos secundarios. Dicho esto, la liposucción con anestesia tumescente sigue siendo el estándar de oro con resultados inigualables en una sola sesión. Independientemente de la elección del tratamiento, es importante tener no solo una comprensión fundamental de la anatomía masculina, específicamente la distribución y ubicación del tejido adiposo, sino también del aspecto deseado o del resultado. Los tratamientos no invasivos y mínimamente invasivos actuales incluyen la crioadipólisis, la luz, el láser y las modalidades de energía como el láser de diodo infrarrojo, la radiofrecuencia, la ultrasonografía, la terapia electromagnética focalizada de alta intensidad y la adipólisis por inyección. Cada uno tiene riesgos, beneficios y resultados esperados únicos, y es importante obtener una historia y un examen completos, así como tener una discusión completa de las opciones al contemplar el mejor enfoque para los objetivos de su paciente. Aunque los estudios bien diseñados son limitados, el tratamiento combinado puede producir resultados superiores y más rápidos.

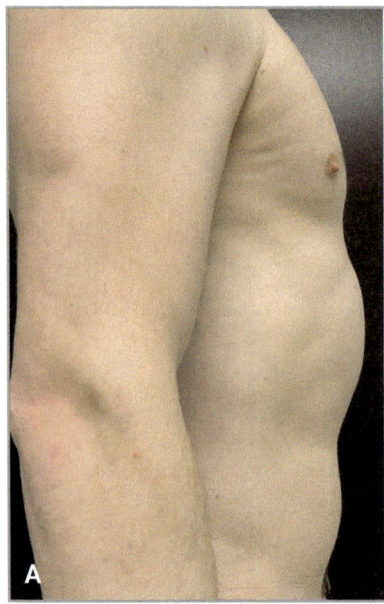
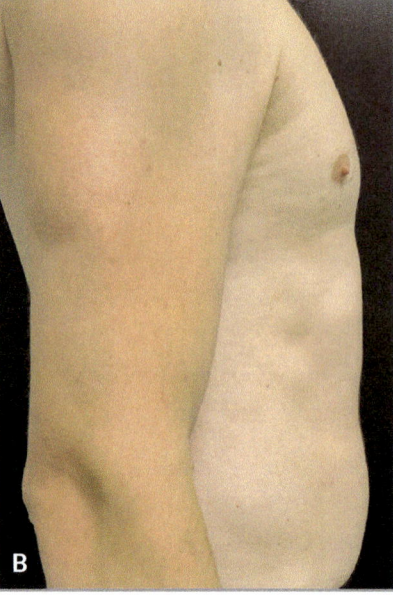

Figura 8-5. (A) Antes y **(B)** 3 meses después de 6 sesiones de terapia electromagnética focalizada de alta intensidad para tonificación muscular del abdomen superior y reducción de grasa subcutánea.

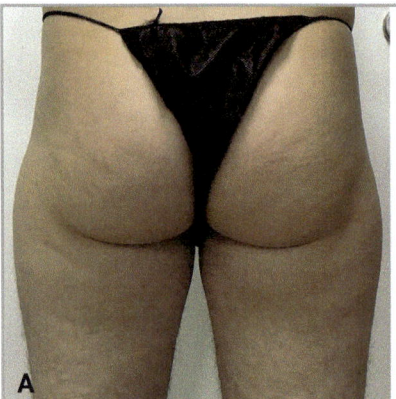
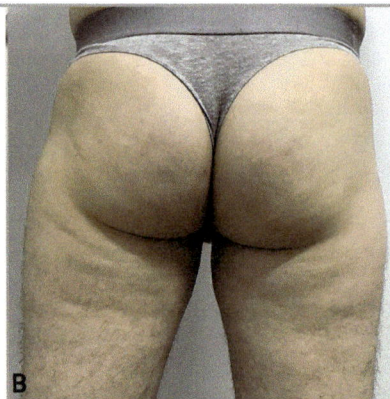

Figura 8-6. (A) Antes y **(B)** 4 meses después de una sola sesión de tratamiento con un aplicador de superficie conformable sin vacío para la crioadipólisis de los muslos externos.

8.7 Consejos

El exceso de adiposidad se acumula en la línea media (pecho, abdomen) en hombres en comparación con debajo de la cintura en mujeres, y estas áreas, junto con los flancos y el submentón, son las áreas más comunes de preocupación en pacientes masculinos que buscan tratamiento.

El abdomen ideal en los hombres tiene forma cuadrada con menos inclinación de los flancos y una línea de cintura más baja que en las mujeres, mientras que el exceso de grasa submental y submandibular puede ocultar una mandíbula masculina fuerte.

Excluir a los pacientes con una cantidad significativa de grasa visceral y asesorar adecuadamente a los pacientes con laxitud cutánea preexistente sustancial sobre el potencial de acentuación posterior al procedimiento.

A pesar de la creciente popularidad de los tratamientos no invasivos y mínimamente invasivos, la liposucción con anestesia tumescente sigue siendo el estándar de oro para obtener resultados en una sola sesión.

Referencias

1. American Society for Dermatologic Surgery. 2018 ASDS Consumer Survey on Cosmetic Dermatologic Procedures. 2019. Available at:https://www.asds.net/Portals/0/PDF/consumer-survey-2018- infographic.pdf/. 2019. Accessed April 8, 2019
2. Cox SE. Commentary on male body contouring. Dermatol Surg. 2017; 43 Suppl 2:S194–S195
3. Sadick NS. The pathophysiology of the male aging face and body. Dermatol Clin. 2018; 36(1):1–4
4. The American Society for Aesthetic Plastic Surgery. 2012 Cosmetic Surgery National Data Bank Statistics. 2013. Available at: https:// www.surgery.org/sites/default/files/ASAPS-2012-Stats.pdf/. Accessed April 8, 2019
5. The American Society for Aesthetic Plastic Surgery. 2017 Cosmetic Surgery National Data Bank Statistics. 2018 Available at: https:// www.surgery.org/sites/default/files/ASAPS-Stats2017.pdf/. Accessed April 8, 2019
6. Pulit SL, Karaderi T, Lindgren CM. Sexual dimorphisms in genetic loci linked to body fat distribution. Biosci Rep. 2017; 37(1):BSR20160184
7. Ley CJ, Lees B, Stevenson JC. Sex- and menopause-associated changes in body-fat distribution. Am J Clin Nutr. 1992; 55(5):950–954
8. Björntorp P. The regulation of adipose tissue distribution in humans. Int J Obes Relat Metab Disord. 1996; 20(4):291–302

9. Björntorp P. Adipose tissue distribution and function. Int J Obes. 1991; 15 Suppl 2:67–81

10. Björntorp P. Hormonal control of regional fat distribution. Hum Reprod. 1997; 12 Suppl 1:21–25

11. Zamboni M, Rossi AP, Fantin F, et al. Adipose tissue, diet and aging. Mech Ageing Dev. 2014; 136–137:129–137

12. Kotani K, Tokunaga K, Fujioka S, et al. Sexual dimorphism of age- related changes in whole-body fat distribution in the obese. Int J Obes Relat Metab Disord. 1994; 18(4):207–2

13. Shimokata H, Tobin JD, Muller DC, Elahi D, Coon PJ, Andres R. Studies in the distribution of body fat: I. Effects of age, sex, and obesity. J Gerontol. 1989; 44(2):M66–M73

14. Coleman KM, Lawrence N. Male body contouring. Dermatol Surg. 2017; 43 Suppl 2:S188–S193

15. Singh B, Keaney T, Rossi AM. Male body contouring. J Drugs Derma- tol. 2015; 14(9):1052–1059

16. Munavalli GS, Panchaprateep R. Cryolipolysis for targeted fat reduc- tion and improved appearance of the enlarged male breast. Dermatol Surg. 2015; 41(9):1043–1051

17. Pilanci O, Basaran K, Aydin HU, Cortuk O, Kuvat SV. Autologous fat in- jection into the pectoralis major as an adjunct to surgical correction of gynecomastia. Aesthet Surg J. 2015; 35(3):NP54–NP61

18. Keaney TC, Naga LI. Men at risk for paradoxical adipose hyperplasia after cryolipolysis. J Cosmet Dermatol. 2016; 15(4):575–577

19. Querleux B, Cornillon C, Jolivet O, Bittoun J. Anatomy and physiology of subcutaneous adipose tissue by in vivo magnetic resonance imag- ing and spectroscopy: relationships with sex and presence of cellu- lite. Skin Res Technol. 2002; 8(2):118–124

20. Wat H, Wu DC, Goldman MP. Noninvasive body contouring: a male perspective. Dermatol Clin. 2018; 36(1):49–55

21. Brown SA, Rohrich RJ, Kenkel J, Young VL, Hoopman J, Coimbra M. Effect of low-level laser therapy on abdominal adipocytes before lipoplas- ty procedures. Plast Reconstr Surg. 2004; 113(6):1796–1804, discussion 1805–1806

22. Svedman KJ, Coldiron B, Coleman WP , III, et al. ASDS guidelines of care for tumescent liposuction. Dermatol Surg. 2006; 32(5): 709–716

23. Klein JA. Cytochrome P450 3A4 and lidocaine metabolism. In: Klein JA, ed. Tumescent Technique: Tumescent Anesthesia and Micro- cannular Li- posuction. St. Louis, MO: Mosby, Inc.; 2000:131–141

24. Friedmann DP, Mishra V. Cryolipolysis and laser lipolysis: mis- nomers in cosmetic dermatology. Dermatol Surg. 2015; 41(11): 1327–1328

25. Manstein D, Laubach H, Watanabe K, Farinelli W, Zurakowski D, Ander- son RR. Selective cryolysis: a novel method of non-invasive fat removal. Lasers Surg Med. 2008; 40(9):595–604

26. Zelickson B, Egbert BM, Preciado J, et al. Cryolipolysis for noninvasive fat cell destruction: initial results from a pig model. Dermatol Surg. 2009; 35(10):1462–1470

27. Stevens WG, Pietrzak LK, Spring MA. Broad overview of a clinical and commercial experience with CoolSculpting. Aesthet Surg J. 2013; 33 (6):835–846

28. Klein KB, Zelickson B, Riopelle JG, et al. Non-invasive cryolipolysis for subcutaneous fat reduction does not affect serum lipid levels or liver func- tion tests. Lasers Surg Med. 2009; 41(10):785–790

29. Keaney TC, Gudas AT, Alster TS. Delayed onset pain associated with cryo- lipolysis treatment: a retrospective study with treatment recom- menda- tions. Dermatol Surg. 2015; 41(11):1296–1299

30. Coleman SR, Sachdeva K, Egbert BM, Preciado J, Allison J. Clinical effica- cy of noninvasive cryolipolysis and its effects on peripheral nerves. Aesthetic Plast Surg. 2009; 33(4):482–488

31. Singh SM, Geddes ERC, Boutrous SG, Galiano RD, Friedman PM. Para- doxical adipose hyperplasia secondary to cryolipolysis: an under- reported entity? Lasers Surg Med. 2015; 47(6):476–478

32. Jalian HR, Avram MM, Garibyan L, Mihm MC, Anderson RR. Para- doxical adipose hyperplasia after cryolipolysis. JAMA Dermatol. 2014; 150(3):317–319

33. Kilmer SL. Prototype CoolCup cryolipolysis applicator with over 40% reduced treatment time demonstrates equivalent safety and efficacy with greater patient preference. Lasers Surg Med. 2017; 49(1):63–68

34. Friedmann DP. Cryolipolysis for noninvasive contouring of the peri- um- bilical abdomen with a nonvacuum conformable-surface applica- tor. Der- matol Surg. 2019; 45(9):1185–1190

35. Leal Silva H, Carmona Hernandez E, Grijalva Vazquez M, Leal Delgado S, Perez Blanco A. Noninvasive submental fat reduction using colder cryo- lipolysis. J Cosmet Dermatol. 2017; 16(4):460–465

36. Boey GE, Wasilenchuk JL. Enhanced clinical outcome with manual mas- sage following cryolipolysis treatment: a 4-month study of safety and effi- cacy. Lasers Surg Med. 2014; 46(1):20–26

37. Hunt JA. Cryolipolysis and radial pulse therapy. Prime N Am. 2013; 1: 74–75

38. Garibyan L, Sipprell WH , III, Jalian HR, Sakamoto FH, Avram M, Ander- son RR. Three-dimensional volumetric quantification of fat loss following cryolipolysis. Lasers Surg Med. 2014; 46(2):75–80

39. Suh DH, Park JH, Kim BY, Lee SJ, Moon JH, Ryu HJ. Double stacking cryolipolysis treatment of the abdominal fat with use of a novel contoured applicator. J Cosmet Laser Ther. 2019; 21(4):238–242

40. Fatemi A. High-intensity focused ultrasound effectively reduces adipose tissue. Semin Cutan Med Surg. 2009; 28(4):257–262

41. Haar GT, Coussios C. High intensity focused ultrasound: physical princi- ples and devices. Int J Hyperthermia. 2007; 23(2):89–104

42. Shalom A, Wiser I, Brawer S, Azhari H. Safety and tolerability of a focused ultrasound device for treatment of adipose tissue in subjects undergoing abdominoplasty: a placebo-control pilot study. Dermatol Surg. 2013; 39(5):744–751

43. Brown SA, Greenbaum L, Shtukmaster S, Zadok Y, Ben-Ezra S, Kushku- ley L. Characterization of nonthermal focused ultrasound for noninvasive selective fat cell disruption (lysis): technical and pre- clinical assessment. Plast Reconstr Surg. 2009; 124(1):92–101

44. Teitelbaum SA, Burns JL, Kubota J, et al. Noninvasive body contouring by focused ultrasound: safety and efficacy of the contour I device in a multicenter, controlled, clinical study. Plast Reconstr Surg. 2007; 120 (3):779–789

45. Weiss RA, Bernardy J. Induction of fat apoptosis by a non-thermal device: mechanism of action of non-invasive high-intensity electro- magnetic technology in a porcine model. Lasers Surg Med. 2019; 51 (1):47–53

46. Duncan D, Dinev I. Noninvasive induction of muscle fiber hyper- trophy and hyperplasia: effects of high-intensity focused electro- magnetic field evaluated in an in-vivo porcine model—a pilot study. Aesthet Surg J. 2020; 40(5):568–574

47. Halaas Y, Bernardy J. Mechanism of nonthermal induction of apopto- sis by high-intensity focused electromagnetic procedure: bio- chem- ical investigation in a porcine model. J Cosmet Dermatol. 2020; 19(3):605–611

48. Katz B, Bard R, Goldfarb R, Shiloh A, Kenolova D. Ultrasound assessment of subcutaneous abdominal fat thickness after treatments with a high-in- tensity focused electromagnetic field device: a multicenter study. Dermatol Surg. 2019; 45(12):1542–1548

49. Kinney BM, Lozanova P. High intensity focused electromagnetic therapy evaluated by magnetic resonance imaging: safety and efficacy study of a dual tissue effect based non-invasive abdominal body shaping. Lasers Surg Med. 2019; 51(1):40–46

50. Kent DE, Jacob CI. Simultaneous changes in abdominal adipose and mus- cle tissues following treatments by high-intensity focused elec- tromagnetic (HIFEM) technology-based device: computed tomog- raphy evaluation. J Drugs Dermatol. 2019; 18(11):1098–1102

51. Kinney BM, Kent DE. MRI and CT assessment of abdominal tissue com- position in patients after high-intensity focused electromagnetic therapy treatments: one-year follow-up. Aesthet Surg J. 2020; 40 (12):NP686– NP693

52. Franco W, Kothare A, Goldberg DJ. Controlled volumetric heating of sub- cutaneous adipose tissue using a novel radiofrequency technol- ogy. Lasers Surg Med. 2009; 41(10):745–750

53. de Felipe I, Redondo P. Animal model to explain fat atrophy using nonab- lative radiofrequency. Dermatol Surg. 2007; 33(2):141–145

54. Franco W, Kothare A, Ronan SJ, Grekin RC, McCalmont TH. Hyper- thermic injury to adipocyte cells by selective heating of subcuta- neous fat with a novel radiofrequency device: feasibility studies. Lasers Surg Med. 2010; 42(5):361–370

55. Kaplan H, Gat A. Clinical and histopathological results following TriPollar radiofrequency skin treatments. J Cosmet Laser Ther. 2009; 11(2):78–84

56. Lolis MS, Goldberg DJ. Radiofrequency in cosmetic dermatology: a review. Dermatol Surg. 2012; 38(11):1765–1776

57. Fajkošová K, Machovcová A, Onder M, Fritz K. Selective radiofrequency therapy as a non-invasive approach for contactless body contouring and circumferential reduction. J Drugs Dermatol. 2014; 13(3):291–296

58. Neira R, Arroyave J, Ramirez H, et al. Fat liquefaction: effect of low-level laser energy on adipose tissue. Plast Reconstr Surg. 2002; 110 (3):912–922, discussion 923–925

59. Medrado AP, Trindade E, Reis SRA, Andrade ZA. Action of low-level laser therapy on living fatty tissue of rats. Lasers Med Sci. 2006; 21 (1):19–23

60. Caruso-Davis MK, Guillot TS, Podichetty VK, et al. Efficacy of low-level laser therapy for body contouring and spot fat reduction. Obes Surg. 2011; 21(6):722–729

61. Avci P, Nyame TT, Gupta GK, Sadasivam M, Hamblin MR. Low-level laser therapy for fat layer reduction: a comprehensive review. Lasers Surg Med. 2013; 45(6):349–357

62. Esnouf A, Wright PA, Moore JC, Ahmed S. Depth of penetration of an 850 nm wavelength low level laser in human skin. Acupunct Electro- ther Res. 2007; 32(1–2):81–86

63. Jackson RF, Stern FA, Neira R, Ortiz-Neira CL, Maloney J. Application of low-level laser therapy for noninvasive body contouring. Lasers Surg Med. 2012; 44(3):211–217

64. Jackson RF, Dedo DD, Roche GC, Turok DI, Maloney RJ. Low-level laser therapy as a non-invasive approach for body contouring: a random- ized, controlled study. Lasers Surg Med. 2009; 41(10):799–809

65. McRae E, Boris J. Independent evaluation of low-level laser therapy at 635 nm for non-invasive body contouring of the waist, hips, and thighs. Lasers Surg Med. 2013; 45(1):1–7

66. Savoia A, Landi S, Vannini F, Baldi A. Low-level laser therapy and vibra- tion therapy for the treatment of localized adiposity and fibrous cellulite. Dermatol Ther (Heidelb). 2013; 3(1):41–52

67. Jankowski M, Gawrych M, Adamska U, Ciescinski J, Serafin Z, Czajkowski R. Low-level laser therapy (LLLT) does not reduce subcutaneous adipose tissue by local adipocyte injury but rather by modulation of systemic lipid metabolism. Lasers Med Sci. 2017; 32(2):475–479

68. Decorato JW, Chen B, Sierra R. Subcutaneous adipose tissue response to a non-invasive hyperthermic treatment using a 1,060 nm laser. Lasers Surg Med. 2017; 49(5):480–489

69. Bass LS, Doherty ST. Safety and efficacy of a non-invasive 1060 nm diode laser for fat reduction of the abdomen. J Drugs Dermatol. 2018; 17(1):106–112

70. Sweeney DL, Wang EB, Austin E, Jagdeo J. Combined hyperthermic 1060 nm diode laser lipolysis with topical skin tightening treatment: case series. J Drugs Dermatol. 2018; 17(7):780–785

71. Schilling L, Saedi N, Weiss R. 1060 nm diode hyperthermic laser lip- oly- sis: the latest in non-invasive body contouring. J Drugs Dermatol. 2017; 16:48–52

72. Rotunda AM. Injectable treatments for adipose tissue: terminology, mech- anism, and tissue interaction. Lasers Surg Med. 2009; 41(10): 714–720

73. Walker PS, Lee DR, Toth BA, Bowen B. Histological analysis of the effect of ATX-101 (deoxycholic acid injection) on subcutaneous fat: results from a phase 1 open-label study. Dermatol Surg. 2020; 46(1):70–77

74. Shridharani SM, Behr KL. ATX-101 (deoxycholic acid injection) treatment in men: insights from our clinical experience. Dermatol Surg. 2017; 43 Suppl 2:S225–S230

75. Grady B, Porphirio F, Rokhsar C. Submental alopecia at deoxycholic acid injection site. Dermatol Surg. 2017; 43(8):1105–1108

76. Lindgren AL, Welsh KM. Inadvertent intra-arterial injection of deoxy- cholic acid: a case report and proposed protocol for treatment. J Cosmet Dermatol. 2020; 19(7):1614–1618

77. Duncan D. Commentary on: Metabolic and structural effects of phosphati- dylcholine and deoxycholate injections on subcutaneous fat: a randomized, controlled trial. Aesthet Surg J. 2013; 33(3):411–413

78. Duncan DI, Hasengschwandtner F. Lipodissolve for subcutaneous fat re- duction and skin retraction. Aesthet Surg J. 2005; 25(5):530–543

79. Friedmann DP. A review of the aesthetic treatment of abdominal subcuta- neous adipose tissue: background, implications, and therapeutic options. Dermatol Surg. 2015; 41(1):18–34

80. Klein JA. The tumescent technique for liposuction surgery. Am J Cosmet Surg. 1987; 4:263–267

81. Tierney EP, Kouba DJ, Hanke CW. Safety of tumescent and laser-assisted li- posuction: review of the literature. J Drugs Dermatol. 2011; 10(12):1363– 1369

82. Klein JA. Tumescent technique for local anesthesia improves safety in large-volume liposuction. Plast Reconstr Surg. 1993; 92(6):1085– 1098, discussion 1099–1100

83. Klein JA, Jeske DR. Estimated maximal safe dosages of tumescent lidocaine. Anesth Analg. 2016; 122(5):1350–1359

84. Klein JA. Surgical technique: microcannular tumescent liposuction. In: Klein JA, ed. Tumescent Technique: Tumescent Anesthesia and Microcan- nular Liposuction. St. Louis, MO: Mosby, Inc.; 2000:248–270

85. Klein JA. Post-tumescent liposuction care. Open drainage and bimodal compression. Dermatol Clin. 1999; 17(4):881–889, viii

86. Klein JA. Postliposuction care: open drainage and bimodal compression. In: Klein JA, ed. Tumescent Technique: Tumescent Anesthesia and Microcan- nular Liposuction. St. Louis, MO: Mosby, Inc.; 2000:281–293

87. Hernandez TL, Kittelson JM, Law CK, et al. Fat redistribution follow- ing suction lipectomy: defense of body fat and patterns of restora- tion. Obesity (Silver Spring). 2011; 19(7):1388–1395

Procedimientos de tensado de la piel

9

Jordan V. Wang, Nazanin Saedi y Gilly S. Munavalli

Resumen

En los últimos años, la popularidad de los procedimientos estéticos ha seguido aumentando, incluyendo aquellos que sirven para tratar las líneas finas y arrugas y la laxitud de la piel. Tradicionalmente, las mujeres han representado la gran mayoría de los pacientes. Sin embargo, los hombres ahora representan una parte creciente de los pacientes. Debido a varias diferencias importantes en la anatomía, perspectivas y preferencias, el enfoque del tratamiento para el tensado de la piel debe adaptarse a los hombres al tratar a este grupo en particular. Los profesionales deben conocer los diversos tipos de tratamiento disponibles y comprender el enfoque único para poder seguir brindando atención efectiva, personalizada y de alta calidad.

Palabras clave: estética, tensado de la piel, láseres, terapia de ultrasonido, microagujas de radiofrecuencia, arrugas

9.1 Antecedentes

En la última década, el campo de la estética ha experimentado un crecimiento notable. Lo que originalmente había comenzado como una pequeña subespecialidad basada en neuromoduladores inyectables y rellenos de tejido blando, ahora ha crecido para abarcar numerosos láseres y dispositivos médicos que utilizan diversas tecnologías. Según la Sociedad Americana de Cirugía Dermatológica (ASDS, por sus siglas en inglés), los miembros realizaron más de 12,5 millones de procedimientos solo en 2018, en comparación con los 7,8 millones en 2012.[1] Los procedimientos más comunes fueron los tratamientos de cáncer de piel, los neuromoduladores inyectables y los rellenos de tejido blando, y los procedimientos basados en láser, luz o energía. En los últimos 7 años, ha habido un aumento del 78% en los tratamientos con rellenos de tejido blando, un aumento del 74% en los procedimientos

basados en láser, luz o energía, y un aumento de casi el 400% en los procedimientos de contorno corporal.[1] Los números continúan creciendo cada año a medida que se introducen nuevos dispositivos y tecnologías en el mercado estético. Las razones por las que las personas recurren a la cosmética para mejorar su apariencia son evidentes en los datos de la encuesta de la ASDS (**Fig. 9-1**).

Si bien parte de este crecimiento se debe a la expansión más reciente de la tecnología junto con la innovación de nuevos dispositivos médicos, el crecimiento impulsado por los consumidores ha seguido desempeñando un papel cada vez más importante. Con el auge de las plataformas de redes sociales, los sitios web de redes y las aplicaciones móviles, los consumidores y los pacientes están más conectados entre sí que nunca. La tendencia de tomar y transmitir fácilmente fotografías de uno mismo con la cámara del teléfono móvil ha fomentado un "compartir" social de imágenes centradas en los atributos físicos de uno mismo. Especialmente con muchas aplicaciones móviles y de computadora que pueden "filtrar" o alterar la apariencia de uno de formas sutiles o significativas, la nueva realidad es que la tecnología actual ha cambiado significativamente la percepción de la belleza en todo el mundo.[2,3,4]

Mientras que tradicionalmente la población de pacientes que buscan tratamientos estéticos ha sido predominantemente femenina, cada vez más hombres están buscando someterse a procedimientos estéticos. Debido al mercado en rápido crecimiento de la estética masculina, es importante que los clínicos comprendan las opciones de tratamiento disponibles, incluyendo los procedimientos de tensado de la piel (**Fig. 9-2**). A pesar de que más hombres se someten a procedimientos estéticos, todavía existen barreras para los hombres. Suele haber una falta de aceptación o estigma de hacer procedimientos cosméticos entre los pares, especialmente para los hombres. Además, suele haber una falta general de conocimiento sobre lo que se puede hacer para los hombres sin que parezcan

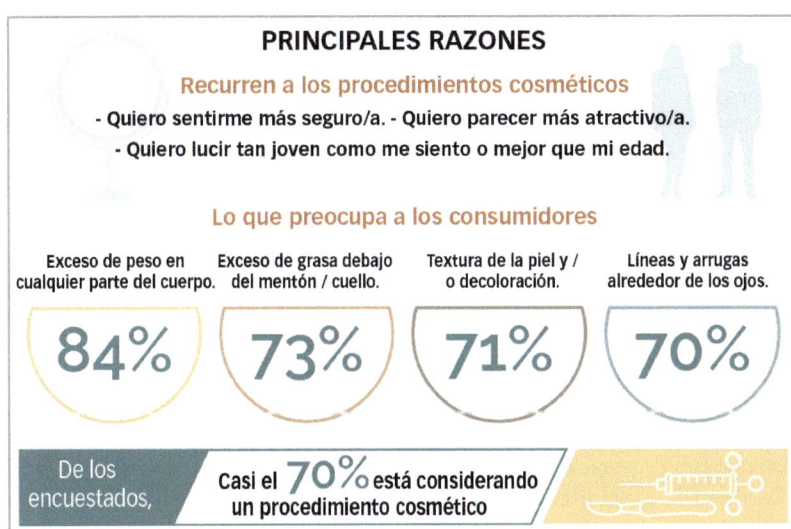

Figura 9-1. Factores clave detrás del aumento de los procedimientos cosméticos. (Reproducido con permiso de la Sociedad Americana de Cirugía Dermatológica: Encuesta anual de 2019 sobre procedimientos dermatológicos para consumidores.)

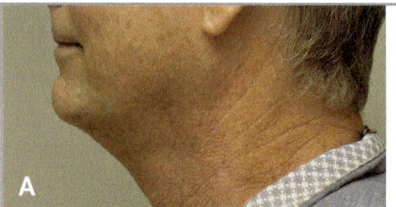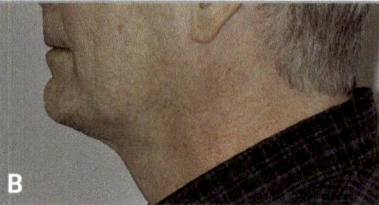

Figura 9-2. (A) Antes y **(B)** cinco meses después de una sesión única de ThermiTight(R). (Cortesía de Jason D. Bloom, MD, FACS [Cirujano Plástico Facial].)

artificiales o femeninos. Debido a las diferencias anatómicas, específicamente el espesor de la piel y la densidad del colágeno aumentados, el envejecimiento facial en general suele ser menos notable en los hombres que en las mujeres.[5-7] Sin embargo, los hombres comienzan a experimentar una disminución en el espesor de la piel más temprano, en sus 20 años. Además, se ha pensado que un mayor grado de movimiento muscular con las expresiones faciales en comparación con las mujeres contribuye a arrugas más profundas.[8,9] Debido al mercado en rápido crecimiento de la estética masculina, es importante que los clínicos comprendan las opciones de tratamiento disponibles, incluyendo los procedimientos de tensado de la piel como una opción no invasiva para los hombres.

El envejecimiento cutáneo y la laxitud de la piel pueden ser bastante notorios en ambos sexos. Además del envejecimiento intrínseco, la piel facial es particularmente vulnerable a los factores estresantes ambientales a los que los pacientes están expuestos de manera regular, como la radiación ultravioleta, el humo y la contaminación. También se ha demostrado que la elastosis solar severa en la región de la cabeza y el cuello es más común en los hombres que en las mujeres.[10] Estos insultos ambientales pueden causar estrés celular y lesiones posteriores, donde las exposiciones repetitivas pueden provocar una acumulación de daño que puede ser perjudicial para la función celular, la maduración de proteínas y la fisiología normal de la piel.[11,12,13,14] La elasticidad y firmeza natural de la piel pueden perderse debido a la descomposición resultante del colágeno y la elastina, además de una reducción en la actividad de los fibroblastos. Los tipos I y III de colágeno representan aproximadamente el 75% del peso seco de la dermis y el 20 al 30% de su volumen.[15] Los fibroblastos generan nuevo colágeno, mientras que las metaloproteinasa de matriz (MMP) lo degradan, manteniendo típicamente un equilibrio. La radiación ultravioleta y otras fuentes intrínsecas y extrínsecas de especies reactivas de oxígeno aumentan la producción de MMP, lo que resulta en un envejecimiento acelerado de la piel.[16] La elastina representa el 4% del peso seco de la dermis y le da a la piel su resistencia mecánica y capacidad para resistir la deformación o elasticidad.[17] El envejecimiento intrínseco causa atrofia de las fibras de elastina, mientras que el envejecimiento extrínseco, como la exposición a la luz ultravioleta, causa una desorganización en la red de fibras elásticas que resulta en elastosis solar.[18] El papel vital de la elastina en el mantenimiento de la estructura de la matriz extracelular está bien establecido; incluso la disminución más leve en el número de fibras de elastina produce cambios significativos en la elasticidad y resistencia de la piel.

Clínicamente, estos efectos celulares y químicos pueden causar los signos familiares de envejecimiento cutáneo que las personas están acostumbradas a ver, como líneas finas y arrugas, adelgazamiento, rugosidad, despigmentación, aspereza y disminución de la elasticidad. Dado que la laxitud de la piel es una queja estética común de quienes buscan consultas, los médicos deben estar familiarizados con el reconocimiento y tratamiento de esta situación clínica.

9.2 Indicaciones

El estándar de oro para corregir la laxitud de la piel y lograr un tensado es la corrección quirúrgica, conocida como ritidectomía o *lifting* facial. Aunque es consistentemente y uniformemente efectivo, los procedimientos quirúrgicos pueden ser invasivos, arriesgados, costosos e inapropiados para algunos pacientes. Por lo tanto, la demanda de modalidades de tratamiento menos invasivas ha aumentado. Los dispositivos de tensado de la piel mínimamente invasivos, cuando se utilizan correctamente, pueden ser efectivos para tratar la laxitud de la piel. Una modalidad individual puede ser más adecuada para un paciente específico según la gravedad clínica, la profundidad y el grado de laxitud, además de la preferencia de *resurfacing* concurrente y los resultados deseados. Siempre se recomienda un plan de tratamiento individualizado para lograr resultados clínicos ideales en lugar de un enfoque único en estética.

9.3 Selección de pacientes

La importancia de la selección de pacientes no puede ser enfatizada lo suficiente, especialmente porque representa una parte crítica para determinar resultados clínicos adecuados y satisfacción del paciente. Al seleccionar pacientes para tratamientos de laxitud de la piel utilizando métodos mínimamente invasivos, es mejor que los pacientes tengan una laxitud de la piel leve a moderada. Una laxitud de la piel demasiado significativa o grave puede ser más adecuada para un enfoque invasivo o quirúrgico, como una ritidectomía (*lifting* facial), que puede ofrecer mejores resultados.

Además de una selección adecuada de pacientes, la gestión de las expectativas es igualmente importante. Las modalidades mínimamente invasivas pueden ser efectivas, pero solo en el escenario clínico adecuado. Es crucial informar a los pacientes sobre las limitaciones de los procedimientos de tensado de la piel que utilizan dispositivos médicos, especialmente en comparación con las opciones quirúrgicas en pacientes con una laxitud significativa de la piel. En algunos escenarios que involucran una laxitud grave, los resultados menos ideales serían la norma en lugar de la excepción, y los resultados postoperatorios pueden no satisfacer adecuadamente al paciente. Abordar adecuadamente las expectativas del paciente es vital para garantizar un alto nivel de satisfacción del paciente y una posterior retención del paciente. Los hombres a menudo son menos propensos a someterse a grandes operaciones quirúrgicas de cirujanos plásticos y pueden preferir un tiempo de recuperación postoperatorio reducido debido a compromisos laborales.

Antes de cualquier procedimiento e idealmente durante la visita de consulta estética, se deben tomar múltiples fotografías. Se recomienda tomar fotografías desde varios ángulos utilizando una iluminación adecuada y estandarizada. Estas fotografías pueden ayudar a demostrar el nivel de laxitud de la piel a los pacientes antes de completar cualquier tratamiento y también se pueden utilizar para evaluar los efectos del tratamiento en comparación. Aunque se han desarrollado escalas clínicas para la laxitud de la piel, no se utilizan de manera universal ni son específicas para pacientes masculinos.[19,20] En ocasiones, los pacientes pueden creer que los tratamientos no han dado lugar a mejoras clínicas, en cuyo caso, estas fotografías pueden ser de inmenso beneficio para el profesional.

Antes del tratamiento, los pacientes deben limpiar completamente el área de tratamiento de los aceites naturales de la piel y las impurezas, así como los productos tópicos o el maquillaje cosmético utilizando un lavado suave y un limpiador. En los hombres, a menudo no se requieren limpiadores fuertes debido a la falta de maquillaje cosmético. Se puede utilizar anestesia tópica, tumescente o intradérmica, como una combinación de benzocaína, lidocaína y tetracaína tópica o lidocaína tópica sola, como ejemplos. También se puede utilizar la inhalación de una mezcla de óxido nitroso y oxígeno en la consulta, ya sea como tratamiento único o como complemento de otras modalidades de manejo del dolor. Si se utilizan productos tópicos para adormecer, deben limpiarse por completo y el área debe limpiarse nuevamente con alcohol, clorhexidina, ácido hipocloroso u otro agente similar antes de iniciar el tratamiento.

9.4 Opciones de tratamiento

9.4.1 *Microneedling*

El *microneedling*, conocido como terapia de inducción percutánea de colágeno (PCI por sus siglas en inglés), se ha utilizado para tratar una variedad de afecciones cutáneas, incluida la laxitud de la piel.[21,22] Se utilizan agujas extremadamente pequeñas para perforar las capas epidérmicas y dérmicas y crear columnas de lesiones físicas. La profundidad de penetración se puede seleccionar según la condición y el sitio, y también se pueden superponer para crear áreas más grandes de lesiones controladas. Después de que se elimina el colágeno dañado, ocurren la síntesis y remodelación de nuevo, lo cual es respaldado por la estimulación de varios factores de crecimiento y fibroblastos.[23] Un estudio reciente mostró mejoras significativas en la puntuación global de arrugas, la laxitud de la piel y la textura de la piel a los 150 días después de una serie de cuatro tratamientos de *microneedling* en 48 sujetos.[24] Aunque los resultados del *microneedling* pueden ser modestos, representa una modalidad económica que puede tratar simultáneamente la epidermis. Si bien estos dispositivos se utilizan principalmente para mejorar la textura de la piel, también es posible tratar la laxitud mínima de la piel. Las profundidades de penetración de las agujas pueden ofrecer mejores resultados cuando se aumentan en hombres con piel más gruesa, especialmente en las mejillas.

Mientras que los dispositivos tradicionales inicialmente se presentaban en forma de rodillos manuales, ahora se utilizan más comúnmente dispositivos automatizados como bolígrafos.[25] Los bolígrafos más nuevos permiten ajustes rápidos de profundidad y frecuencia, además del uso higiénico de puntas desechables de un solo uso. Se recomienda una capa delgada de solución deslizante a velocidades más rápidas para permitir un movimiento fácil sin «atrapar» la piel. Los bolígrafos automatizados deben mantenerse perpendiculares y se recomiendan múltiples pasadas en diferentes direcciones. Para el *microneedling*, el punto final del tratamiento suele ser un sangrado puntual transitorio.

Láseres ablativos y no ablativos

Los láseres ablativos de *resurfacing* representan el estándar de oro tradicional para el tratamiento del rejuvenecimiento facial y la laxitud de la piel. Al dirigirse al agua en la piel para su vaporización, se puede eliminar selectivamente la piel laxa. Debido a la destrucción completa de la epidermis, se produce la formación de nuevo colágeno después del tiempo de inactividad prolongado que se requiere para una reepitelización completa. Los tratamientos están asociados con un mayor riesgo de eventos adversos, como la despigmentación y las cicatrices. En comparación con las modalidades más nuevas, los tratamientos se limitan a profundidades superficiales.

La introducción de láseres no ablativos fue recibida con mayor aceptación y una mayor demanda debido a su menor tiempo de inactividad postoperatorio en comparación con sus contrapartes ablativas. Los eventos adversos también son más limitados. La energía térmica puede llegar y calentar en masa la dermis para inducir cambios fisiológicos como se describió anteriormente, al tiempo que se preserva la epidermis subyacente con enfriamiento superficial simultáneo. Aunque mejor tolerados que los láseres ablativos, los resultados clínicos son más modestos debido a una menor lesión térmica entregada.

En 2004, se introdujo la fototermólisis fraccional, lo que resultó en un cambio de paradigma en las opciones de tratamiento estético.[26] A diferencia de tratar toda la piel, solo se tratan porciones utilizando lesiones térmicas para crear pequeñas columnas, denominadas zonas de tratamiento microscópicas (MTZs). Su densidad, ancho y profundidad pueden ser controlados por el profesional. Los pacientes masculinos pueden tolerar mayores densidades si es necesario. Dado que estas columnas dañadas están rodeadas de piel no tratada e intacta, la duración del tiempo de inactividad postoperatorio se reduce significativamente porque actúan como reservorios de curación. El *resurfacing* fraccional ablativo también puede ser superior a su contraparte tradicional para tratar la laxitud de la piel, ya que tiene la capacidad de penetrar más profundamente en la dermis.[27] Al igual que con los dispositivos no fraccionados, las modalidades ablativas todavía ofrecen mejores resultados clínicos en comparación con los dispositivos no ablativos. Las modalidades ablativas y fraccionadas también se pueden combinar de manera segura para ofrecer resultados efectivos.[28] Debido a las profundidades limitadas, los láseres ablativos y no ablativos son más adecuados para tratar la laxitud leve de la piel o si se están tratando simultáneamente otras afecciones cutáneas epidérmicas.

9.4.2 Radiofrecuencia

La radiofrecuencia (RF) se ha utilizado como un método para causar calentamiento dérmico controlado con el fin de tensar la piel desde 2001.[29] En lugar de aprovechar el poder de la luz, la RF utiliza una corriente eléctrica para suministrar energía a la dermis para la remodelación térmica del colágeno.[30] El calor se genera a partir de la resistencia del tejido al movimiento de los electrones dentro del campo de RF para calentar típicamente el área entre 43 y 45 °C, mientras que la epidermis se enfría. La profundidad de penetración es inversamente proporcional a la frecuencia. Los mecanismos por los cuales los dispositivos de RF producen tensado de la piel son el calentamiento volumétrico de las estructuras dérmicas, como el colágeno y la fascia, y la inducción de una respuesta de curación de heridas. Un estudio anterior en 2003 demostró la seguridad y eficacia de un solo tratamiento de RF para la laxitud de la piel periorbital en 86 pacientes, que incluyó varias medidas objetivas y subjetivas.[31] Además de las mejoras clínicas, la microscopía electrónica también ha evidenciado fibras de colágeno más gruesas asociadas con los tratamientos.[32]

Numerosos dispositivos suministran energía de RF en varios modos, incluyendo unipolar, monopolar, bipolar y multipolar. La RF unipolar es difícil de controlar y tiene una mayor probabilidad de causar daño a tejidos más profundos, mientras que la RF multipolar puede proporcionar una penetración de longitud de onda más uniforme.[33] La RF monopolar utiliza típicamente una placa de puesta a tierra, donde la energía se dirige más profundamente a través de las capas y estructuras de la piel. La energía monopolar se puede administrar en modo sellado, con un movimiento deslizante o mediante fibra subcutánea, y análisis recientes han demostrado tratamientos aparentemente efectivos y seguros con RF monopolar.[34,35] En comparación, las RF bipolares y multipolares suministran la energía entre los polos del aplicador, y la profundidad de penetración se controla por la distancia entre ellos. Los dispositivos bipolares y multipolares no suministran energía de RF tan profundamente, ya que la corriente tiene una distribución controlada limitada al volumen entre los electrodos.[36] Por esta razón, se ha sugerido que son más útiles para pacientes más jóvenes que desean prevención o aquellos con laxitud leve.[37] Los dispositivos más nuevos están equipados con sondas subdérmicas y monitoreo en tiempo real para aumentar la seguridad del paciente y reducir el potencial de sobrecalentamiento, que puede causar quemaduras no deseadas, daño local, ampollas, necrosis y cicatrices. Los dispositivos de RF suelen tener efectos más profundos que las modalidades mencionadas anteriormente. Los pacientes masculinos con mayor laxitud pueden beneficiarse de la RF monopolar debido a una penetración más profunda.

9.4.3 *Microneedling* con radiofrecuencia

El concepto de fraccionamiento se ha aplicado clásicamente a los láseres, especialmente a los láseres de *resurfacing*, como el láser de dióxido de carbono. Sin embargo, el fraccionamiento también se ha aplicado a la radiofrecuencia. En los últimos años, la radiofrecuencia se ha combinado con la *microneedling* tradicional, denominada "*microneedling* con radiofrecuencia". Esto es, por definición, un tratamiento fraccional. El dispositivo utiliza una pequeña matriz de agujas para penetrar en las capas epidérmicas y dérmicas y suministrar energía de radiofrecuencia a través de las agujas hasta la dermis.[25,38] Los médicos pueden elegir utilizar agujas aisladas o no aisladas. Las agujas aisladas suministran energía enfocada en las puntas de las agujas, mientras que las agujas no aisladas suministran energía de radiofrecuencia desde un enfoque más amplio para causar más lesiones térmicas. Las puntas también se pueden utilizar en modos monopolar y bipolar, que controlan el flujo de energía de radiofrecuencia. Se cree que las puntas no aisladas y los modos monopolar entregan lesiones más intensas y profundas, pero también con un mayor riesgo de eventos adversos. Los diferentes sistemas de administración difieren en la longitud de las agujas, el recubrimiento de las agujas, la nitidez de las agujas y el método de inserción de las agujas. Un estudio reciente mostró mejoras en la reducción de arrugas, tensado de la piel y elevación de la mitad inferior de la cara utilizando un sistema de *microneedling* con radiofrecuencia no aislada en 49 pacientes sometidos a 3 tratamientos mensuales.[39] La laxitud de la piel, especialmente de la mitad inferior de la cara y el cuello, es una excelente indicación para el tratamiento con *microneedling* con radiofrecuencia.

La adición de energía de radiofrecuencia puede aumentar la cantidad y profundidad de las lesiones controladas en la dermis en comparación con el *microneedling* tradicional. Los tratamientos se pueden superponer para crear lesiones adicionales a diferentes profundidades, lo que favorece la neocolagénesis y la remodelación mejoradas, más allá del trauma inducido solo por el *microneedling*. A diferencia del *microneedling* tradicional, no se necesita una solución deslizante y no es necesario esperar sangrado puntual dependiendo de los parámetros de tratamiento. Las agujas penetran y se retraen en lugar de oscilar, por lo que es importante permitir una retracción completa antes de moverse a otros sitios para evitar arrastrar y dañar la piel térmicamente de manera no intencionada (**Fig. 9-3**).

Una vez más, la selección de pacientes es fundamental. La piel más delgada parece responder mejor que la piel más gruesa y sebácea, lo que puede hacer que algunos pacientes masculinos no sean buenos candidatos para el *microneedling* con radiofrecuencia o que los pacientes masculinos no obtengan tanta mejoría. La laxitud leve a moderada de la piel también responde mejor que la laxitud severa de la piel. La laxitud y las arrugas de la mitad inferior de la cara (perioral, mejillas medias, línea de la mandíbula, cuello) han demostrado responder debido a su naturaleza más "desprovista de volumen". Esto contrasta con la mitad superior de la cara (periocular, frente), donde el movimiento muscular dinámico es más responsable de la aparición de las arrugas.

9.4.4 Ultrasonido

Los dispositivos han utilizado más recientemente la energía del ultrasonido para procedimientos de tensado de la piel. Una ventaja distintiva del ultrasonido es la capacidad de visualizar directamente la dermis y las estructuras subcutáneas antes de iniciar el tratamiento, para que los médicos puedan asegurarse de que la energía se esté entregando donde se desea y se necesita. Las ondas de ultrasonido enfocadas inducen una vibración de las moléculas en la dermis, lo que a su vez genera fricción y pérdidas termoviscosas que crean calor.[30] A

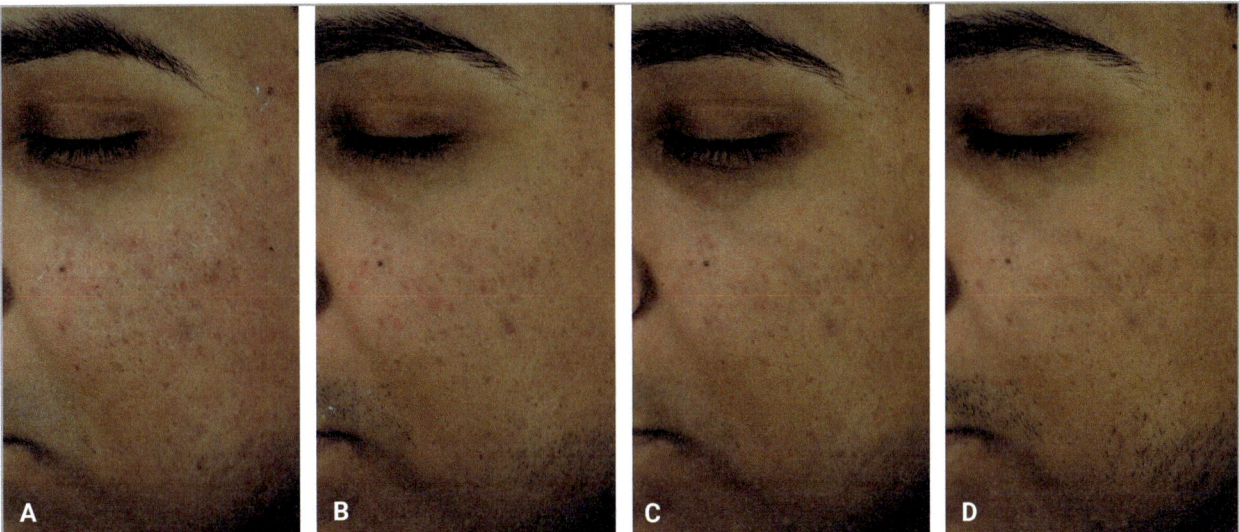

Figura 9-3. Paciente masculino después de un tratamiento de *microneedling* con radiofrecuencia en **(A)** inmediatamente después, **(B)** 2 días después, **(C)** 4 días después y **(D)** 7 días después del tratamiento, demostrando el tiempo de inactividad postoperatorio y la curación. (Cortesía de Jordan V Wang, MD, MBE, MBA y Roy Geronemus, MD).

diferencia de otras modalidades de energía, la energía del ultrasonido puede penetrar de manera segura en los tejidos para elevar brevemente las temperaturas por encima de los 60 °C y producir pequeños puntos de coagulación térmica sin calentar las estructuras superficiales de la piel, lo que permite alcanzar mayores temperaturas y lesiones controladas.[40] Por lo tanto, es posible dirigir selectivamente las estructuras anatómicas faciales clave, como el sistema músculo-aponeurótico superficial (SMAS), a una profundidad de 4 a 5 mm. El ultrasonido microenfocado provoca la desnaturalización de las fibras de colágeno en la capa reticular media y profunda de la dermis y subdermis, y estimula la formación de nuevo colágeno.[41] Se ha utilizado de manera segura y efectiva para tensar y elevar la piel con poco tiempo de inactividad y riesgo de complicaciones desde su introducción en 2009.[42] Un estudio temprano publicado en 2010 demostró de manera decisiva y segura el uso de ultrasonido para tensar la piel facial y del cuello en 36 pacientes. Esto incluyó una elevación de la ceja de 1.7 mm a los 90 días después del tratamiento único.[43]

Los dispositivos de ultrasonido pueden causar respuestas dramáticas de tensado de la piel para la laxitud cutánea significativa debido a su mayor penetración en comparación con otras modalidades disponibles. Se ha demostrado que los tratamientos son relativamente seguros y bien tolerados por pacientes de todos los tipos de piel, incluida la piel de color más oscuro.[44,45] Los hombres que tienen más laxitud no experimentarán tanta mejoría como las mujeres. La tecnología más nueva ha llevado a refinamientos más recientes de los dispositivos médicos disponibles, lo que debería seguir mejorando los resultados clínicos en un futuro cercano (**Fig. 9-4**).

Más recientemente, se ha puesto a disposición un nuevo dispositivo de ultrasonido que utiliza una tecnología de haz paralelo de ultrasonido sincrónico (SUPERB™) (Sofwave, Yoqneam, Israel) (v. **Fig. 9-4**). Este dispositivo en particular utiliza 7 transductores paralelos que están en contacto directo con la piel, lo que permite la incorporación de enfriamiento

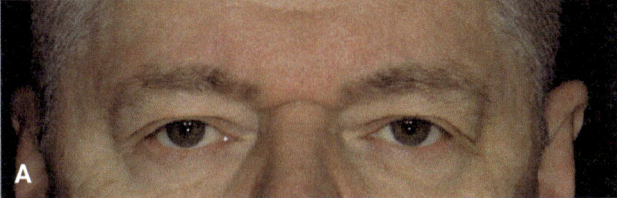

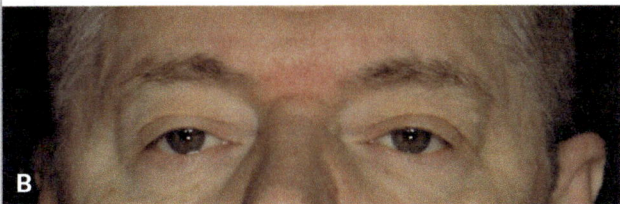

Figura 9-4. (A) Paciente masculino al inicio y **(B)** seguimiento de 3 meses después de un tratamiento único con tecnología de haz paralelo de ultrasonido sincrónico (Sofwave, Yoqneam, Israel). (Cortesía de Jordan V Wang, MD, MBE, MBA y Roy G Geronemus, MD).

de la piel controlado por retroalimentación. Los haces paralelos de alta intensidad y alta frecuencia permiten que la mayor parte de la lesión térmica se mantenga localizada a profundidades de 0.5-2 mm, con el tratamiento centrado en 1.5 mm. A esta profundidad, puede haber una mejora de las líneas finas y las arrugas, lo que se traduce en un tensado de la piel clínico.

9.5. Expectativas posprocesales

La educación adecuada del paciente sobre las expectativas postoperatorias es vital para el cuidado del paciente. La discusión debe adaptarse al procedimiento específico que se realizó e incluir tanto las expectativas a corto como a largo plazo, especialmente en cuanto al tiempo de curación. Por ejemplo, los pacientes pueden experimentar una leve inflamación e hinchazón después de la mayoría de los tratamientos, lo cual es esperado y generalmente desaparece en pocas horas. Para el malestar leve, se puede instruir a los pacientes que tomen acetaminofeno. Cualquier sangrado, moretones, hinchazón y dolor significativos que no sean típicos deben hacer que el paciente se comunique con el médico. Las instrucciones deben proporcionarse tanto de forma oral como por escrito.

Los pacientes deben recordar que puede llevar tiempo ver una mejora clínica y a menudo se necesitan múltiples tratamientos. Aunque algunas mejoras pueden ser visibles poco después de varias semanas después del tratamiento, la neocolagénesis y la remodelación del colágeno ocurren durante varios meses. La expectativa es que se necesiten al menos 6 meses para presenciar mejoras clínicas máximas.

Con el fin de reducir el tiempo de inactividad y optimizar los resultados del tratamiento, los pacientes pueden aplicar regularmente productos tópicos que contengan ácido hialurónico o péptidos estimulantes del colágeno similares. Se han diseñado muchas formulaciones y están ampliamente disponibles para ser utilizadas en conjunto con procedimientos mínimamente invasivos. Sin embargo, se debe tener precaución cuando los tratamientos involucren lesiones epidérmicas, ya que los productos aplicados deben estar diseñados para su aplicación dérmica. Por ejemplo, se han reportado varios casos de granulomas faciales asociados con el uso periprocedimiento de productos tópicos que contienen vitamina C en combinación con *microneedling*.[46] Los productos periprocedimiento pueden sensibilizar el sistema inmunológico local. Si bien la literatura médica es limitada, también se ha examinado recientemente el uso de plasma rico en plaquetas (PRP) para el rejuvenecimiento cutáneo.[47] Sin embargo, los estudios han sido pequeños y no se estandarizaron para la recolección y administración de PRP. El PRP sigue siendo prometedor, ya que contiene un nivel supraterapéutico de numerosos factores de crecimiento y citocinas que pueden estimular la proliferación, diferenciación y regeneración celular.

9.6. Eventos adversos

Dependiendo de la modalidad de tratamiento utilizada, son posibles varias complicaciones postoperatorias. Después del tratamiento con la mayoría de los dispositivos médicos estéticos, los eventos más comúnmente experimentados incluyen dolor leve y temporal, hinchazón, moretones y ocasionalmente sangrado si se trata la epidermis. Estos suelen mejorar en minutos u horas y luego desaparecen en varias horas. También puede ocurrir despigmentación postoperatoria, especialmente cuando se trata epidermis, como con *microneedling* o láseres ablativos. La mayoría de los casos son temporales, como la hipo e hiperpigmentación postinflamatoria. Esto puede tardar varias semanas o meses en resolverse, y el uso de esteroides tópicos postoperatorios o hidroquinona puede ser útil en casos graves o refractarios. Los riesgos de despigmentación son mayores en pacientes con tonos de piel más oscuros, como pacientes afroamericanos o asiáticos. Se debe tener especial cuidado al tratar la piel racializada, y siempre se debe recordar a estos pacientes este posible evento adverso para ofrecer una divulgación completa de los riesgos potenciales y los resultados esperados.

Complicaciones más graves pueden ocurrir, incluyendo cicatrices, daño local a los nervios y estructuras vasculares e infección. Las modalidades que están destinadas a ofrecer tratamiento a mayores profundidades pueden aumentar variablemente el riesgo de daño más profundo a las estructuras locales, incluido el daño a los nervios más grandes. En casos raros, pueden ocurrir parálisis transitorias tanto del tratamiento en sí como de la inflamación del área, lo que puede llevar varios días o semanas para que la función normal se recupere. Se debe asesorar a los pacientes sobre la naturaleza de este evento adverso y la necesidad de un monitoreo continuo. En contraste, las cicatrices representan un evento adverso más permanente y desfigurante. Se debe informar a los pacientes sobre este resultado desafortunado y se les debe asegurar que se les manejará de cerca para limitar y mejorar cualquier efecto permanente, lo que puede incluir tratamientos láser adicionales, especialmente después de permitir que la cicatriz se asiente primero para una evaluación adecuada.

Cualquier paciente que se queje de aumento del dolor, hinchazón u otros efectos asociados debe ser triado adecuadamente. El personal clínico debe estar adecuadamente capacitado para reconocer eventos adversos graves, especialmente por teléfono. Deben tener un umbral bajo para recomendar que los pacientes regresen a la clínica para una evaluación completa por parte del médico tratante.

En todos los casos de complicaciones en los pacientes, es necesario brindar un apoyo y asesoramiento adecuados, junto con una observación cercana. Se debe recordar a los pacientes que estos eran riesgos que se discutieron detenidamente antes del procedimiento y asegurarles que se manejarán de cerca y de manera apropiada en el futuro. Traer a los pacientes de vuelta para visitas frecuentes no solo puede ayudar a aliviar sus preocupaciones, sino que también puede evitar que busquen atención adicional de proveedores externos, que pueden no estar tan familiarizados o capacitados para tratar estas complicaciones particulares. Los médicos también deben estar disponibles para estos pacientes para mantener la satisfacción del paciente y restablecer la confianza del paciente si es necesario. Es extremadamente importante establecer y construir una relación sólida entre el paciente y el médico, especialmente en estas circunstancias.

9.7. Conclusión

El envejecimiento cutáneo y la laxitud de la piel representan quejas estéticas comunes en los pacientes. Mientras que los tratamientos tradicionalmente se han centrado en las mujeres, cada vez más los hombres buscan tratamientos estéticos. Se ha sugerido que los procedimientos estéticos en hombres favorecen pequeñas modificaciones que producen cambios conservadores y sutiles.[8] Con las diversas modalidades de tratamiento y los numerosos dispositivos médicos disponibles, los médicos deben familiarizarse con las opciones de tratamiento potenciales y ser capaces de adaptar enfoques de tratamiento individualizados. Se requiere un conocimiento suficiente, además de una capacitación adecuada, para brindar una atención de alta calidad centrada en el paciente.

9.8 Consejos

- Durante las consultas para procedimientos de tensado de la piel, la educación del paciente sigue siendo la base, y transmitir con precisión las expectativas de cualquier tratamiento es clave para preservar tanto la satisfacción como la retención del paciente.
- Al realizar *microneedling* con radiofrecuencia, es importante asegurarse de que la piel esté estirada para permitir la inserción adecuada de las agujas y la entrega de energía.
- Cada año se lanzan nuevas modalidades de tratamiento y dispositivos, por lo que es importante que los médicos revisen los datos detrás de cada uno de ellos y obtengan experiencias de primera mano antes de hacer cualquier recomendación.
- Al realizar *microneedling* con radiofrecuencia, asegúrese de que las agujas estén completamente retraídas de la piel antes de pasar a la siguiente ubicación para evitar arrastrar y dañar la piel de manera no intencionada.
- La programación de llamadas y citas de seguimiento con los pacientes debe basarse en el tiempo de inactividad del tratamiento realizado para ofrecer una supervisión adecuada.

Referencias

1. American Society for Dermatologic Surgery. 2018 ASDS survey on dermatologic procedures. 2018. Available at: https://www.asds.net/ portals/0/ PDF/procedures-survey-results-presentation-2018.pdf
2. Ramphul K, Mejias SG. Is "Snapchat dysmorphia" a real issue? Cureus. 2018; 10(3):e2263
3. Rajanala S, Maymone MBC, Vashi NA. Selfies-living in the era of filtered photographs. JAMA Facial Plast Surg. 2018; 20(6):443–444
4. Wang JV, Rieder EA, Schoenberg E, Zachary CB, Saedi N. Patient perception of beauty on social media: professional and bioethical obligations in esthetics. J Cosmet Dermatol. 2020; 19(5):1129– 1130
5. Farhadian JA, Bloom BS, Brauer JA. Male aesthetics: a review of facial anatomy and pertinent clinical implications. J Drugs Dermatol. 2015; 14(9):1029–1034
6. Shuster S, Black MM, McVitie E. The influence of age and sex on skin thickness, skin collagen and density. Br J Dermatol. 1975; 93(6):639– 643
7. Lee Y, Hwang K. Skin thickness of Korean adults. Surg Radiol Anat. 2002; 24(3–4):183–189
8. Sedgh J. The aesthetics of the upper face and brow: male and female differences. Facial Plast Surg. 2018; 34(2):114–118
9. Weeden JC, Trotman CA, Faraway JJ. Three dimensional analysis of facial movement in normal adults: influence of sex and facial shape. Angle Orthod. 2001; 71(2):132–140
10. Karagas MR, Zens MS, Nelson HH, et al. Measures of cumulative exposure from a standardized sun exposure history questionnaire: a comparison with histologic assessment of solar skin damage. Am J Epidemiol. 2007; 165(6):719–726
11. Tobin DJ. Introduction to skin aging. J Tissue Viability. 2017; 26(1): 37–46
12. Nkengne A, Bertin C. Aging and facial changes: documenting clinical signs, part 1—clinical changes of the aging face. Skinmed. 2013; 11 (5):281–286
13. Mokos ZB, Ćurković D, Kostović K, Čeović R. Facial changes in the mature patient. Clin Dermatol. 2018; 36(2):152–158
14. Cui H, Kong Y, Zhang H. Oxidative stress, mitochondrial dysfunction, and aging. J Signal Transduct. 2012; 2012:646354
15. Bolognia J, Jorizzo JL, Schaffer JV. Dermatology. 3rd ed. Philadelphia, PA: Elsevier Saunders; 2012.G
16. Kammeyer A, Luiten RM. Oxidation events and skin aging. Ageing Res Rev. 2015; 21:16–29
17. Naouri M, Atlan M, Perrodeau E, et al. Skin tightening induced by fractional CO(2) laser treatment: quantified assessment of variations in mechanical properties of the skin. J Cosmet Dermatol. 2012; 11(3): 201–206
18. Heinz A, Huertas AC, Schräder CU, Pankau R, Gosch A, Schmelzer CE. Elastins from patients with Williams-Beuren syndrome and healthy individuals differ on the molecular level. Am J Med Genet A. 2016; 170(7):1832–1842
19. Leal Silva HG. Facial laxity rating scale validation study. Dermatol Surg. 2016; 42(12):1370–1379
20. Alexiades-Armenakas M, Rosenberg D, Renton B, Dover J, Arndt K. Blinded, randomized, quantitative grading comparison of minimally invasive, fractional radiofrequency and surgical face-lift to treat skin laxity. Arch Dermatol. 2010; 146(4):396–405
21. Ramaut L, Hoeksema H, Pirayesh A, Stillaert F, Monstrey S. Microneedling: Where do we stand now? A systematic review of the literature. J Plast Reconstr Aesthet Surg. 2018; 71(1):1–14
22. Hou A, Cohen B, Haimovic A, Elbuluk N. Microneedling: a compre- hensive review. Dermatol Surg. 2017; 43(3):321–339
23. Alster TS, Graham PM. Microneedling: a review and practical guide. Dermatol Surg. 2018; 44(3):397–404
24. Ablon G. Safety and effectiveness of an automated microneedling device in improving the signs of aging skin. J Clin Aesthet Dermatol. 2018; 11(8):29–34
25. Puiu T, Mohammad TF, Ozog DM, Rambhatla PV. A comparative analysis of electric and radiofrequency microneedling devices on the market. J Drugs Dermatol. 2018; 17(9):1010–1013
26. Manstein D, Herron GS, Sink RK, Tanner H, Anderson RR. Fractional photothermolysis: a new concept for cutaneous remodeling using microscopic patterns of thermal injury. Lasers Surg Med. 2004; 34 (5):426–438
27. Ortiz AE, Goldman MP, Fitzpatrick RE. Ablative CO2 lasers for skin tightening: traditional versus fractional. Dermatol Surg. 2014; 40 Suppl 12:S147–S151
28. Munavalli GS, Turley A, Silapunt S, Biesman B. Combining confluent and fractionally ablative modalities of a novel 2790 nm YSGG laser for facial resurfacing. Lasers Surg Med. 2011; 43(4):273–282
29. Gold MH. Noninvasive skin tightening treatment. J Clin Aesthet Dermatol. 2015; 8(6):14–18
30. Greene RM, Green JB. Skin tightening technologies. Facial Plast Surg. 2014; 30(1):62–67
31. Fitzpatrick R, Geronemus R, Goldberg D, Kaminer M, Kilmer S, Ruiz-Esparza J. Multicenter study of noninvasive radiofrequency for peri- orbital tissue tightening. Lasers Surg Med. 2003; 33(4):232–242
32. Kist D, Burns AJ, Sanner R, Counters J, Zelickson B. Ultrastructural evaluation of multiple pass low energy versus single pass high energy radiofrequency treatment. Lasers Surg Med. 2006; 38(2):150–154
33. Mazzoni D, Lin MJ, Dubin DP, Khorasani H. Review of non-invasive body contouring devices for fat reduction, skin tightening and muscle definition. Australas J Dermatol. 2019; 60(4):278–283
34. Carruthers J, Fabi S, Weiss R. Monopolar radiofrequency for skin tightening: our experience and a review of the literature. Dermatol Surg. 2014; 40 Suppl 12:S168–S173
35. Weiss RA, Weiss MA, Munavalli G, Beasley KL. Monopolar radiofrequency facial tightening: a retrospective analysis of efficacy and safety in over 600 treatments. J Drugs Dermatol. 2006; 5(8):707–712
36. Krueger N, Sadick NS. New-generation radiofrequency technology. Cutis. 2013; 91(1):39–46
37. Gentile RD, Kinney BM, Sadick NS. Radiofrequency technology in face and neck rejuvenation. Facial Plast Surg Clin North Am. 2018; 26(2): 123–134
38. Weiner SF. Radiofrequency microneedling: overview of technology, advantages, differences in devices, studies, and indications. Facial Plast Surg Clin North Am. 2019; 27(3):291–303
39. Gold M, Taylor M, Rothaus K, Tanaka Y. Non-insulated smooth motion, micro-needles RF fractional treatment for wrinkle reduction and lifting of the lower face: International study. Lasers Surg Med. 2016; 48(8):727–733
40. Gutowski KA. Microfocused ultrasound for skin tightening. Clin Plast Surg. 2016; 43(3):577–582
41. Fabi SG. Noninvasive skin tightening: focus on new ultrasound techniques. Clin Cosmet Investig Dermatol. 2015; 8:47– 52
42. MacGregor JL, Tanzi EL. Microfocused ultrasound for skin tightening. Semin Cutan Med Surg. 2013; 32(1):18–25
43. Alam M, White LE, Martin N, Witherspoon J, Yoo S, West DP. Ultrasound tightening of facial and neck skin: a rater-blinded pro- spective cohort study. J Am Acad Dermatol. 2010; 62(2):262–269

44. Minkis K, Alam M. Ultrasound skin tightening. Dermatol Clin. 2014; 32(1):71–77

45. Juhász M, Korta D, Mesinkovska NA. A review of the use of ultrasound for skin tightening, body contouring, and cellulite reduction in dermatology. Dermatol Surg. 2018; 44(7):949–963

46. Soltani-Arabshahi R, Wong JW, Duffy KL, Powell DL. Facial allergic granulomatous reaction and systemic hypersensitivity associated with microneedle therapy for skin rejuvenation. JAMA Dermatol. 2014; 150(1):68–72

47. Schoenberg E, Hattier G, Wang JV, Saedi N. Platelet-rich plasma (PRP) for facial rejuvenation: an early examination. Clin Dermatol. 2020; 38 (2):251–253

Preocupaciones estéticas en pacientes racializados

10

Andrew Alexis y Michelle Henry

Resumen

Los hombres racializados representan un segmento diverso de la población masculina de pacientes con preocupaciones estéticas específicas y consideraciones únicas. Esta cohorte incluye, pero no se limita a, individuos de ascendencia africana, asiática (este y sur), hispano/latinoamericana y del Medio Oriente que son más propensos a tener fototipos de piel de Fitzpatrick IV a VI. A pesar del considerable tamaño y crecimiento proyectado de esta población, hay escasez de literatura publicada o estudios de investigación que aborden las preocupaciones estéticas en hombres con estos tipos de fototipos. Comprender las necesidades de la piel racializada es fundamental para obtener buenos resultados en el campo de la dermatología estética. Aunque se aprecian las diferencias fundamentales entre los diferentes tipos de piel de Fitzpatrick, existe una falta notable de investigación y pautas de manejo que especifiquen las diferencias en la piel racializada. Este capítulo servirá como una introducción y guía para evaluar, evaluar y tratar la preocupación estética única y diversa en hombres con estos fototipos de piel.

Palabras clave: estética, hombres, racializados, procedimientos, trastornos foliculares

10.1 Antecedentes

10.1.1 Anatomía y fisiología de la piel racializada

Las diferencias en la estructura y fisiología de la piel racializada requieren diferencias en las consideraciones de seguridad y la eficacia potencial. El cuidado y manejo de las preocupaciones estéticas de la piel en hombres racializados requiere una comprensión de las diferencias fisiológicas de la piel racializada y las modificaciones de tratamiento resultantes necesarias para garantizar la configuración adecuada de los dispositivos basados en energía, las técnicas para rellenos inyectables y las dosis de medicamentos recetados. En el campo de la estética en particular, según los últimos datos de la Sociedad Americana de Cirugía Plástica Estética, las minorías étnicas (hispanos, afroamericanos, asiáticos) son la fracción de mercado de procedimientos estéticos de crecimiento más rápido.[1] De 2017 a 2018, el número de pacientes racializados que buscan procedimientos cosméticos mínimamente invasivos aumentó tres veces más que el número de caucásicos a nivel mundial. Las razones de este crecimiento exponencial incluyen una mayor exposición y acceso a los procedimientos, publicidad dirigida y avance socioeconómico de ciertas cohortes en estas poblaciones. Los pacientes racializados tienen características naturales y preocupaciones estéticas únicas que requieren una comprensión exhaustiva por parte de los dermatólogos y cirujanos estéticos que tratarán a estos pacientes.[2] Además, las poblaciones racializadas tienen creencias e ideologías culturales únicas que deben tenerse en cuenta, y los médicos capacitados para tratar solo a pacientes blancos no estarán preparados para ofrecer una atención clínica óptima a los pacientes racializados. Todo esto subraya que es fundamental que los médicos que tratan preocupaciones estéticas en hombres racializados anticipen posibles diferencias en la respuesta de la piel, reconozcan las limitaciones terapéuticas y aprecien las preocupaciones de los pacientes.

La cantidad de melanina epidérmica es la diferencia más evidente en las personas racializadas (**Tabla 10-1**). Mientras que la piel de todas las razas y etnias contiene el mismo número y distribución de melanocitos, las personas con piel más oscura tienen melanocitos que producen melanocitos más grandes que están más dispersos y contienen mayores cantidades de melanina. Además, la melanina contenida en los melanocitos de las personas de piel más oscura experimenta una tasa más lenta de degradación.[3] Sin embargo, los melanocitos en aquellos con tez más oscura a menudo muestran una respuesta lábil y exagerada a las lesiones cutáneas.[4–7]

Varios factores reguladores están involucrados en estas diferencias; notablemente, la neuregulina 1 (NRG1), que acelera la producción y pigmentación de los melanocitos, se ha demostrado que se expresa y secreta en niveles más altos por los fibroblastos y queratinocitos de los tipos de piel más oscura en comparación con los tipos de piel más clara.[8] Además, se ha demostrado que la molécula de transporte de melanosomas RAB27A se expresa en niveles más altos en personas de piel más oscura.[9] Como la melanina proporciona fotoprotección contra la dañina luz ultravioleta (UV), la piel más oscura es menos susceptible al fotoenvejecimiento, lo que permite que la epidermis y la dermis de esas personas mantengan su estructura original en mayor medida en com-

Tabla 10-1. Preocupaciones estéticas comunes en hombres racializados

Hiperpigmentación postinflamatoria
Melasma
Otras discromías
Dermatosis papulosa nigra
Irregularidades en la textura (poros agrandados, aspereza)
Piel grasa
Cicatrices de acné
Cicatrices hipertróficas/queloides
Pseudofoliculitis de la barba
Queloides de acné en la nuca
Arrugas
Pérdida de cabello

paración con las personas de piel más clara. La transmisión de la luz UVA a través de la epidermis es del 17,5% en la piel pigmentada y del 55,5% en los caucásicos, mientras que la transmisión de la luz UVB a través de la epidermis es del 5,7% para la piel pigmentada en comparación con el 29,4% para los caucásicos.[10]

Además de la pigmentación, la estructura y función de la epidermis y la dermis son diferentes entre las diversas etnias. El estrato córneo de la piel negra contiene un mayor número de capas de corneocitos, y cada capa presenta una mayor cohesión intracelular y compacidad en comparación con la piel blanca. Además, se ha demostrado que el contenido de lípidos en el estrato córneo difiere entre las etnias, siendo la relación colesterol-ceramida la más alta en los asiáticos, intermedia en los caucásicos y la más baja en los afroamericanos.[11,12] El tamaño de los corneocitos no difiere entre la piel de diferentes etnias, pero se ha observado niveles más altos de descamación en la piel negra en comparación con la piel blanca (v. **Tabla 10-1**).[13]

La pérdida transepidérmica de agua (TEWL por sus siglas en inglés), que se refiere a la cantidad total de vapor de agua perdido a través de la piel y sus anexos en condiciones de no sudoración, se ha demostrado en algunos estudios que difiere entre las poblaciones racializadas, siendo los asiáticos los que tienen la mayor cantidad de TEWL después de la eliminación de cinta adhesiva. Las diferencias en la hidratación y el pH de la piel de diferentes etnias aún no se han determinado debido a la falta de parámetros y resultados consistentes en diversos estudios clínicos.[14–16]

La estructura y biología del cabello también difieren entre los diversos grupos étnicos. El cabello asiático, caucásico y africano presenta características distintas en cuanto a densidad, diámetro, forma, propiedades mecánicas y composición. El cabello de origen africano es espiral, con torsiones frecuentes que tienen inversiones aleatorias en dirección, aplanamiento pronunciado y diámetro irregular.[17] El cabello africano también presenta mayor sequedad, menor contenido de humedad, menos sebo total y mayor fragilidad debido a una menor resistencia a la tracción en comparación con el cabello caucásico.[3] El cabello asiático tiene el mayor diámetro con geometría circular y folículos pilosos más metabólicamente activos que otras etnias. El cabello caucásico tiene un diámetro y forma intermedios y presenta la mayor resistencia a la tracción entre los grupos étnicos. En cuanto al contenido, la queratina y otras proteínas son similares en los diversos grupos étnicos (v. **Tabla 10-1**).[18]

Debido a la interacción entre factores estructurales, funcionales y culturales, la frecuencia de preocupaciones dermatológicas y estéticas varía según la población.[1,20,21,22] Las preocupaciones estéticas que afectan desproporcionadamente a los hombres racializados incluyen trastornos de hiperpigmentación, secuelas estéticas de trastornos foliculares, dermatosis papulosa nigra y queloides o cicatrices hipertróficas.[22,23] Además de estas, hay preocupaciones que son comunes en todas las poblaciones pero pueden tener consideraciones únicas en hombres racializados. Se presenta una lista completa de la gama de preocupaciones estéticas comunes en hombres racializados en la **tabla 10-1**.

Tabla 10-2. Procedimientos estéticos comunes en hombres racializados

Peeling químico
Depilación láser
Electrodesecación
Resurfacing láser no ablativo/fotorejuvenecimiento
Toxina botulínica
Rellenos de tejido blando
Restauración capilar (por ejemplo, trasplante, plasma rico en plaquetas)

Los tratamientos mínimamente invasivos son herramientas esenciales en el manejo de las principales preocupaciones estéticas en hombres racializados. Los procedimientos mínimamente invasivos más comunes utilizados para abordar las preocupaciones estéticas en pacientes masculinos racializados se enumeran en la **tabla 10-2**. Como resultado de las características estructurales y funcionales, realizar procedimientos estéticos en esta población de pacientes se asocia con un mayor riesgo de complicaciones, especialmente alteración de la pigmentación postinflamatoria y formación de cicatrices hipertróficas o queloides. Sin embargo, con una selección cuidadosa del dispositivo o agente de *peeling*, el uso de parámetros de tratamiento conservadores y precauciones pre y post-tratamiento prudentes, los procedimientos mínimamente invasivos se pueden realizar de manera segura y efectiva en hombres racializados.

10.2 Manejo de la hiperpigmentación

La hiperpigmentación es una de las principales preocupaciones estéticas en hombres racializados. Con frecuencia se observa como una secuela de trastornos inflamatorios (por ejemplo, acné, dermatitis atópica, psoriasis, etc.), un trastorno pigmentario primario (por ejemplo, melasma, léntigos, hiperpigmentación inducida por el sol, hiperpigmentación por maduración, etc.) o como una complicación de procedimientos y tratamientos dermatológicos. Los procedimientos mínimamente invasivos, incluidos los *peelings* químicos,[24–29] láseres fraccionados,[30,31,32,33,34] láseres Q-switched,[35,36,37,38,39,40, 41,42,43,44,45,46,47,48,49] láseres de picosegundos,[50,51,52,53,54,55,56,57,58] y microagujas[59,60,61,62,63,64,65]— generalmente en combinación con agentes depigmentantes tópicos—se han utilizado con éxito en pacientes con fototipos de piel más altos y son un pilar en el manejo general de la hiperpigmentación. Los procedimientos mínimamente invasivos contribuyen al tratamiento de la hiperpigmentación ya sea aumentando la penetración de los agentes aclaradores tópicos (por ejemplo, *peelings* químicos, láseres fraccionados y microagujas) o eliminando el exceso de pigmento (por ejemplo, láseres fraccionados, láseres Q-switched, láseres de picosegundos y *peelings* químicos). A menudo es necesario combinar múltiples modalidades para lograr los resultados más eficaces, pero se debe hacer con precaución, ya que una lesión epidérmica y dérmica excesiva asociada con los procedimientos mencionados puede resultar en discromías iatrogénicas.

Aunque los láseres Q-switched se han utilizado ampliamente en tipos de piel asiáticos orientales (hasta el fototipo III de piel), su seguridad en individuos con pigmentación más oscura (por ejemplo, fototipos IV-VI de piel) es limitada debido a una mayor tasa de discromías, incluyendo hipopigmentación *guttata* irreversible. En un estudio tailandés en hombres con melasma, se demostró una mayor mejoría en el melasma con cinco *peelings* semanales de ácido glicólico al 30% combinados con láser Q-switched de baja fluencia (LFQS) de neodimio:itrio-aluminio-granate (Nd:YAG) semanal en comparación con los *peelings* de ácido glicólico semanales solos. Sin embargo, las tasas de recaída fueron altas y se observó discromía asociada con el láser LFQS. En un estudio en Estados Unidos que involucró a pacientes con melasma y fototipos de piel II a V, los láseres LFQS Nd:YAG mensuales en combinación con microdermoabrasión y agentes aclaradores tópicos resultaron en una mejora significativa sin discromías asociadas al tratamiento.[66] Por lo tanto, se recomienda una selección cuidadosa de los pacientes (favoreciendo los fototipos de piel más claros/intermedios), una menor frecuencia de tratamientos (mensual en lugar de semanal), fluencias más bajas (por ejemplo, 2 pasadas de láser a 1.6-2.0 J/cm2),[67] y la combinación de agentes aclaradores tópicos al considerar el LFQS en el tratamiento del melasma.

El láser fraccionado no ablativo de baja energía de 1,927 nm ha surgido como una modalidad segura y efectiva para tratar la hiperpigmentación en fototipos de piel IV a VI. Dos estudios han incluido pacientes con fototipos de piel Fitzpatrick más altos (hasta VI) con resultados favorables.[30,68] Esta tecnología tiene la ventaja de poder eliminar la pigmentación dérmica y mejorar la penetración de los agentes aclaradores tópicos mientras mantiene un perfil de seguridad con muy bajo riesgo.

10.2.1 *Peelings* químicos

El *peeling* químico es un procedimiento mínimamente invasivo versátil que desempeña un papel clave en el manejo de una amplia gama de preocupaciones estéticas en hombres racializados (Tabla 10-3). Son particularmente útiles como complemento en el tratamiento de la hiperpigmentación (en combinación con agentes aclaradores tópicos) y para mejorar las irregularidades de la textura, como la apariencia de aberturas foliculares agrandadas. También son un enfoque efectivo para el rejuvenecimiento general de la piel en el contexto del fotoenvejecimiento o con fines de mantenimiento del cuidado de la piel, mejorando la luminosidad, reduciendo la discromía y mejorando la textura.

Se prefieren los agentes de *peeling* superficiales por razones de seguridad, dado el mayor riesgo de discromías y cicatrices de los *peelings* medios y profundos en pacientes racializados. Los *peelings* de ácido salicílico y ácido glicólico son los más utilizados, pero otros agentes de *peeling* adecuados incluyen ácido mandélico, *peeling* de Jessner y ácido tricloroacético de baja concentración (por ejemplo, TCA al 15%). En un estudio retrospectivo reciente, la tasa general de complicaciones de los *peelings* químicos superficiales en fototipos de piel III a VI fue

Tabla 10-3. Mejores prácticas para realizar procedimientos basados en láser/luz en hombres racializados (modificado de Alexis AF, British Journal of Dermatology, 2013;169(3): 91–97)[1]

- Longitud de onda del láser: considerar el cromóforo (especialmente el riesgo de absorción por el melanina epidérmica); las longitudes de onda más largas están asociadas con una menor absorción epidérmica y, por lo tanto, una mayor seguridad en pacientes con un fototipo de piel más alto

- Parámetros de tratamiento con láser: utilizar configuraciones que minimicen la extensión de la lesión epidérmica y dérmica (generalmente más conservadoras que en SPT I-III, a menudo requieren un mayor número de sesiones), por ejemplo, fluencias más bajas y duraciones de pulso más largas para la depilación láser; densidades de tratamiento más bajas (zonas microtérmicas cm2) para el *resurfacing* láser fraccionado

- Protección solar antes y después del tratamiento (comportamientos de protección solar, protector solar de amplio espectro SPF ≥ 30)

- Considerar agentes blanqueadores antes (≥ 2 semanas antes) y después del tratamiento (por ejemplo, crema de hidroquinona al 4%)

- Enfriamiento epidérmico prudente, por ejemplo, velocidades de tratamiento más lentas al utilizar láseres con enfriamiento por contacto; pausas entre pasadas de láseres de *resurfacing* para reducir el calentamiento; aplicar compresas frías después del procedimiento

- Considerar corticosteroides tópicos después del tratamiento (para reducir la inflamación), especialmente cuando se observa eritema o edema significativos después del procedimiento

[1]Alexis AF. Lasers and light-based therapies in ethnic skin: treatment options and recommendations for Fitzpatrick skin types V and VI. The British journal of dermatology, 2013;169 (3):91–97.

del 3.8%.[69] Las estrategias clave para mejorar los resultados al realizar *peelings* químicos en pacientes masculinos racializados se resumen en la tabla 10-4. Es importante evitar la sobreaplicación o, en el caso de *peelings* que requieren neutralización, un tiempo prolongado de aplicación para minimizar el riesgo de complicaciones. Por lo tanto, la aplicación prudente y la observación cercana de los signos o síntomas inminentes de irritación son de suma importancia.

10.2.2 Tratamientos con láser

Los láseres fraccionados no ablativos se pueden utilizar para una amplia gama de indicaciones estéticas en hombres racializados.[70,71] El láser fraccionado de erbio dopado de 1,550 nm se ha utilizado ampliamente en pacientes racializados[72,73,74,75] y es particularmente útil en el tratamiento de cicatrices de acné, irregularidades de la textura y signos de fotoenvejecimiento (Fig. 10-1). La hiperpigmentación postinflamatoria (HPI) es un riesgo significativo, pero se puede manejar mediante parámetros de tratamiento conservadores, especialmente un rango inferior de densidades de tratamiento, hidroquinona antes y después del tratamiento, así como una estricta protección solar.

Otras tecnologías de *resurfacing* con amplias aplicaciones en hombres racializados incluyen el láser Nd:YAG pulsado en microsegundos a 1,064 nm[71,76,77] y los láseres de picosegundos.[51,52,78] El láser Nd:YAG pulsado en submilisegundos (300 a 650 microsegundos) se puede utilizar para el tratamiento de cicatrices de acné, queloides/cicatrices hipertróficas, acné, discromía y fotoenvejecimiento en pacientes racializados. Este enfoque tiene la ventaja de ser seguro en todos los tipos de piel y no requerir anestesia previa al tratamiento. Sin embargo, generalmente se requieren múltiples tratamientos para obtener resultados clínicamente significativos. El láser de picosegundos de 755 nm con la matriz de lentes difractivas (DLA) se ha estudiado en el tratamiento de cicatrices no deseadas, lesiones pigmentadas y estrías en pacientes con fototipos de piel de Fitzpatrick IV-VI. Los eventos adversos más comunes fueron eritema e hiperpigmentación autolimitados.[51]

El *resurfacing* con radiofrecuencia fraccionada (RF) se ha demostrado recientemente en un estudio que involucró a 35 sujetos con piel tipo VI que recibieron tres sesiones de tratamientos faciales, con 4 semanas de diferencia, utilizando un dispositivo de RF fraccionada con punta recubierta de 24 pines.[79] Se observó seguridad y eficacia en el tratamiento de arrugas, cicatrices de acné y apariencia general.

Tabla 10-4. Consejos prácticos para realizar *peelings* químicos en hombres racializados

- Utilizar agentes de *peeling* superficiales (por ejemplo, ácido glicólico 20-50%, ácido salicílico 20-30%, ácido mandélico 40%, ácido tricloroacético 15%)

- Suspender retinoides tópicos o procedimientos de cuidado de la piel exfoliantes (por ejemplo, mascarillas exfoliantes, cepillado mecánico, etc.) al menos 7 días antes del *peeling* químico

- Monitorear de cerca al paciente durante el *peeling* químico

- Personalizar el número de capas aplicadas y la duración de la aplicación según la tolerabilidad individual del paciente

- Utilizar un ventilador portátil y compresas frías para reducir el escozor/quemazón

- Neutralizar o interrumpir el *peeling* en áreas que muestren signos o síntomas de irritación durante el *peeling*

- Considerar agentes tópicos aclaradores de la piel antes y después del tratamiento (para reducir el riesgo de hiperpigmentación iatrogénica y mejorar la eficacia en el manejo de la hiperpigmentación)

10.3 Depilación láser

Los láseres de longitud de onda larga en el espectro del infrarrojo cercano (especialmente el láser de diodo de 800 a 810 nm y el láser Nd:YAG de 1,064 nm) han revolucionado el tratamiento de trastornos foliculares con secuelas estéticas en hombres racializados, como la pseudofoliculitis *barbae*[80,81,82,83,84,85,86,87,88,89,90,91] y la queloiditis acneica nucal.[92,93,94,95,96] También se ha demostrado que la depilación láser es efectiva como terapia alternativa para la celulitis disecante del cuero cabelludo[97,98] y la hidradenitis supurativa.[99] Mientras que el láser de alejandrita de 755 nm se ha utilizado en personas de tez más clara con fototipos de piel de Fitzpatrick III a V,[82,94,100] se prefiere el láser Nd:YAG de 800 a 810 nm y 1,064 nm para fototipos de piel intermedios IV a V y fototipos de piel ricos en pigmentación V a VI, respectivamente, en función de su relación riesgo-beneficio. En un estudio que comparaba el *resurfacing* láser con láser Er:YAG y el láser Nd:YAG pulsado largo para el tratamiento del acne *keloidalis nuchae* en hombres egipcios, ambos grupos experimentaron una reducción significativa en el tamaño de las pápulas y placas, mientras que una disminución significativa en el recuento de placas solo se observó en el grupo de Er:YAG.[93] Al utilizar la depilación láser en hombres racializados, es clave utilizar fluencias más bajas, longitudes de onda más largas y un enfriamiento epidérmico eficiente para maximizar la seguridad. Para los láseres pulsados en milisegundos, se recomienda el uso de duraciones de pulso más largas para fototipos más altos con piel rica en pigmentación para facilitar el enfriamiento epidérmico y minimizar así el riesgo de complicaciones pigmentarias.

10.4 Rellenos inyectables y neuromoduladores

10.4.1 Enfoque

La restauración de un rostro masculino juvenil para combatir la pérdida relacionada con la edad del volumen esquelético, muscular y de los compartimentos de grasa se logra cada vez más con procedimientos no invasivos como los rellenos y los neuromoduladores. El objetivo principal para todos los pacientes, independientemente de su género o etnia, es lograr la armonización en la topografía facial y la rejuvenecimiento. Sin embargo, el proceso de envejecimiento afecta de manera distinta a las diferentes etnias, y cada etnia tiene características estructurales distintas que afectan la planificación del tratamiento facial. Por ejemplo, las personas de origen

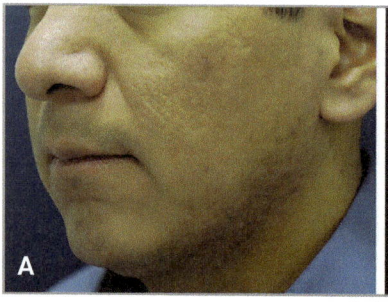
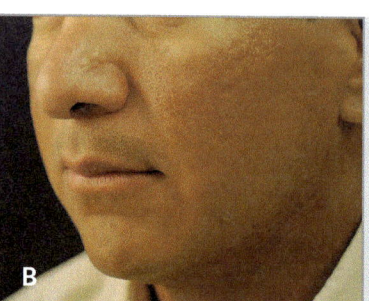

Figura 10-1. Un hombre hispano con cicatrices de acné antes **(A)** y después **(B)** del *resurfacing* láser con láser fraccionado de erbio dopado de 1550 nm.

afroamericano, además de tener una protección intrínseca relativa contra el fotoenvejecimiento, tienen una dermis más gruesa y no experimentan la flacidez, las arrugas y la ptosis del tejido facial en el mismo grado que sus contrapartes caucásicas. Los signos de envejecimiento en estos pacientes son más evidentes en la región periorbital, perioral y del tercio medio del rostro, y menos en el tercio superior del rostro. Los pacientes de origen asiático presentan una mayor anchura bitemporal y bizigomática, un rostro más corto y una proyección baja del tercio medio del rostro. Tienen frentes más planas y anchas, retrognatia y microgenia, y el proceso de envejecimiento generalmente resulta en desarmonías en el tercio inferior del rostro. Además de las diferencias estructurales faciales, los pacientes de diferentes etnias también son susceptibles a la depigmentación y las cicatrices; por lo tanto, al tratarlos con agentes inyectables como rellenos de tejidos blandos y neuromoduladores, la técnica debe modificarse para minimizar el riesgo de estas complicaciones.

10.4.2 Procedimiento

Se han utilizado varios tipos de rellenos, especialmente ácido hialurónico (AH), hidroxiapatita de calcio (CaHa) y ácido poli-L-láctico (PLLA), de manera segura y efectiva en personas de diversos orígenes étnicos.[101–103] Las estrategias para minimizar el riesgo de hiperpigmentación después de la inyección de rellenos de tejidos blandos incluyen tiempos de inyección más largos y lentos y evitar la técnica de punción múltiple. En un ensayo clínico con 150 pacientes (tipos de piel IV-VI) que evaluó la seguridad y eficacia de los rellenos de ácido hialurónico, el 13% de las técnicas de punción múltiple resultaron en hiperpigmentación en comparación con el 2% de la técnica de enhebrado lineal.[102] Además, debido a la presencia de fibroblastos multinucleados y más grandes, la piel racializada tiene de 3 a 18 veces más probabilidades de desarrollar formación de queloides; los médicos deben tener precaución al tratar a pacientes con antecedentes de cicatrices hipertróficas o formación de queloides[3]. Sin embargo, en el estudio de Taylor et al,[102] ninguno de los 150 pacientes desarrolló un queloide.

El aspecto más importante de la voluminización facial en pacientes masculinos racializados es el conocimiento íntimo de las diferencias estructurales entre ellos y los caucásicos, y honrar los ideales estéticos a los que aspiran. La mayoría de las veces, las personas de origen étnico no buscan una versión "occidentalizada", sino más bien una versión "rejuvenecida" de sí mismos (**Fig. 10-2**). Por ejemplo, las mujeres afroamericanas suelen experimentar líneas finas y pérdida de volumen debajo del borde bermellón del labio superior, y buscan aumentar el área del labio superior.[104] Esto se logra enrollando el labio en sentido superior utilizando rellenos de AH de baja viscosidad como Belotero (Merz Aesthetics, Raleigh, Carolina del Norte, Estados Unidos) o Restylane Silk (Galderma, Fort Worth, Texas, Estados Unidos). Además, el contenido de colágeno y la capacidad de producción de colágeno de los afroamericanos es mayor que la de los caucásicos, por lo que el tratamiento con rellenos de tejidos blandos que tienen propiedades biostimuladoras como PLLA (Galderma) y CaHa (Radiesse; Merz Aesthetics) puede ser más efectivo en esta población, y como resultado requerirán menos tratamientos que sus contrapartes blancas.

Los pacientes de ascendencia india tienden a tener una estructura esquelética más pequeña, lo que resulta en una apariencia más pronunciada de descenso de los depósitos de grasa y concentración del volumen en la parte interna del rostro.[105,106] En estos pacientes, restaurar el volumen en el marco facial (frente, sienes y mentón) puede proporcionar una apariencia global más equilibrada y simétrica.

Los signos tempranos de envejecimiento, como la pérdida de volumen en el área infraorbitaria, son más pronunciados en los pacientes asiáticos debido a las diferencias esqueléticas. A diferencia de los caucásicos, estos pacientes suelen preferir pómulos altos, buscando aumentar el zigoma y la maxila lateral, y desean evitar un mayor ensanchamiento del tercio medio del rostro. Por lo tanto, es común buscar restaurar la proyección anterior del área infraorbitaria y agregar proyección central mientras se restaura el volumen en la frente, el mentón y la nariz para armonizar el rostro masculino asiático.[107] Por lo general, no se indica el aumento de labios en los asiáticos, ya que la plenitud de los labios es típicamente mayor que la de los caucásicos. Las personas asiáticas buscan abrazar y optimizar sus rasgos faciales orientales, con una preferencia general por una forma facial ovalada, con plenitud en la mitad superior y estrechándose desde el pómulo hasta la barbilla.[108]

El uso de neuromoduladores es amplio entre los pacientes racializados, especialmente en combinación con rellenos, ya

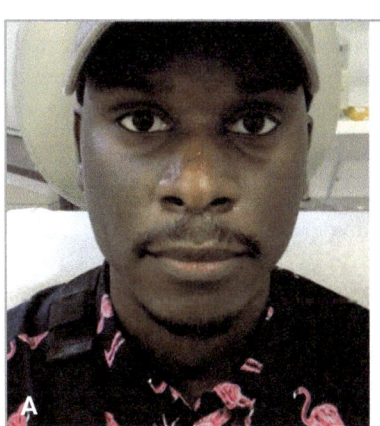
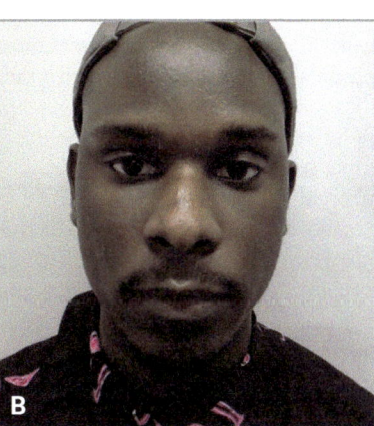

Figura 10-2. Un hombre afroamericano de 37 años antes **(A)** y dos semanas después **(B)** de la voluminización con 2 ml de relleno de ácido hialurónico en el tercio medio del rostro.

que ambos tratamientos mejoran el resultado clínico global. La zona más común de aplicación es la glabela, y los resultados de estudios clínicos han demostrado que, en comparación con los pacientes caucásicos, la longevidad y la respuesta al tratamiento de los neuromoduladores pueden ser mayores en los pacientes racializados.[109] No se han observado eventos adversos o efectos secundarios específicos de la población con este tratamiento en esta población.

10.5 Restauración capilar

10.5.1 Enfoque

La pérdida de cabello y los trastornos del cuero cabelludo afectan a los hombres racializados, y su tratamiento puede ser un desafío, ya que los factores causales pueden estar relacionados con las prácticas culturales del cabello. Por ejemplo, las prácticas del cabello como los rastas, los pañuelos y las trenzas apretadas pueden debilitar el cabello, especialmente en personas de origen africano que ya tienen cabello con densidad y resistencia disminuidas.[110] El uso de calor y alisadores químicos en el alisado del cabello es común en esta población, y además de la pérdida de cabello, puede agravar o causar trastornos del cuero cabelludo y dermatitis de contacto.[111] El cuidado básico del cabello también ha demostrado ser diferente, especialmente en la población afroamericana que, debido a una propensión a la sequedad y la rotura, a menudo lava su cabello solo una vez por semana o cada dos semanas. Mientras que las prácticas culturales predisponen a estas personas a la alopecia por tracción, esta población también se ve comúnmente afectada por otras formas de pérdida de cabello, como la alopecia cicatricial centrífuga central (CCCA) y la alopecia frontal fibrosante.

10.5.2 Alopecia por tracción

La alopecia por tracción es un tipo de pérdida de cabello no cicatricial que ocurre debido a la tensión repetitiva y prolongada en el cabello. Se observa con mayor frecuencia en personas de origen africano e hispano y está directamente relacionada con las prácticas de cuidado del cabello de estas poblaciones.[112,113] Los signos principales de la alopecia por tracción incluyen edema perifolicular y vainas peripilares visibles, seguidos de una evidente pérdida de cabello, especialmente en la parte frontal y temporal del cuero cabelludo[114,115]. Aunque la afección no es cicatricial, la persistencia de las prácticas de cuidado del cabello y la falta de tratamiento pueden llevar finalmente a la destrucción del folículo piloso y a la pérdida permanente del cabello. En casos de pacientes racializados que presentan signos de alopecia por tracción pero que no se dedican a prácticas capilares que resultarían en ese fenotipo, se debe considerar el diagnóstico diferencial de alopecia frontal fibrosante alopecia androgénica, efluvio telógeno, tricotilomanía y alopecia cicatricial centrífuga central (CCCA).[116] Las opciones de tratamiento para la alopecia por tracción comienzan con cambios en el estilo de vida en relación con el cabello, lo que significa peinar el cabello de manera suelta y evitar el calor y los alisadores químicos.[117] En circunstancias en las que la enfermedad ha progresado, se pueden utilizar tratamientos

para suprimir la inflamación folicular, como antibióticos o inyecciones de corticosteroides intralesionales en la periferia de la pérdida de cabello. En casos avanzados, donde hay una destrucción extensa del folículo piloso, se deben considerar opciones quirúrgicas como el trasplante de cabello.[118]

10.5.3 Alopecia cicatricial centrífuga central

La CCCA, un término acuñado por la Sociedad de Investigación del Cabello de América del Norte (NAHRS), es una afección inflamatoria que es casi exclusiva de pacientes racializados y puede verse en hombres. Se ha demostrado que una combinación de genética, estructura del cabello y hábitos de cuidado del cabello está implicada en la fisiopatología de esta afección. En la CCCA, la pérdida de cabello es común en la parte media del cuero cabelludo y la coronilla, lo que, junto con la pérdida de aberturas foliculares, produce un aspecto brillante del cuero cabelludo.[119] Otros signos y síntomas incluyen rotura frecuente del cabello, pápulas, pústulas y prurito del cuero cabelludo. La evaluación dermatoscópica puede revelar la presencia de halos blancos peripilares que corresponden a fibrosis que rodea la vaina radicular externa.[120] Cuando se busca tratamiento en las etapas tempranas de la enfermedad, es posible prevenir la cicatrización y la pérdida permanente del cabello. Las estrategias empleadas incluyen antibióticos con propiedades antiinflamatorias como la doxiciclina, corticosteroides tópicos o intralesionales y antimaláricos como la hidroxicloroquina.[120] El trasplante de cabello también es una opción cuando ha ocurrido una pérdida de cabello permanente; sin embargo, los pacientes deben estar libres de inflamación, ya que esto puede comprometer la calidad de la supervivencia del injerto.[121]

10.5.3 Liquen plano pilar

El liquen plano pilar (LPP) es otro tipo de alopecia cicatricial que a menudo ocurre en personas de piel oscura, especialmente en individuos de ascendencia asiática.[1] Las características de esta afección incluyen eritema folicular, hiperqueratosis y cicatrización de la línea de implantación del cabello en la zona frontal y temporal. Otras áreas anatómicas como las cejas, las pestañas y el cuero cabelludo occipital también pueden verse afectadas.[122,123] Desafortunadamente, hasta la fecha, no existe un tratamiento exitoso para el LPP. Estrategias terapéuticas como corticosteroides tópicos o intralesionales, inhibidores de la calcineurina, hidroxicloroquina, micofenolato mofetilo e inhibidores de la 5-alfa reductasa oral (5aRi) han demostrado tener eficacia relativa en algunos pacientes.[124] Si bien el crecimiento del cabello es raro en estos pacientes, el objetivo clínico principal es frenar o detener la progresión de la pérdida de cabello.

10.5.4 Trasplante de cabello

Con el desarrollo de metodologías modernas, como la extracción de unidades foliculares (FUE) y el trasplante de cabello robótico, la restauración quirúrgica del cabello ofrece resultados cosméticos superiores. Si bien el trasplante de cabello tiene pautas universales independientemente de la etnia del paciente, los cirujanos deben apreciar las diferencias en la estructura del cabello de sus pacientes racializados en comparación con sus pacientes blancos, en lo que respecta al diseño de la línea del cabello, la selección del sitio donante y el injerto.[125] Por ejemplo, la mayoría de los pacientes caucásicos presentan una recesión frontotemporal, mientras que muchos asiáticos pueden tener frentes redondas y anchas con la línea del cabello siguiendo este patrón. Por otro lado, los pacientes de ascendencia africana tienen una línea del cabello recta que sigue casi un ángulo recto en la unión frontotemporal. La línea del cabello de los hispanos es variada, pero los médicos deben tener en cuenta el patrón de origen al diseñar la nueva línea del cabello.[126,127] Otros aspectos a tener en cuenta al realizar un trasplante de cabello en pacientes de piel oscura incluyen la densidad del cabello, que es menor en los pacientes africanos en comparación con los asiáticos y caucásicos, y el riesgo de transección del cabello, dado el carácter más rizado del tallo del cabello. No se requieren modificaciones adicionales en la técnica en cuanto a la disección y colocación de los injertos.

10.6 Conclusión

Los hombres racializados representan un segmento diverso y en rápido crecimiento de la población de pacientes estéticos. Las diferencias estructurales y funcionales, como la labilidad del pigmento y la mayor prevalencia de cicatrices queloideas e hipertróficas, así como las variaciones en las características del fotoenvejecimiento, dictan consideraciones especiales y enfoques únicos para el tratamiento estético de esta población. Además de las indicaciones más típicas, como el fotoenvejecimiento, los procedimientos estéticos pueden ofrecer grandes beneficios para el tratamiento de trastornos foliculares desafiantes que afectan de manera desproporcionada a los hombres racializados, así como trastornos pigmentarios y cicatrices de acné. La selección cuidadosa de la modalidad de tratamiento y la consideración individualizada de los parámetros óptimos son clave para lograr resultados exitosos en esta diversa población de pacientes con preocupaciones estéticas y características dermatológicas únicas.

10.7 Consejos

- El estándar de oro para corregir la laxitud de la piel y lograr un tensado es la corrección quirúrgica. Aunque es consistentemente y uniformemente efectivo, los procedimientos quirúrgicos pueden ser invasivos, arriesgados, costosos e inapropiados para algunos pacientes. Como tal, la demanda de modalidades de tratamiento menos invasivas ha aumentado.
- Es crucial informar a los pacientes sobre las limitaciones de los procedimientos de tensado de la piel que utilizan dispositivos médicos, especialmente en comparación con las opciones quirúrgicas en pacientes con una laxitud significativa de la piel.
- Los láseres ablativos de *resurfacing* representan el estándar de oro tradicional para el tratamiento del rejuvenecimiento facial y la laxitud de la piel.
- A diferencia de otras modalidades de energía, la energía ultrasónica puede penetrar de manera segura en las capas más profundas del tejido para elevar brevemente las temperaturas por encima de los 60 grados Celsius y producir pequeños puntos de coagulación térmica sin calentar las estructuras superficiales de la piel, lo que permite alcanzar temperaturas más altas y lesiones controladas.

Referencias

1. Lawson CN, Hollinger J, Sethi S, et al. Updates in the understanding and treatments of skin & hair disorders in women of color. Int J Womens Dermatol. 2017; 3(1) Suppl:S21–S37
2. Henry M, Sadick N. Aesthetic considerations in female skin of color: what you need to know. Semin Cutan Med Surg. 2018; 37(4):210–216
3. Taylor SC. Skin of color: biology, structure, function, and implications for dermatologic disease. J Am Acad Dermatol. 2002; 46(2) Suppl Understanding:S41–S62
4. Andersen KE, Maibach HI. Black and white human skin differences. J Am Acad Dermatol. 1979; 1(3):276–282
5. Berardesca E, Maibach H. Racial differences in skin pathophysiology. J Am Acad Dermatol. 1996; 34(4):667–672
6. Montagna W, Carlisle K. The architecture of black and white facial skin. J Am Acad Dermatol. 1991; 24(6, Pt 1):929–937
7. Weigand DA, Haygood C, Gaylor JR. Cell layers and density of Negro and Caucasian stratum corneum. J Invest Dermatol. 1974; 62(6): 563–568
8. Choi W, Kolbe L, Hearing VJ. Characterization of the bioactive motif of neuregulin-1, a fibroblast-derived paracrine factor that regulates the constitutive color and the function of melanocytes in human skin. Pigment Cell Melanoma Res. 2012; 25(4):477–481
9. Yoshida-Amano Y, Hachiya A, Ohuchi A, et al. Essential role of RA- B27A in determining constitutive human skin color. PLoS One. 2012; 7(7):e41160
10. Lawson CN, Hollinger J, Sethi S, et al. Updates in the understanding and treatments of skin & hair disorders in women of color. Int J Womens Dermatol. 2015; 1(2):59–75
11. Gambichler T, Matip R, Moussa G, Altmeyer P, Hoffmann K. In vivo data of epidermal thickness evaluated by optical coherence tomography: effects of age, gender, skin type, and anatomic site. J Dermatol Sci. 2006; 44(3):145–152
12. Thomson ML. Relative efficiency of pigment and horny layer thick- ness in protecting the skin of Europeans and Africans against solar ultraviolet radiation. J Physiol. 1955; 127(2):236–246
13. Corcuff P, Lotte C, Rougier A, Maibach HI. Racial differences in corneocytes. A comparison between black, white and oriental skin. Acta Derm Venereol. 1991; 71(2):146–148
14. Primavera G, Berardesca E. Clinical and instrumental evaluation of a food supplement in improving skin hydration. Int J Cosmet Sci. 2005; 27(4):199–204
15. Fluhr JW, Dickel H, Kuss O, Weyher I, Diepgen TL, Berardesca E. Impact of anatomical location on barrier recovery, surface pH and stratum corneum hydration after acute barrier disruption. Br J Der- matol. 2002; 146(5):770–776
16. Berardesca E, Maibach HI. Transepidermal water loss and skin surface hydration in the non invasive assessment of stratum corneum func- tion. Derm Beruf Umwelt. 1990; 38(2):50–53
17. Ji JH, Park TS, Lee HJ, et al. The ethnic differences of the damage of hair and integral hair lipid after ultra violet radiation. Ann Dermatol. 2013; 25(1):54–60
18. Laatsch CN, Durbin-Johnson BP, Rocke DM, et al. Human hair shaft proteomic profiling: individual differences, site specificity and cuticle analysis. PeerJ. 2014; 2:e506
19. American Society for Aesthetic Plastic Surgery. Cosmetic Surgery National Data Bank: Statistics. Arlington Heights, IL: American Society for Aesthetic Plastic Surgery; 2018
20. Alexis AF, Few J, Callender VD, et al. Myths and knowledge gaps in the aesthetic treatment of patients with skin of color. J Drugs Derma- tol. 2019; 18(7):616–622
21. Rossi A, Alexis AF. Cosmetic procedures in skin of color. G Ital Dermatol Venereol. 2011; 146(4):265–272
22. Awosika O, Burgess CM, Grimes PE. Considerations when treating cosmetic concerns in men of color. Dermatol Surg. 2017; 43 Suppl 2: S140–S150
23. Callender VD. Commentary on considerations when treating cosmetic concerns in men of color. Dermatol Surg. 2017; 43 Suppl 2:S151–S152

24. Downie J, Schneider K, Goberdhan L, Makino ET, Mehta RC. Combi- nation of in-office chemical peels with a topical comprehensive pigmentation control product in skin of color subjects with facial hyperpigmentation. J Drugs Dermatol. 2017; 16(4):301–306

25. Sarkar R, Parmar NV, Kapoor S. Treatment of postinflammatory hyper-pigmentation with a combination of glycolic acid peels and a topical regimen in dark-skinned patients: a comparative study. Dermatol Surg. 2017; 43(4):566–573

26. Godse K, Sakhia J. Triple combination and glycolic peels in post-acne hyperpigmentation. J Cutan Aesthet Surg. 2012; 5(1):60–61

27. Joshi SS, Boone SL, Alam M, et al. Effectiveness, safety, and effect on quality of life of topical salicylic acid peels for treatment of post- inflammatory hyperpigmentation in dark skin. Dermatol Surg. 2009; 35(4):638–644, discussion 644

28. Garg VK, Sinha S, Sarkar R. Glycolic acid peels versus salicylic-mandelic acid peels in active acne vulgaris and post-acne scarring and hyperpigmentation: a comparative study. Dermatol Surg. 2009; 35(1):59–65

29. Burns RL, Prevost-Blank PL, Lawry MA, Lawry TB, Faria DT, Fivenson DP. Glycolic acid peels for postinflammatory hyperpigmentation in black patients. A comparative study. Dermatol Surg. 1997; 23(3): 171–174, discussion 175

30. Bae YC, et al. Treatment of post-inflammatory hyperpigmentation in patients with darker skin types using a low energy 1,927 nm non- ablative fractional laser: a retrospective photographic review analy- sis. Lasers Surg Med. 2020; 52(1):7–12

31. Kaufman-Janette J, Cazzaniga A, Ballin A, Swanson-Garcell R. Effectiveness of a nutraceutical during non-ablative 1927 nm fractional laser on patients with facial hyperpigmentation and photoaging. J Drugs Dermatol. 2017; 16(5):501–506

32. Lee SJ, Chung WS, Lee JD, Kim HS. A patient with cupping-related post-inflammatory hyperpigmentation successfully treated with a 1,927 nm thulium fiber fractional laser. J Cosmet Laser Ther. 2014; 16 (2):66–68

33. Oram Y, Akkaya AD. Refractory postinflammatory hyperpigmentation treated fractional CO_2 laser. J Clin Aesthet Dermatol. 2014; 7(3):42–44

34. Rokhsar CK, Ciocon DH. Fractional photothermolysis for the treat- ment of postinflammatory hyperpigmentation after carbon dioxide laser resurfacing. Dermatol Surg. 2009; 35(3):535–537

35. Munavalli G. A split-face assessment of the synergistic potential of sequential Q-switched Nd:YAG laser and 1565 nm fractional non- ablative laser treatment for facial rejuvenation in Fitzpatrick skin type II-V patients. J Drugs Dermatol. 2016; 15(11):1335–1342

36. Brown AS, Hussain M, Goldberg DJ. Treatment of melasma with low fluence, large spot size, 1064-nm Q-switched neodymium-doped yt- trium aluminum garnet (Nd:YAG) laser for the treatment of melasma in Fitzpatrick skin types II-IV. J Cosmet Laser Ther. 2011; 13(6):280– 282

37. Moody MN, Landau JM, Vergilis-Kalner IJ, Goldberg LH, Marquez D, Friedman PM. 1,064-nm Q-switched neodymium-doped yttrium alu- minum garnet laser and 1,550-nm fractionated erbium-doped fiber laser for the treatment of nevus of Ota in Fitzpatrick skin type IV. Dermatol Surg. 2011; 37(8):1163–1167

38. Saedi N, Metelitsa A. Commentary on Q-switched 660-nm versus 532-nm Nd: YAG laser for the treatment for facial lentigines in Asian patients. Dermatol Surg. 2015; 41(12):1396–1397

39. Noh TK, Chung BY, Yeo UC, Chang S, Lee MW, Chang SE. Q-switched 660-nm versus 532-nm Nd: YAG laser for the treatment for facial lentigines in Asian patients: a prospective, randomized, double- blinded, split-face comparison pilot study. Dermatol Surg. 2015; 41 (12):1389–1395

40. Kim HS, Kim EK, Jung KE, Park YM, Kim HO, Lee JY. A split-face compar- ison of low-fluence Q-switched Nd: YAG laser plus 1550 nm fractional photothermolysis vs. Q-switched Nd: YAG monotherapy for facial mel- asma in Asian skin. J Cosmet Laser Ther. 2013; 15(3):143–149

41. Saedi N, Chan HH, Dover JS. Treating lentigines in Asian patients with the Q-switched Alexandrite laser. J Drugs Dermatol. 2011; 10(12) Sup- pl:s14–s15

42. Kim S, Cho KH. Treatment of procedure-related postinflammatory hyperpigmentation using 1064-nm Q-switched Nd:YAG laser with low fluence in Asian patients: report of five cases. J Cosmet Dermatol. 2010; 9(4):302–306

43. Kim S, Cho KH. Treatment of facial postinflammatory hyperpigmentation with facial acne in Asian patients using a Q-switched neodymium-doped yttrium aluminum garnet laser. Dermatol Surg. 2010; 36(9):1374–1380

44. Metelitsa AI. Commentary: treatment of facial postinflammatory hyper-pigmentation with facial acne in Asian patients using a novel Q-switched neodymium-doped yttrium aluminum garnet laser. Der- matol Surg. 2010; 36(9):1381

45. Park JM, Tsao H, Tsao S. Combined use of intense pulsed light and Q-switched ruby laser for complex dyspigmentation among Asian patients. Lasers Surg Med. 2008; 40(2):128–133

46. Wang CC, Sue YM, Yang CH, Chen CK. A comparison of Q-switched alexandrite laser and intense pulsed light for the treatment of freck- les and lentigines in Asian persons: a randomized, physician- blinded, split-face comparative trial. J Am Acad Dermatol. 2006; 54 (5):804–810

47. Jang KA, Chung EC, Choi JH, Sung KJ, Moon KC, Koh JK. Successful removal of freckles in Asian skin with a Q-switched alexandrite laser. Der- matol Surg. 2000; 26(3):231–234

48. Zhou X, Gold MH, Lu Z, Li Y. Efficacy and safety of Q-switched 1,064-nm neodymium-doped yttrium aluminum garnet laser treatment of melasma. Dermatol Surg. 2011; 37(7):962–970

49. Vachiramon V, Sahawatwong S, Sirithanabadeekul P. Treatment of melasma in men with low-fluence Q-switched neodymium-doped yttrium-alumi- num-garnet laser versus combined laser and glycolic acid peeling. Dermatol Surg. 2015; 41(4):457–465

50. Lee MC, Lin YF, Hu S, et al. A split-face study: comparison of pico- second alexandrite laser and Q-switched Nd:YAG laser in the treatment of melas- ma in Asians. Lasers Med Sci. 2018; 33(8): 1733–1738

51. Haimovic A, Brauer JA, Cindy Bae YS, Geronemus RG. Safety of a pico-second laser with diffractive lens array (DLA) in the treatment of Fitzpatrick skin types IV to VI: a retrospective review. J Am Acad Dermatol. 2016; 74(5):931–936

52. Levin MK, Ng E, Bae YS, Brauer JA, Geronemus RG. Treatment of pig- mentary disorders in patients with skin of color with a novel 755 nm picosecond, Q-switched ruby, and Q-switched Nd:YAG nanosec- ond lasers: a retrospective photographic review. Lasers Surg Med. 2016; 48(2):181–187

53. Wang YJ, et al. Prospective randomized controlled trial comparing treatment efficacy and tolerance of picosecond alexandrite laser with a diffractive lens array and triple combination cream in female Asian patients with melasma. J Eur Acad Dermatol Venereol. 2020; 34(3): 624–63

54. Chen YT, Lin ET, Chang CC, et al. Efficacy and safety evaluation of pi- cosecond alexandrite laser with a diffractive lens array for treat- ment of melasma in Asian patients by VISIA imaging system. Photo- biomodul Photomed Laser Surg. 2019; 37(9):559–566

55. Jo DJ, Kang IH, Baek JH, Gwak MJ, Lee SJ, Shin MK. Using reflectance confocal microscopy to observe in vivo melanolysis after treatment with the picosecond alexandrite laser and Q-switched Nd:YAG laser in melasma. Lasers Surg Med. 2018

56. Lee YJ, Shin HJ, Noh TK, Choi KH, Chang SE. Treatment of melasma and post-inflammatory hyperpigmentation by a picosecond 755-nm alexandrite laser in Asian patients. Ann Dermatol. 2017; 29(6):779–781

57. Chalermchai T, Rummaneethorn P. Effects of a fractional picosecond 1,064 nm laser for the treatment of dermal and mixed type melasma. J Cosmet Laser Ther. 2018; 20(3):134–139

58. Choi YJ, Nam JH, Kim JY, et al. Efficacy and safety of a novel pico- second laser using combination of 1 064 and 595 nm on patients with melasma: a prospective, randomized, multicenter, split-face, 2% hy- droquinone cream-controlled clinical trial. Lasers Surg Med. 2017; 49(10):899–907

59. Cassiano DP, Espósito ACC, Hassun KM, Lima EVA, Bagatin E, Miot HA. Early clinical and histological changes induced by microneedling in facial melasma: a pilot study. Indian J Dermatol Venereol Leprol. 2019; 85(6):638–641

60. Ismail ESA, Patsatsi A, Abd El-Maged WM, Nada EEAE. Efficacy of mi- croneedling with topical vitamin C in the treatment of melasma. J Cosmet Dermatol. 2019

61. Lima EVA, Lima MMDA, Paixão MP, Miot HA. Assessment of the effects of skin microneedling as adjuvant therapy for facial melasma: a pilot study. BMC Dermatol. 2017; 17(1):14

62. Ustuner P, Balevi A, Ozdemir M. A split-face, investigator-blinded com- parative study on the efficacy and safety of Q-switched Nd:YAG laser plus microneedling with vitamin C versus Q-switched Nd:YAG laser for the treatment of recalcitrant melasma. J Cosmet Laser Ther. 2017; 19(7):383–390

63. Lima EdeA. Microneedling in facial recalcitrant melasma: report of a series of 22 cases. An Bras Dermatol. 2015; 90(6):919–921

64. Budamakuntla L, Loganathan E, Suresh DH, et al. A randomised, open-label, comparative study of tranexamic acid microinjections and tranexamic acid with microneedling in patients with melasma. J Cutan Aesthet Surg. 2013; 6(3):139–143

65. Kwon HH, Choi SC, Jung JY, Park GH. Combined treatment of melasma involving low-fluence Q-switched Nd:YAG laser and fractional microneedling radiofrequency. J Dermatolog Treat. 2019; 30 (4):352–356

66. Kauvar AN. Successful treatment of melasma using a combination of microdermabrasion and Q-switched Nd:YAG lasers. Lasers Surg Med. 2012; 44(2):117–124

67. Kauvar ANB. Commentary on the clinical and histological effect of a low-fluence Q-switched 1,064-nm neodymium: yttrium-aluminum- garnet laser for the treatment of melasma and solar lentigenes in Asians. Dermatol Surg. 2017; 43(9):1134–1136

68. Brauer JA, Alabdulrazzaq H, Bae YS, Geronemus RG. Evaluation of a low energy, low density, non-ablative fractional 1927 nm wavelength laser for facial skin resurfacing. J Drugs Dermatol. 2015; 14(11): 1262–1267

69. Vemula S, Maymone MBC, Secemsky EA, et al. Assessing the safety of superficial chemical peels in darker skin: a retrospective study. J Am Acad Dermatol. 2018; 79(3):508–513.e2

70. Alexis AF. Lasers and light-based therapies in ethnic skin: treatment options and recommendations for Fitzpatrick skin types V and VI. Br J Dermatol. 2013; 169 Suppl 3:91–97

71. Roberts WE, Henry M, Burgess C, Saedi N, Chilukuri S, Campbell-Chambers DA. Laser treatment of skin of color for medical and aes- thetic uses with a new 650-microsecond Nd:YAG 1064 nm laser. J Drugs Dermatol. 2019; 18(4):s135–s137

72. Kaushik SB, Alexis AF. Nonablative fractional laser resurfacing in skin of color: evidence-based review. J Clin Aesthet Dermatol. 2017; 10 (6):51–67

73. Alexis AF, Coley MK, Nijhawan RI, et al. Nonablative fractional laser resurfacing for acne scarring in patients with Fitzpatrick skin photo- types IV-VI. Dermatol Surg. 2016; 42(3):392–402

74. Clark CM, Silverberg JI, Alexis AF. A retrospective chart review to assess the safety of nonablative fractional laser resurfacing in Fitzpatrick skin types IV to VI. J Drugs Dermatol. 2013; 12(4):428–431

75. Alexis AF. Fractional laser resurfacing of acne scarring in patients with Fitzpatrick skin types IV-VI. J Drugs Dermatol. 2011; 10(12) Suppl:s6–s7

76. Lipper GM, Perez M. Nonablative acne scar reduction after a series of treatments with a short-pulsed 1,064-nm neodymium:YAG laser. Dermatol Surg. 2006; 32(8):998–1006

77. Badawi A, Tome MA, Atteya A, Sami N, Morsy IA. Retrospective analy- sis of non-ablative scar treatment in dark skin types using the sub- millisecond Nd:YAG 1,064 nm laser. Lasers Surg Med. 2011; 43(2): 130–136

78. Brauer JA, Kazlouskaya V, Alabdulrazzaq H, et al. Use of a picosecond pulse duration laser with specialized optic for treatment of facial acne scarring. JAMA Dermatol. 2015; 151(3):278–284

79. Battle F, Battle S. Clinical evaluation of safety and efficacy of fractional radiofrequency facial treatment of skin type VI patients. J Drugs Dermatol. 2018; 17(11):1169–1172

80. Emer JJ. Best practices and evidenced-based use of the 800 nm diode laser for the treatment of pseudofolliculitis barbae in skin of color. J Drugs Dermatol. 2011; 10(12) Suppl:s20–s22

81. Kauvar AN. Treatment of pseudofolliculitis with a pulsed infrared laser. Arch Dermatol. 2000; 136(11):1343–1346

82. Leheta TM. Comparative evaluation of long pulse alexandrite laser and intense pulsed light systems for pseudofolliculitis barbae treat- ment with one year of follow up. Indian J Dermatol. 2009; 54(4): 364–368

83. Rogers CJ, Glaser DA. Treatment of pseudofolliculitis barbae using the Q-switched Nd:YAG laser with topical carbon suspension. Dermatol Surg. 2000; 26(8):737–742

84. Ross EV, Cooke LM, Overstreet KA, Buttolph GD, Blair MA. Treatment of pseudofolliculitis barbae in very dark skin with a long pulse Nd:YAG laser. J Natl Med Assoc. 2002; 94(10):888–893

85. Ross EV, Cooke LM, Timko AL, Overstreet KA, Graham BS, Barnette DJ. Treatment of pseudofolliculitis barbae in skin types IV, V, and VI with a long-pulsed neodymium:yttrium aluminum garnet laser. J Am Acad Dermatol. 2002; 47(2):263–270

86. Schulze R, Meehan KJ, Lopez A, et al. Low-fluence 1,064-nm laser hair reduction for pseudofolliculitis barbae in skin types IV, V, and VI. Der- matol Surg. 2009; 35(1):98–107

87. Smith EP, Winstanley D, Ross EV. Modified superlong pulse 810 nm diode laser in the treatment of pseudofolliculitis barbae in skin types V and VI. Dermatol Surg. 2005; 31(3):297–301

88. Valeriant M, Terracina FS, Mezzana P. Pseudofolliculitis of the neck and the shoulder: a new effective treatment with alexandrite laser. Plast Recon- str Surg. 2002; 110(4):1195–1196

89. Weaver SM , III, Sagaral EC. Treatment of pseudofolliculitis barbae us- ing the long-pulse Nd:YAG laser on skin types V and VI. Dermatol Surg. 2003; 29(12):1187–1191

90. Xia Y, Cho S, Howard RS, Maggio KL. Topical eflornithine hydro- chloride improves the effectiveness of standard laser hair removal for treating pseudofolliculitis barbae: a randomized, double-blinded, placebo-con- trolled trial. J Am Acad Dermatol. 2012; 67(4):694–699

91. Yamauchi PS, Kelly AP, Lask GP. Treatment of pseudofolliculitis barbae with the diode laser. J Cutan Laser Ther. 1999; 1(2):109–111

92. Esmat SM, Abdel Hay RM, Abu Zeid OM, Hosni HN. The efficacy of laser-assisted hair removal in the treatment of acne keloidalis nu- chae; a pilot study. Eur J Dermatol. 2012; 22(5):645–650

93. Gamil HD, Khater EM, Khattab FM, Khalil MA. Successful treatment of acne keloidalis nuchae with erbium:YAG laser: a comparative study. J Cosmet Laser Ther. 2018; 20(7–8):419–423

94. Tawfik A, Osman MA, Rashwan I. A novel treatment of acne keloida- lis nuchae by long-pulsed alexandrite laser. Dermatol Surg. 2018; 44(3): 413–420

95. Umar S. Selection criteria and techniques for improved cosmesis and predictable outcomes in laser hair removal treatment of acne keloi- dalis nuchae. JAAD Case Rep. 2019; 5(6):529–534

96. Woo DK, Treyger G, Henderson M, Huggins RH, Jackson-Richards D, Hamzavi I. Prospective controlled trial for the treatment of acne keloidalis nuchae with a long-pulsed neodymium-doped yttrium- aluminum-garnet laser. J Cutan Med Surg. 2018; 22(2):236–238

97. Krasner BD, Hamzavi FH, Murakawa GJ, Hamzavi IH. Dissecting cel- lulitis treated with the long-pulsed Nd:YAG laser. Dermatol Surg. 2006; 32(8):1039–1044

98. Boyd AS, Binhlam JQ. Use of an 800-nm pulsed-diode laser in the treat- ment of recalcitrant dissecting cellulitis of the scalp. Arch Der- matol. 2002; 138(10):1291–1293

99. Hamzavi IH, Griffith JL, Riyaz F, Hessam S, Bechara FG. Laser and light-based treatment options for hidradenitis suppurativa. J Am Acad Derma- tol. 2015; 73(5) Suppl 1:S78–S81

100. Badawi A, Kashmar M. Treatment of trichostasis spinulosa with 0.5-millisecond pulsed 755-nm alexandrite laser. Lasers Med Sci. 2011; 26(6):825–829

101. Alexis AF, Alam M. Racial and ethnic differences in skin aging: impli- cations for treatment with soft tissue fillers. J Drugs Dermatol. 2012; 11(8):s30–s32, discussion s32

102. Taylor SC, Burgess CM, Callender VD. Safety of nonanimal stabilized hyaluronic acid dermal fillers in patients with skin of color: a random- ized, evaluator-blinded comparative trial. Dermatol Surg. 2009; 35 Suppl 2:1653–1660

103. Taylor SC, Downie JB, Shamban A, et al. Lip and perioral enhancement with hyaluronic acid dermal fillers in individuals with skin of color. Der- matol Surg. 2019; 45(7):959–967

104. Burgess C, Awosika O. Ethnic and gender considerations in the use of facial injectables: African-American patients. Plast Reconstr Surg. 2015; 136(5) Suppl:28S–31S

105. Sundaram H, Signorini M, Liew S, et al. Global Aesthetics Consen- sus Group. Global aesthetics consensus: botulinum toxin type a—evi- dence-based review, emerging concepts, and consensus recom- mendations for aesthetic use, including updates on complications. Plast Reconstr Surg. 2016; 137(3):518e–529e

106. Sundaram H, Flynn T, Cassuto D, Lorenc ZP. New and emerging con- cepts in soft tissue fillers: roundtable discussion. J Drugs Dermatol. 2012; 11(8):s12–s24, discussion s25

107. Liew S. Ethnic and gender considerations in the use of facial injectables: Asian patients. Plast Reconstr Surg. 2015; 136(5) Suppl:22S–27S

108. Le TT, Farkas LG, Ngim RC, Levin LS, Forrest CR. Proportionality in Asian and North American Caucasian faces using neoclassical facial canons as criteria. Aesthetic Plast Surg. 2002; 26(1):64–69

109. Tamura BM, Odo MY, Chang B, Cucé LC, Flynn TC. Treatment of nasal wrinkles with botulinum toxin. Dermatol Surg. 2005; 31(3):271–275

110. Grimes PE. Skin and hair cosmetic issues in women of color. Dermatol Clin. 2000; 18(4):659–665

111. Swee W, Klontz KC, Lambert LA. A nationwide outbreak of alopecia associated with the use of a hair-relaxing formulation. Arch Derma- tol. 2000; 136(9):1104–1108

112. Mirmirani P, Khumalo NP. Traction alopecia: how to translate study data for public education: closing the KAP gap? Dermatol Clin. 2014; 32(2):153–161

113. Khumalo NP, Gumedze F. Traction: risk factor or coincidence in central centrifugal cicatricial alopecia? Br J Dermatol. 2012; 167(5): 1191–1193

114. Samrao A, Price VH, Zedek D, Mirmirani P. The "Fringe Sign": a useful clinical finding in traction alopecia of the marginal hair line. Derma- tol Online J. 2011; 17(11):1

115. Samrao A, Chen C, Zedek D, Price VH. Traction alopecia in a ballerina: clinicopathologic features. Arch Dermatol. 2010; 146(8):930–931

116. Heath CR, Taylor SC. Alopecia in an ophiasis pattern: traction alope- cia versus alopecia areata. Cutis. 2012; 89(5):213–216

117. James J, Saladi RN, Fox JL. Traction alopecia in Sikh male patients. J Am Board Fam Med. 2007; 20(5):497–498

118. Ozçelik D. Extensive traction alopecia attributable to ponytail hair-style and its treatment with hair transplantation. Aesthetic Plast Surg. 2005; 29(4):325–327

119. Olsen EA, Callender V, McMichael A, et al. Central hair loss in African American women: incidence and potential risk factors. J Am Acad Der- matol. 2011; 64(2):245–252

120. Miteva M, Tosti A. Dermoscopy guided scalp biopsy in cicatricial alopecia. J Eur Acad Dermatol Venereol. 2013; 27(10):1299–1303

121. Callender VD, Lawson CN, Onwudiwe OC. Hair transplantation in the surgical treatment of central centrifugal cicatricial alopecia. Dermatol Surg. 2014; 40(10):1125–1131

122. Miteva M, Whiting D, Harries M, Bernardes A, Tosti A. Frontal fibrosing alopecia in black patients. Br J Dermatol. 2012; 167(1):208–210

123. Miteva M, Tosti A. The follicular triad: a pathological clue to the diag- nosis of early frontal fibrosing alopecia. Br J Dermatol. 2012; 166(2): 440–442

124. Moreno-Ramírez D, Ferrándiz L, Camacho FM. Diagnostic and thera- peutic assessment of frontal fibrosing alopecia. Actas Dermosifiliogr. 2007; 98(9):594–602

125. Park JH, You SH, Kim N. Frontal hairline lowering with hair trans- plantation in Asian women with high foreheads. Int J Dermatol. 2019; 58(3):360–364

126. Epstein J, Bared A, Kuka G. Ethnic considerations in hair restoration surgery. Facial Plast Surg Clin North Am. 2014; 22(3):427–437

127. Lam SM, Karamanovski E. Hair restoration in the ethnic patient and review of hair transplant fundamentals. Facial Plast Surg Clin North Am. 2010; 18(1):35–42

Preocupaciones estéticas en pacientes transgénero

11

Yunyoung C. Chang y Jennifer L. MacGregor

Resumen

Los pacientes transgénero y no binarios son una población importante a considerar en la dermatología estética masculina. Aunque la prevalencia y visibilidad de la población transgénero ha aumentado en la última década, aquellos que se someten a una transición continúan encontrando obstáculos para recibir atención médica y estética de proveedores capacitados. Las barreras de acceso incluyen una divulgación limitada, falta de familiaridad del paciente con los procedimientos disponibles, falta de proveedores capacitados, falta de apoyo psicosocial y comunitario, altos costes y demoras durante las evaluaciones psicológicas. Los dermatólogos pueden desempeñar un papel central en la atención estética del paciente transgénero, mejorando la divulgación, aumentando la educación del paciente, adoptando procedimientos de consulta más inclusivos, permitiendo un acceso más rápido a los procedimientos de transición y ofreciendo tratamientos estéticos seguros, mínimamente invasivos y que requieren menos tiempo. Es importante tener en cuenta que las preferencias estéticas de las personas transgénero pueden no seguir los ideales binarios tradicionales de belleza, incluyendo "masculino versus femenino", y deben adaptarse a cada paciente individualmente. Aunque el impacto de los procedimientos dermatológicos mínimamente invasivos puede ser más modesto que los tratamientos quirúrgicos, las mejoras dermatológicas pueden ayudar a alinear la apariencia con la identidad de género del paciente, mejorar la confianza en sí mismo y, en última instancia, mejorar la calidad de vida en la población transgénero. Este capítulo revisará el proceso de transición de género, los procedimientos mínimamente invasivos disponibles para el rostro y el cuerpo, y ejemplos de casos ilustrativos.

Palabras clave: transgénero, no binario, afirmación de género, procedimientos cosméticos no quirúrgicos, procedimientos cosméticos mínimamente invasivos, procedimientos cosméticos no invasivos, masculinización, feminización

11.1 Antecedentes

11.1.1 Epidemiología de la población transgénero

La prevalencia de la población transgénero ha mostrado una tendencia al alza, con estimaciones de estudios que reportan tasas de prevalencia duplicadas en comparación con hace una década.[1,2] Un estudio reciente informó que aproximadamente el 0,6% de los adultos, aproximadamente 1,4 millones, y el 0,7% de los jóvenes de 13 a 17 años, o aproximadamente 150.000 jóvenes, se identifican como transgénero en Estados Unidos.[1] Con el crecimiento de la población transgénero, los proveedores médicos, incluidos los dermatólogos, deben esforzarse por mejorar su comprensión general, conciencia y conocimiento en la atención médica para esta población.

11.2 Transición de género

11.2.1 Descripción general: medicamentos y procedimientos quirúrgicos para la transición de género

La transición de género se refiere a un proceso de alinear la presentación de género de una persona con su identidad de género interna. La transición de género puede ocurrir en múltiples niveles, incluyendo transiciones sociales, tratamientos médicos y/o transformaciones quirúrgicas.[3] Las transiciones sociales implican el uso de un nombre y pronombres preferidos, y algunos pueden cambiar legalmente su nombre.

El uso de terapia hormonal cruzada para la reasignación médica se ha vuelto más común en la población transgénero.[4] Los hombres transgénero (biológicamente mujeres en transición a hombres) pueden optar por someterse a terapia hormonal con testosterona exógena,[4] lo cual suprime las características sexuales secundarias femeninas y masculiniza a los hombres transgénero. Los cambios físicos pueden comenzar dentro de los 3 meses de iniciar la terapia, incluyendo la menopausia inducida médicamente, cambios en la distribución de grasa en el rostro y el cuerpo, aumento de la masa muscular y mayor libido. Los cambios posteriores incluyen aumento del tamaño del clítoris, atrofia de la piel vaginal y una voz más grave.[4] Los cambios en la piel que ocurren con la terapia de testosterona incluyen aumento del vello facial y corporal, aumento de la producción de grasa y acné, y pérdida de cabello en patrón masculino.[4] Las personas no binarias también pueden optar por someterse a terapia médica, equilibrando las hormonas según sus objetivos personales.

Para las mujeres transgénero (biológicamente hombres en transición a mujeres), la terapia hormonal incluye la suplementación hormonal con estrógeno, con o sin terapias antiandrógenas como la espironolactona o el acetato de ciproterona.[4] El objetivo de la terapia es inducir características sexuales secundarias femeninas, incluyendo la formación de senos, redistribución de grasa, reducción de masa muscular, disminución del tamaño de los testículos y crecimiento del cabello en patrón femenino.[4,5] La piel puede volverse más seca y delgada, con menos producción de grasa y poros más pequeños. La velocidad a la que ocurren estos cambios físicos deseados después de iniciar la terapia hormonal varía, desde unos pocos meses hasta 2 o 3 años.[5] Esta velocidad también dependerá de otros factores, como la genética y la edad en la que se inicie la terapia. Aunque la terapia médica por sí sola puede llevar a cambios visibles significativos (Fig. 11-1), algunos pacientes desean cambios físicos más rápidos, inmediatos y llamativos. Los tratamientos estéticos mínimamente invasivos, que se discutirán en detalle más adelante, se pueden utilizar para mejorar aún más la apariencia femenina deseada, suavizando y equilibrando los rasgos, contorneando el rostro y el cuerpo, y

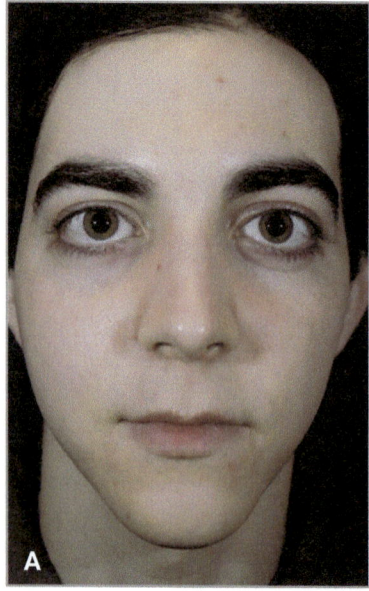 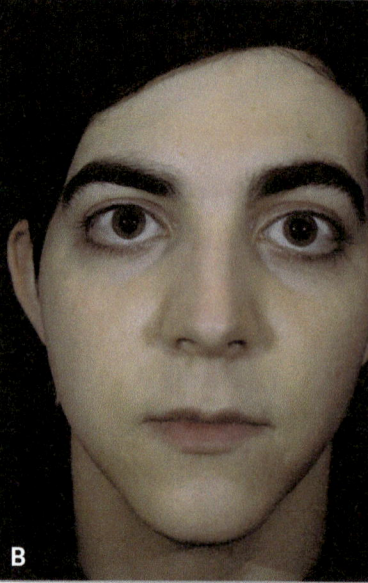

Figura 11-1. (A) Antes y **(B)** después de la terapia hormonal. Los cambios estéticos incluyen convexidades más anchas y redondeadas en las sienes y las mejillas. También se observa que la parte media de la cara parece más llena, con un contorno más suave y menos angular en la mandíbula y el mentón.

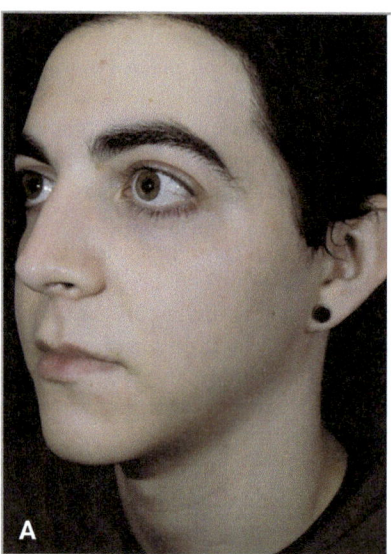 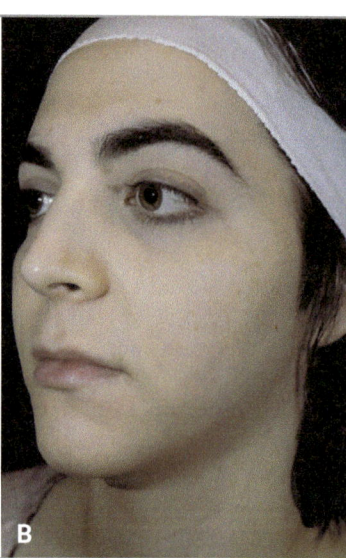

Figura 11-2. (A) Antes y **(B)** después de rellenos faciales en el mismo paciente, lo que resultó en un mayor ensanchamiento en las sienes, las mejillas y el surco lagrimal, con un contorno más suave y redondeado en la mandíbula y el mentón. Los labios se realzan sutilmente para revelar una proyección de labios más natural y femenina con las comisuras de la boca elevadas.

proporcionando resultados más inmediatos (**Figs. 11-2, 11-3, 11-4, 11-5, 11-6 y 11-7**).

Además de la terapia médica, también están disponibles procedimientos quirúrgicos de reasignación de género para pacientes transgénero.[5] Según las pautas establecidas por la Asociación Mundial de Profesionales de la Salud Transgénero (WPATH por sus siglas en inglés) y la Sociedad Endocrina, los pacientes transgénero deben haber pasado 1 año de terapia hormonal y vivir como el género deseado antes de someterse a cirugías de reasignación de género.[4] Para los hombres transgénero, las opciones quirúrgicas incluyen la ooforectomía, histerectomía, escrotoplastia, faloplastia, metoidioplastia y cirugía de masculinización del pecho.[6] Los procedimientos disponibles para las mujeres transgénero incluyen la eliminación de los testículos (orquiectomía), la creación de una neovagina (vaginoplastia), la cirugía de aumento de senos, la reducción de la "manzana de Adán" (condrolaringoplastia) y la cirugía de feminización de la voz. La cirugía plástica facial se realiza comúnmente para suavizar los contornos faciales, incluyendo rinoplastia, transferencia de grasa, implantes de frente y mentón, levantamiento de cejas y frente, y cirugía ortognática.[5] Un estudio de población publicado por el Boston Medical Center entre 2004 y 2015 informó que el 35% de los sujetos habían sido sometidos a al menos una cirugía de afirmación de género, lo que sugiere que la mayoría de los pacientes transgénero no se someten a ningún tipo de cirugía de afirmación de género.[7] Esta baja tasa puede deberse a múltiples razones, incluyendo la escasez de proveedores, el alto coste económico, la falta de interés o la aversión a los procedimientos invasivos.

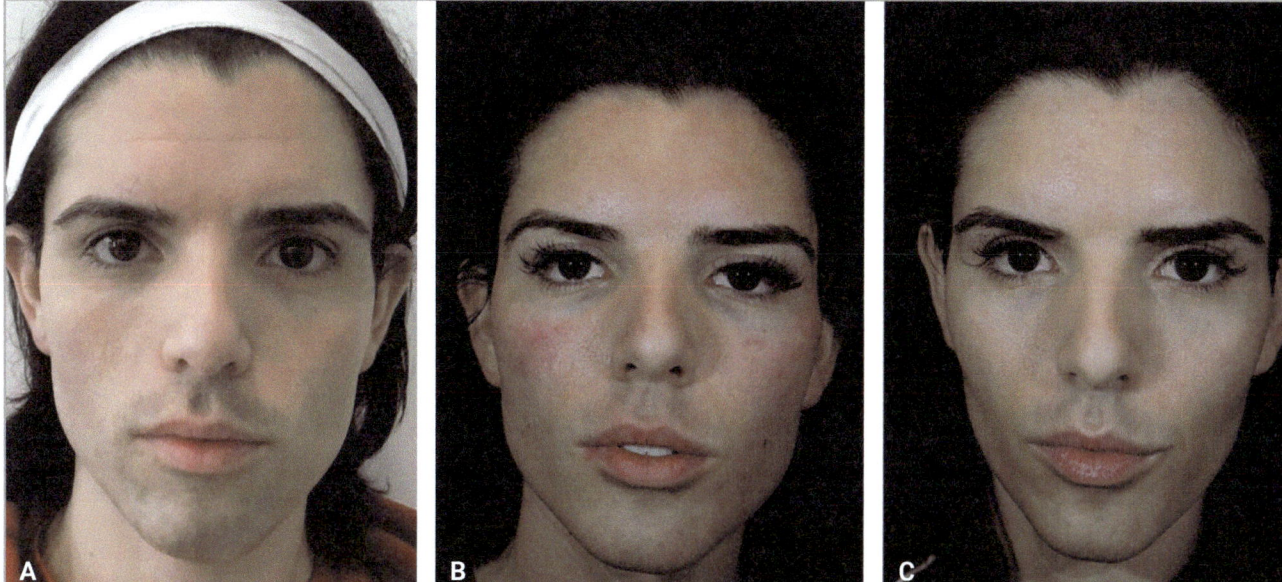

Figura 11-3. **(A)** Antes y **(B)** después de la depilación láser en la parte inferior del rostro y el cuello, mostrando una reducción en las sombras y una suavización de la textura de la piel. Este paciente también recibió inyecciones en la parte superior del rostro con toxina botulínica para suavizar y arquear suavemente la ceja, y rellenos faciales en la parte media e inferior del rostro para mejorar la convexidad de las mejillas, los labios y el contorno suave de la mandíbula y el mentón. **(C)** Después de la inyección de toxina botulínica en el músculo masetero, el rostro parece tener una forma más en forma de corazón.

11.2.2 Calidad de vida relacionada con la identidad de género y los procedimientos estéticos

Diferentes publicaciones han demostrado que las personas transgénero presentan una baja calidad de vida y una alta incidencia de problemas de salud mental. De hecho, las cirugías médicas y quirúrgicas de afirmación de género se asocian con una mayor calidad de vida y alta satisfacción del paciente.[8,9] A pesar de esto, incluso después de la transición, la población transgénero sigue estando en riesgo de una calidad de vida más baja y problemas de salud mental en comparación con la población general.[10] Las preocupaciones estéticas están especialmente relacionadas con el bienestar emocional de los pacientes transgénero porque, por definición, su identidad de género percibida y su presentación estética deseada al mundo difieren de su sexo biológico. Mejorar la apariencia estética de las personas transgénero basándose en sus estéticas individuales puede, a su vez, mejorar aún más su calidad de vida.

11.2.3 Barreras para la atención médica

Con el fin de mejorar el acceso a la atención médica, los proveedores deben tener en cuenta las muchas barreras a las que se enfrentan las personas transgénero al navegar por el proceso de transición. Las barreras para una buena atención médica incluyen la falta de familiaridad de los pacientes con los procedimientos disponibles, la escasez de proveedores capacitados en salud transgénero, los retrasos durante las evaluaciones psicológicas y los altos costes asociados con los

medicamentos y procedimientos quirúrgicos requeridos. Además, la ubicación lejana de las áreas metropolitanas o los grandes centros médicos y la falta de apoyo familiar o social dificultan el acceso para muchos pacientes. Los proveedores médicos también pueden convertirse en una barrera para una buena atención. Los médicos tienen el poder de estar disponibles o no para los pacientes transgénero, proporcionar un entorno de oficina amigable o no amigable para los transgénero, y proporcionar o retrasar recetas y tratamientos estéticos a un ritmo que puede no coincidir con el cronograma deseado por el paciente. Los proveedores certificados pueden cobrar más dinero por los procedimientos, y la falta de cobertura de seguro para procedimientos estéticos puede ser prohibitiva para aquellos pacientes sin recursos disponibles. Confrontados con presiones sociales para conformarse a un sistema binario de género e ideales de belleza mientras enfrentan estas barreras para recibir tratamiento, los pacientes transgénero pueden experimentar una mayor ansiedad, depresión y desesperación. Ante estas barreras, algunos pacientes buscan atención médica y estética más allá de los proveedores médicos tradicionales,[11] y pueden recurrir a productos ilegales, recetas internacionales por internet o proveedores no autorizados o no capacitados. Desafortunadamente, se han reportado casos de pacientes transgénero que recurren a la «inyección» de silicona líquida o reciben atención de proveedores secundarios,[12,13] con complicaciones asociadas. En contraste, es óptimo recibir atención estética de médicos certificados, capacitados y con experiencia en estos procedimientos y en el manejo de posibles complicaciones.

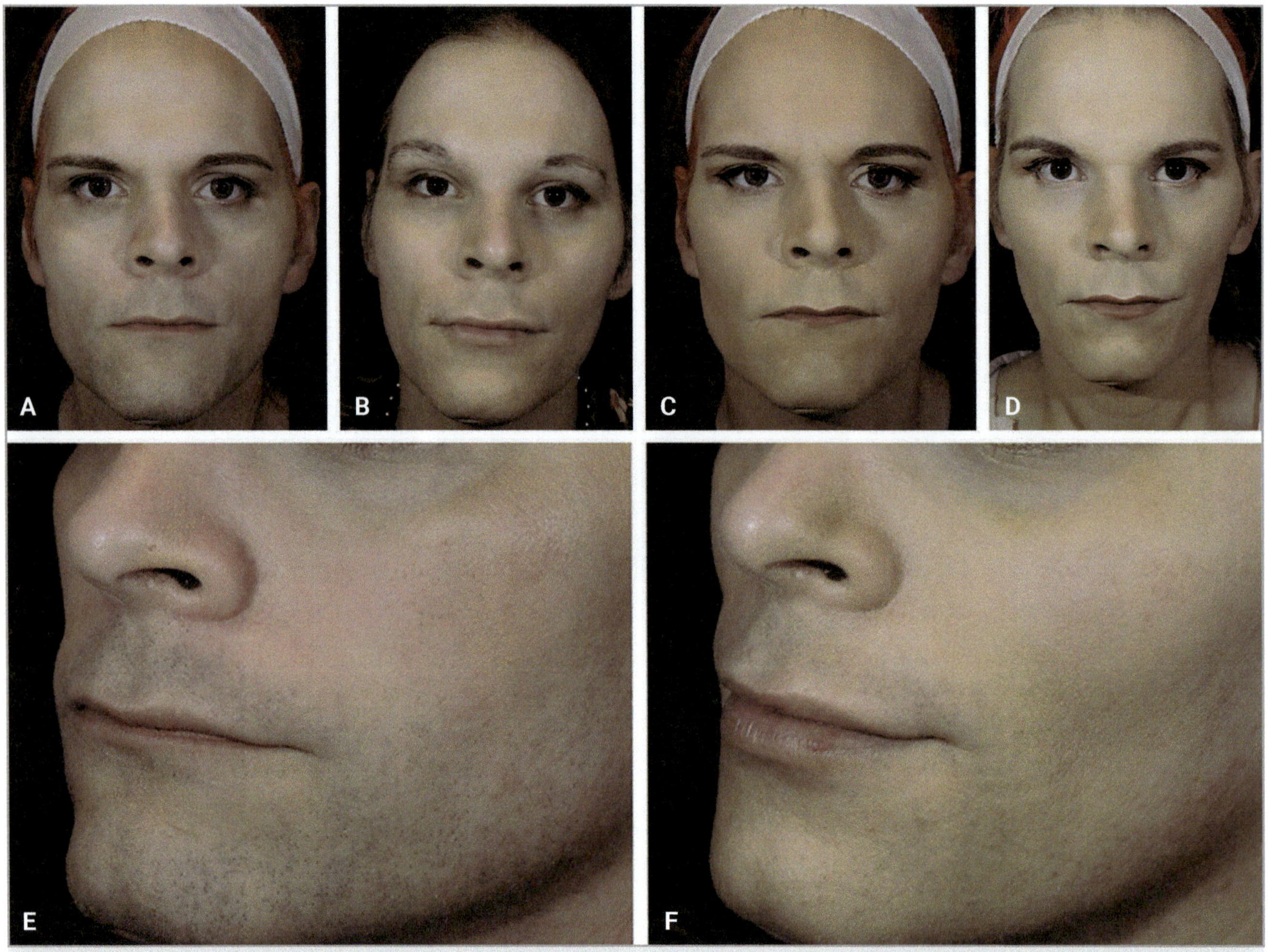

Figura 11-4. (A) Antes y **(B)** después de rellenos inyectables para suavizar las sienes, levantar y suavizar la raíz nasal deprimida y reducir las prominencias supraorbitales de las cejas (sin maquillaje). Se logró un levantamiento adicional de la ceja después de un levantamiento con hilos de polidioxanona, dos tratamientos de ultrasonido microfocalizado y la inyección de toxina botulínica. **(C)** Antes y **(D)** después con maquillaje mostrando el impacto general del tratamiento en la parte superior del rostro y en la parte inferior. La parte inferior del rostro fue tratada con inyección de toxina botulínica en los maseteros para producir una mandíbula en forma de corazón y se utilizaron rellenos para aumentar el volumen de los labios, levantar las comisuras de la boca y suavizar el surco de la barbilla. Tenga en cuenta que sus labios se tratarán en varias sesiones con el tiempo para aumentar gradualmente el volumen mientras se conserva una forma natural. **(E)** Antes y **(F)** después en ángulo oblicuo mostrando el efecto del suavizado de la parte inferior del rostro logrado con rellenos faciales inyectables, toxina botulínica, levantamiento con hilos de polidioxanona y depilación láser.

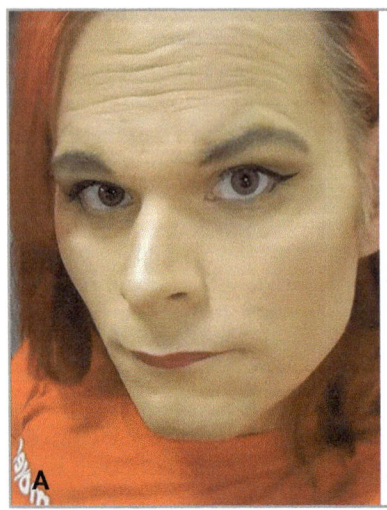 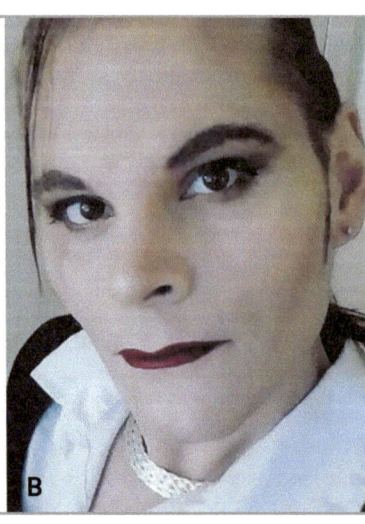

Figura 11-5. (A,B) Fotos "selfie" del paciente que muestran el cambio antes y después logrado a través de procedimientos estéticos mínimamente invasivos, incluyendo rellenos inyectables, toxina botulínica, ultrasonido microfocalizado para tensar la piel, levantamiento con hilos de polidioxanona y depilación láser.

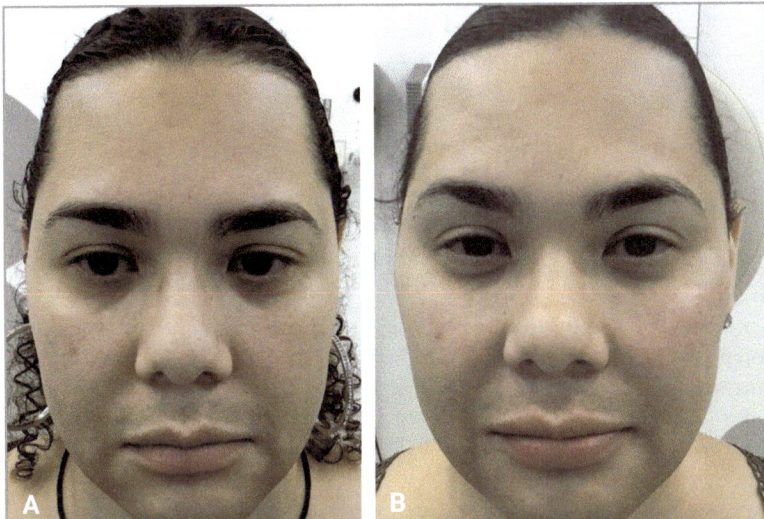

Figura 11-6. (A) Antes y **(B)** después de un tratamiento de una sola sesión con poco o ningún tiempo de inactividad. Este paciente recibió toxina botulínica en la glabela y rellenos inyectables para levantar el surco lagrimal y realzar las convexidades de la mejilla y la sien.

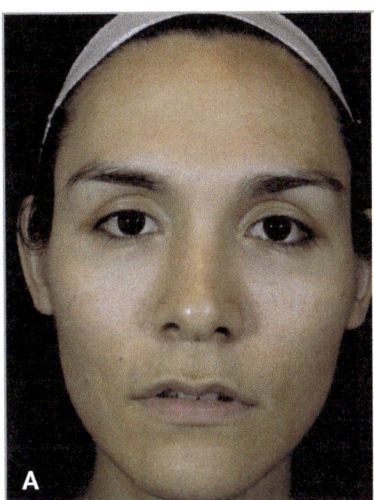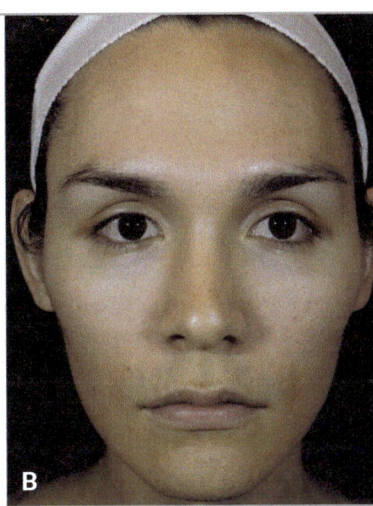

Figura 11-7. (A) Antes y **(B)** después de la inyección de toxina botulínica en la parte superior del rostro y en los maseteros para crear un levantamiento de cejas y un rostro en forma de corazón con una mandíbula en forma de cono. Se colocaron rellenos inyectables para ensanchar las sienes y las mejillas, así como para levantar las comisuras de la boca y aumentar el volumen de los labios. También se inició la depilación láser para el labio superior y el mentón.

11.3 Mejorar la atención estética a través de procedimientos estéticos mínimamente invasivos

11.3.1 Procedimientos estéticos mínimamente invasivos

Además de las opciones de tratamiento médico y quirúrgico, todos los pacientes transgénero pueden beneficiarse de procedimientos estéticos mínimamente invasivos complementarios proporcionados por dermatólogos y otros médicos certificados. Los procedimientos estéticos mínimamente invasivos pueden estar más fácilmente disponibles, proporcionar resultados en un período de tiempo relativamente corto con un tiempo de inactividad mínimo y mejorar el resultado final durante el proceso de transición, llenando así la brecha en la recepción de atención médica y logrando los objetivos estéticos deseados. Los procedimientos mínimamente invasivos son especialmente importantes para los pacientes antes y durante el primer año de terapia hormonal/médica mientras esperan cambios físicos y/o cirugía de afirmación de género. Los procedimientos más fácilmente disponibles pueden ayudar a aliviar la disforia de género, aumentar aún más la autoestima y mejorar la satisfacción con la apariencia y la calidad de vida.

Perla clínica: Nunca asumas que sabes lo que tu paciente ve en el espejo o qué procedimiento están buscando. Los dermatólogos deben hacer preguntas abiertas a sus pacientes transgénero para evaluar sus preocupaciones únicas. Considera preguntar "dime qué preocupaciones tienes" o simplemente mirar en el espejo y decir "dime qué ves". Asegúrate de preguntar sobre otros tratamientos o procedimientos que estén considerando o que ya tengan planeados, para que puedas trabajar dentro del marco de su transición general con otros médicos con los que puedan estar trabajando (cirujanos, psiquiatras y endocrinólogos).

Los dermatólogos pueden abordar preocupaciones estéticas específicas, incluyendo la feminización o masculinización facial y el contorno corporal relacionado con la afirmación de género, los cambios en la piel relacionados con las hormonas y las cicatrices relacionadas con la cirugía.[14,15] Los tratamientos inyectables, como las inyecciones de toxina botulínica y los rellenos, se realizan en un entorno médico ambulatorio con un riesgo mínimo y poco tiempo de inactividad en comparación con las intervenciones quirúrgicas. Los inyectables faciales se pueden comenzar de inmediato para realzar o disminuir ciertos rasgos y para masculinizar o feminizar rasgos de acuerdo con los objetivos estéticos de los pacientes. Los tratamientos con láser y los dispositivos de contorno corporal también están disponibles de inmediato y tienen altos estándares de seguridad cuando son realizados por proveedores capacitados. Con estos procedimientos no invasivos, hay una necesidad mínima de evaluación psicológica, tratamiento médico previo u otros retrasos que se requieren rutinariamente antes de la terapia hormonal y la cirugía invasiva. También pueden ser más rentables para los pacientes con recursos más limitados. En pacientes cisgénero, se ha demostrado que los procedimientos estéticos mínimamente invasivos mejoran la imagen corporal y la calidad de vida.[16]

A pesar de la creciente literatura médica sobre la terapia hormonal y los procedimientos quirúrgicos para la transición de género, los recursos educativos y los datos publicados sobre los procedimientos estéticos mínimamente invasivos para pacientes transgénero son escasos. Revisiones recientemente publicadas describen la literatura dermatológica actual para estimular el pensamiento en torno a este tema, pero sería útil contar con descripciones de procedimientos más detalladas, series de casos y estudios más grandes sobre cómo los dermatólogos pueden contribuir a la transformación estética del paciente transgénero para la comunidad dermatológica.[14,15,17,18,19] Actualmente se están llevando a cabo estudios para evaluar los datos de calidad de vida en individuos transgénero que han recibido servicios estéticos mínimamente invasivos. La creciente literatura puede cultivar un mayor número de proveedores calificados y cómodos en la realización de tratamientos estéticos en esta población, aumentando así el acceso y la calidad de vida, así como ayudar en los esfuerzos de asesoramiento futuros. El resto de este capítulo revisará el papel de los proveedores médicos, detallará los procedimientos cosméticos mínimamente invasivos disponibles relacionados específicamente con la población transgénero y exhibirá ejemplos de casos.

11.3.2 Rol de los dermatólogos y otros proveedores médicos

Los dermatólogos y otros proveedores de atención médica deben mantener una mente abierta al evaluar a pacientes transgénero para procedimientos estéticos, ya que los objetivos pueden ser feminizar, masculinizar, ambos o ninguno. Los objetivos estéticos de las personas transgénero pueden divergir del paradigma de género tradicional de los ideales de belleza "masculinos" o "femeninos" (Tabla 11-1).[19,20,21] Por lo tanto, abogamos por una evaluación más flexible de los pacientes transgénero. Los profesionales deben preguntar sobre los

Tabla 11-1. Características faciales tradicionalmente "masculinas" versus "femeninas"

Características tradicionalmente "masculinas"

- Línea del cabello más alta, posiblemente retrocediendo
- Frente más ancha y angular
- Cejas horizontales y planas
- Crestas supraorbitales más prominentes
- Boca más ancha con labios más delgados
- Mentón más largo y cuadrado
- Rostro inferior más ancho y cuadrado
- Vello facial o textura de la piel inferior más gruesa
- Ángulo nasolabial agudo

Características tradicionalmente "femeninas"

- Línea del cabello más baja
- Frente suave y convexa
- Cejas arqueadas por encima del borde orbital más suave
- Ojos que parecen más abiertos o más separados
- Contorno de mejilla convexo y prominente
- Rostro inferior en forma de corazón y más estrecho
- Proporción más pequeña entre el rostro inferior y el superior
- Contorno del labio bermellón más completo y cuerpo del labio más lleno
- Ángulo nasolabial más obtuso

objetivos individuales del paciente durante la consulta inicial y en las visitas de seguimiento, escuchar a todos los pacientes y discutir abiertamente sus preferencias antes de proceder con recomendaciones y tratamientos. Como se mencionó anteriormente, los problemas de salud mental siguen siendo un gran problema en la población transgénero. Si se detectan síntomas de cambios de humor o depresión, los dermatólogos deben asegurarse de que los pacientes tengan una relación de trabajo con un psiquiatra y un sólido apoyo social.

Al igual que con todos los pacientes, la relación paciente-médico es importante al tratar a pacientes transgénero. Los proveedores médicos deben evitar un lenguaje condescendiente con respecto a las decisiones del paciente, escuchar deliberadamente y desarrollar un plan individualizado para ayudar en el proceso de transición. Los formularios médicos de la oficina deben ser completos en cuanto a todas las orientaciones de género, y el personal clínico también debe recibir capacitación para preguntar y dirigirse a los pacientes con los pronombres y nombres preferidos. Con una atención de apoyo y una mejor divulgación, los dermatólogos pueden llevar a más pacientes transgénero a la atención de médicos certificados y capacitados.

11.3.3 Preferencias del paciente

Un estudio reciente de encuesta transversal con 327 personas mostró que la mayoría de los hombres transgénero informaron que priorizaban su pecho como la parte del cuerpo más esencial para cambiar, por encima del rostro o los genitales.[14] Estos pacientes afirmaron que estaban principalmente preocupados por que los procedimientos estéticos tengan buen resultado, más que por el riesgo de cicatrices, complicaciones u otros riesgos. En cambio, las mujeres transgénero informaron que su rostro era la parte del cuerpo más esencial para cambiar. En cuanto a los procedimientos faciales, las mujeres transgénero

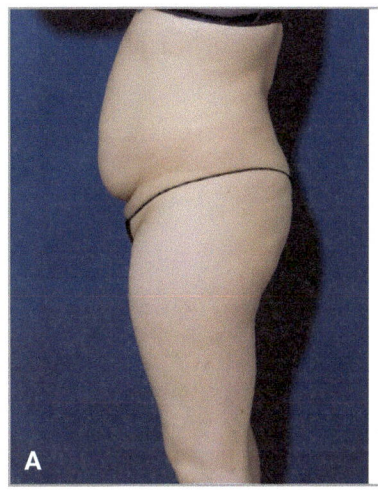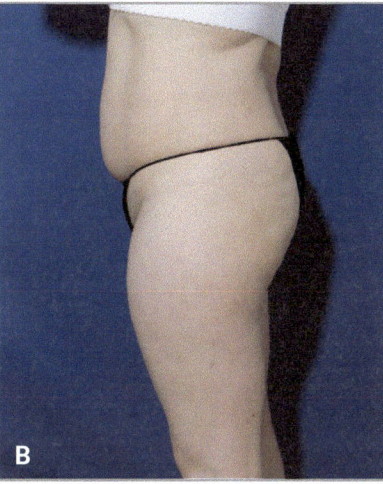

Figura 11-8. (A) Antes y **(B)** 2 meses después de la criolipólisis abdominal combinada con tres sesiones quincenales de ultrasonido focalizado pulsado en una mujer transgénero.

indicaron que la eliminación del vello era el tratamiento cosmético más preferido, seguido de la cirugía y luego de los inyectables.[14] Las mujeres transgénero informaron que buscaban procedimientos principalmente con cirujanos plásticos,[14] lo cual puede deberse a la preferencia del paciente, la relación previa con el médico, una mejor divulgación o facilidad de acceso.

Perla clínica: Los hombres y mujeres transgénero pueden tener prioridades diferentes cuando se trata de tratamientos estéticos, con la mayoría de los hombres transgénero enfocándose más en el pecho y las mujeres transgénero enfocándose más en el rostro según un estudio. Es importante preguntar sobre las preferencias individuales del paciente durante las consultas iniciales.

Sería útil contar con fotos antes y después del tratamiento de pacientes transgénero que hayan pasado por procedimientos dermatológicos disponibles para ayudar con la divulgación y permitir que los pacientes transgénero se relacionen con los sujetos, en lugar de depender de los resultados de imágenes de pacientes cisgénero. Postulamos que los procedimientos estéticos mínimamente invasivos realizados por dermatólogos pueden volverse más comunes y buscados tanto en hombres transgénero como en mujeres transgénero con una mejor divulgación, así como literatura adicional sobre los procedimientos disponibles, las preferencias de los pacientes y los resultados típicos.

11.4 Procedimientos disponibles y ejemplos ilustrativos

11.4.1 Hombres transgénero (transición de mujer a hombre)

Los hombres transgénero se benefician de la atención dermatológica y los tratamientos estéticos mínimamente invasivos, y se necesita más conciencia sobre los procedimientos disponibles en el público en general. Como se mencionó anteriormente, los hombres transgénero informan que su principal preocupación estética es su pecho, en lugar de su rostro o genitales. En nuestra experiencia, la pseudoginecomastia

(tejido mamario residual) después de la terapia hormonal con testosterona exógena no responde bien a los tratamientos mínimamente invasivos como la criolipólisis (**Fig. 11-8**), y rutinariamente referimos a estos pacientes para corrección quirúrgica. El contorneado corporal no invasivo, como la criolipólisis y el ultrasonido focalizado pulsado, en otras áreas del cuerpo, particularmente en el abdomen, flancos y región submental, puede ser buscado y sigue siendo una buena opción de tratamiento en hombres transgénero.

Aunque posiblemente no sea una preocupación principal para los hombres transgénero, los tratamientos estéticos faciales pueden ser buscados por ellos, y existen opciones de tratamiento efectivas. Algunos pacientes transgénero masculinos informan fluctuaciones en la estructura ósea durante los ciclos de inyección de testosterona. Recomendamos fotografías de referencia y seguimiento y evaluación en puntos de tiempo regulares cada pocas semanas para evaluar estos cambios y lograr el resultado deseado en los hombres transgénero. El contorneado facial utilizando tratamientos inyectables se ha utilizado de manera efectiva en nuestra práctica para refinar y mejorar las características faciales. Para la parte superior del rostro, las inyecciones de toxina botulínica son efectivas para aplanar y fortalecer la frente, con puntos de inyección en la región de la frente. Para la parte media e inferior del rostro, se pueden utilizar rellenos inyectables para crear pómulos y línea de la mandíbula más prominentes y angulosos (**Fig. 11-9**). Cabe destacar que muchos pacientes transgénero masculinos en nuestra experiencia prefieren una mayor voluminización de las mejillas en comparación con el aumento de la altura de los pómulos laterales. En cuanto al vello facial, las preferencias de crecimiento varían, algunos hombres transgénero eligen mantener el nuevo crecimiento del vello o afeitarse, mientras que otros optan por la depilación láser después de la terapia con testosterona. En los hombres transgénero, la terapia con testosterona puede desencadenar o empeorar la producción excesiva de grasa, el acné, la foliculitis, la hiperpigmentación y las cicatrices.[22] Los dermatólogos pueden desempeñar un papel de apoyo en el control del acné y la foliculitis a través de la terapia médica, así como en la recomendación de cuidado de la piel.[18] Las cicatrices y la despigmentación tanto del acné

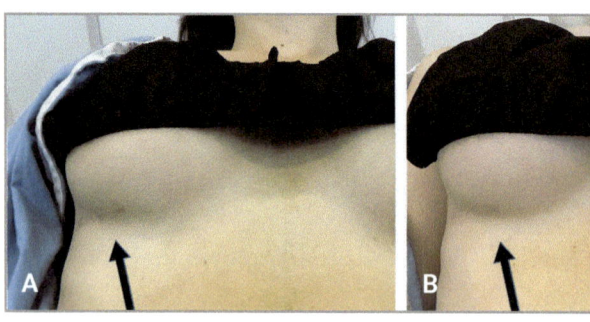

Figura 11-9. (A) Antes y **(B)** después de dos sesiones de *resurfacing* láser fraccionado no ablativo para difuminar las cicatrices de aumento de senos en una mujer transgénero.

como de los procedimientos quirúrgicos se pueden mejorar utilizando retinoides tópicos, antioxidantes y agentes exfoliantes, así como múltiples tratamientos de *resurfacing* láser fraccionado o *microneedling* con radiofrecuencia. Algunos pacientes pueden desarrollar alopecia de patrón masculino o androgenética durante y después de la transición, en cuyo caso se pueden considerar terapias aprobadas que incluyen minoxidil tópico y trasplante de unidades foliculares.

Perla clínica: En hombres transgénero, la terapia con testosterona induce muchos cambios en la piel y el contorno estético del rostro, incluyendo piel grasa, acné, pérdida de cabello y cambios en la estructura ósea. La estética puede fluctuar durante los ciclos de inyección hormonal, por lo que es importante preguntar a los pacientes al respecto. La terapia hormonal sola puede no ser suficiente para lograr una línea de la mandíbula tradicionalmente masculina, por lo que estos pacientes pueden beneficiarse de rellenos inyectables.

11.4.2 Mujeres transgénero (transición de hombre a mujer)

Las mujeres transgénero informan que la estética facial es de importancia primordial y ha cambiado durante la transición.[14] El rostro es menos fácil de ocultar del mundo exterior en comparación con el pecho o los genitales. Tradicionalmente, las características «femeninas» incluyen un contorno facial suave, frente convexa con línea de cabello más baja, cejas altas y arqueadas, ojos abiertos, contorno prominente de las mejillas, labios más llenos y estructura facial en forma de corazón (v. Tabla 11-1). La terapia médica puede ayudar a inducir una apariencia más femenina en la piel y el rostro. La terapia con estrógenos reduce el grosor y la velocidad de crecimiento del vello en el rostro, así como en el pecho, espalda y brazos, pero rara vez elimina todos los vellos gruesos y terminales en la región de la barba. La depilación láser en pacientes con vellos oscuros es un tratamiento inicial fácil para la mayoría de las mujeres transgénero[14] y puede marcar una gran diferencia en la satisfacción del paciente en nuestra experiencia (v. Figs. 11-3, 11-4 y 11-7). Es importante tener en cuenta que a menudo se necesitan más de las seis a ocho sesiones de tratamiento promedio para obtener una respuesta óptima según la experiencia de los autores, y la electrólisis sigue siendo una opción para los pacientes que no son candidatos para la depilación láser. Otros cambios esperados de la terapia con estrógenos incluyen un ligero suavizado y redondeo de la frente y relleno de la sien, mejilla/tercio medio del rostro y mandíbula, como resultado de cambios y aumento

de la grasa subcutánea. Estos cambios finalmente resultan en características faciales menos angulares (v. Fig. 11-1), pero pueden tardar 2 años o más en desarrollarse por completo.

Los pacientes que deseen mejoras más rápidas o adicionales pueden considerar tratamientos mínimamente invasivos, como toxina botulínica, rellenos de tejidos blandos, hilos tensores (con suturas de polidioxanona o ácido poliláctico), y dispositivos de tensado basados en energía, que pueden usarse en combinación para obtener resultados óptimos (v. Figs. 11-3, 11-4, 11-5, 11-6 y 11-7). Los pacientes con prominencia de las crestas supraorbitales, cejas bajas, planas o pesadas, y raíz nasal deprimida pueden beneficiarse de toxina botulínica en la parte superior del rostro, inyecciones de rellenos, hilos tensores y tensado de la piel en combinación. Específicamente, las mujeres transgénero tienden a tener músculos faciales más prominentes en condiciones normales, incluyendo un músculo frontal más fuerte, complejo de la glabela más pesado y prominente, y músculos maseteros más grandes e hipertróficos. Estos músculos pueden tratarse con inyecciones de toxina botulínica para relajar, suavizar y atrofiar los músculos según sea necesario (v. Figs. 11-3, 11-4, 11-6 y 11-7). En nuestra experiencia, las mujeres transgénero suelen requerir dosis más altas de toxina botulínica que sus contrapartes cisgénero para lograr una respuesta óptima. Con el paso de los años de tratamiento, se puede observar la reducción o adelgazamiento de estos grupos musculares, sin necesidad de intervención quirúrgica, y puede ser una opción para pacientes que no desean someterse a cirugía. Las cejas planas o pesadas pueden levantarse utilizando toxina botulínica («levantamiento de cejas líquido»), lo que resulta en un levantamiento promedio de 1 mm y también en la apertura de los ojos (v. Figs. 11-3, 11-4A, 11-6 y 11-7). Las inyecciones de rellenos colocadas estratégicamente alrededor de la ceja y en las sienes pueden levantar aún más la ceja (v. Figs. 11-4A y 11-7). Los hilos tensores con barbas o conos se pueden colocar en la frente desde la línea del cabello frontotemporal para levantarla, y el ultrasonido microfocalizado de la frente estimula la producción de colágeno para lograr un levantamiento gradual de las cejas (v. Fig. 11-4A). Aquellos con cejas especialmente pesadas o crestas supraorbitales prominentes que no mejoran adecuadamente con técnicas mínimamente invasivas pueden optar por un tratamiento quirúrgico para obtener mejoras más notables. Los pacientes con una zona media del rostro y mejillas más planas y surcos lagrimales huecos pueden beneficiarse de la voluminización y ampliación de las estructuras faciales para realizar las convexidades, suavizar los contornos y aumentar una estructura facial en forma de corazón (v. Figs. 11-2, 11-3, 11-6 y 11-7). Esto se puede lograr con inyecciones de rellenos en las mejillas laterales, sienes, surcos lagrimales y frente para realzar la estructura ósea, así como inyecciones de toxina botulínica en dosis altas en el músculo masetero para afinar la línea de la mandíbula (v. Figs. 11-2, 11-3, 11-4B y 11-7). Es importante tener en cuenta que los pacientes de todas las identidades de género o también según las preferencias étnicas pueden desear mantener una línea de la mandíbula más fuerte o angular, y esto debe preguntarse al paciente.

En cuanto a la parte inferior del rostro, los labios pueden definirse y dar forma según la estética del paciente mediante la adición de volumen al bermellón (v. Fig. 11-2) y/o voluminización mediante la adición de relleno al cuerpo del labio en la zona húmeda-seca (v. Figs. 11-3, 11-4B y 11-7). Las áreas angulares y deprimidas alrededor de la boca y la barbilla también se pueden suavizar con el uso de inyecciones de relleno para mezclar las regiones faciales contrastantes y las sombras (v. Fig. 11-4B-C). La barbilla se puede voluminizar para crear una línea de la mandíbula más puntiaguda y estilizada, y las inyecciones de toxina botulínica en la barbilla se pueden utilizar para relajar los hoyuelos del mentón.

Algunas pacientes transgénero pueden estar satisfechas con sus rasgos naturales y solo desean una mejora pequeña y sutil de su belleza o realizar ajustes específicos en áreas particulares. La estética individual, las preferencias personales y/o las influencias culturales pueden determinar los objetivos estéticos finales de una paciente. Como ejemplo de caso, la paciente en la figura 11-7 estaba contenta con su apariencia general al momento de la presentación inicial, y pequeños cambios hicieron una mejora significativa en sus proporciones generales y confianza. Nuestra paciente solicitó una ceja más alta y arqueada y una línea de la mandíbula más «femenina». Una sola sesión de toxina botulínica inyectable en el complejo de la glabela y los maseteros, junto con pequeñas gotas estratégicamente colocadas de relleno de ácido hialurónico (AH) en las sienes, mejillas laterales, cuerpo del labio y región perioral, nos permitió abrir sus ojos y ensanchar la parte superior del rostro para lograr una forma de rostro más "en forma de corazón" (v. Fig. 11-7). Mejorar las proporciones faciales, ensanchando la parte superior del rostro, levantando el ángulo nasolabial o agregando pequeños volúmenes de relleno a la raíz nasal o dorso nasal (rinoplastia no quirúrgica o "rinoplastia líquida"), así como a los labios, puede hacer que una nariz grande parezca menos prominente y más levantada (v. Figs. 11-4, 11-5 y 11-7).

Al momento de escribir este capítulo, hay pocos datos en la literatura médica sobre las actitudes o preferencias de las mujeres transgénero en cuanto a la remodelación corporal. Según la experiencia de los autores, las áreas principales de preocupación para la remodelación corporal tienden a ser el abdomen, los flancos, los muslos internos y la adiposidad en la línea del sostén, y estas áreas responden bien a la criolipólisis, el ultrasonido focalizado pulsado y los dispositivos de reducción de grasa por radiofrecuencia (Fig. 11-10). Algunas pacientes solicitan aumento de caderas y glúteos, lo cual se puede lograr mediante una serie de inyecciones de relleno con PLLA.[23] Antes del trata-

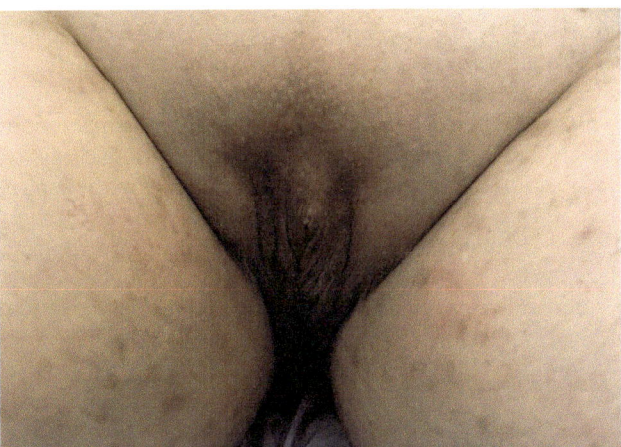

Figura 11-10. Resultado postoperatorio de una vaginoplastia en una mujer transgénero. Las cicatrices no son visibles y no requieren tratamiento. Recientemente fue tratada por foliculitis y primero recibirá un régimen tópico para mejorar la pigmentación resultante.

miento, debemos informar que el volumen de producto requerido en múltiples sesiones para estas áreas es grande y puede ser prohibitivo en cuanto al costo.[11,13] La extracción y trasplante de grasa pueden ser otra opción para estas pacientes.

También es importante tener en cuenta los posibles efectos secundarios dermatológicos negativos de la terapia con estrógenos que pueden presentarse en mujeres transgénero durante el proceso de transición. Se sabe que el melasma se desencadena o empeora con los estrógenos exógenos y puede presentarse como una nueva preocupación estética para las mujeres transgénero. El melasma puede ocurrir en cualquier momento durante y después de la transición, y no está claro si mejora al suspender la terapia con estrógenos. El melasma puede responder parcialmente a tratamientos tópicos, como protectores solares, hidroquinona, *peelings* químicos, antioxidantes y retinoides. También existen opciones de tratamientos con láser, como el *resurfacing* fraccional de baja densidad y baja energía de 1927 nm y dispositivos de picosegundos, para acelerar el aclarado de la pigmentación y mantener la remisión.[24] Los nuevos angiomas o capilares rotos debido a los estrógenos también se pueden tratar con láseres, como el láser de fosfato de titanilo y potasio (KTP) de 532 nm o el láser de colorante pulsado (PDL) de 595 nm. De manera similar, las nuevas venas en las piernas debido a los estrógenos se pueden tratar con láseres vasculares o con escleroterapia. La celulitis de aparición reciente debido a la terapia hormonal se puede suavizar temporalmente con dispositivos de energía basados en radiofrecuencia e infrarrojos. Las estrías de aparición reciente se pueden tratar con láseres vasculares, *resurfacing* fraccional no ablativo, microagujas, rellenos biostimuladores o una combinación de estos. En pacientes con alopecia androgenética preexistente o "pérdida de cabello en patrón masculino", la terapia con estrógenos generalmente no mejora la línea del cabello en retroceso ni detiene la progresión de la enfermedad. El minoxidil tópico y el plasma rico en plaquetas (PRP) son opciones de tratamiento y se pueden continuar en mujeres transgénero para evitar el empeoramiento del retroceso de la línea del cabello. Las mujeres transgénero también pueden ser evaluadas para un trasplante de unidades foliculares de cabello para restaurar una línea del cabello frontal más baja y cubrir un vértice que se está adelgazando, especialmente si se desean peinados más largos. Es importante continuar con los tratamientos de mantenimiento con minoxidil tópico después del trasplante de cabello. Después de la terapia con estrógenos, algunas de nuestras pacientes también han informado una disminución del tamaño y la estructura mandibular, lo que resulta en flacidez de la piel y adiposidad submental. Estas pacientes pueden beneficiarse de rellenos en la línea de la mandíbula y el mentón (AH, PLLA, hidroxiapatita de calcio [CaHA]) para reemplazar el tamaño mandibular, hilos tensores en la parte inferior del rostro para soportar la piel, tensado de la piel con radiofrecuencia o ultrasonido microfocalizado, y reducción de grasa con criolipólisis o inyecciones de desoxicolato. Además, las cirugías de reasignación de género, incluyendo la mamoplastia de aumento (cirugía superior), la vaginoplastia (cirugía inferior) y la condrolaringoplastia (cirugía de la "manzana de Adán"), producen cicatrices en la mayoría de las pacientes. Si estas cicatrices no son deseables, existen opciones de tratamiento con láseres vasculares, *resurfacing* con láser o microagujas con radiofrecuencia que han dado buenos resultados en nuestras pacientes (**Figs. 11-11** y **11-12**).

Perla clínica: Es probable que una combinación de procedimientos estéticos sea la mejor opción para lograr los resultados estéticos deseados en mujeres transgénero, incluyendo el contorno facial para producir líneas más suaves, el contorno corporal y el tratamiento de condiciones cutá-

neas relacionadas con los estrógenos como el melasma. Sea específico al discutir los objetivos (por ejemplo, ¿cree que le gustaría una ceja más arqueada o angular, un labio inferior más lleno, etc.)

11.4.3 Estado de género no binario

Aunque algunas personas transgénero se identifican como hombres o mujeres, otras pueden no identificarse con un género específico preestablecido. Ha habido un aumento en la conciencia del estado de género no binario o intersexual a través de los medios de comunicación, el arte, el cine y la política.[25–28] Las personas con un estado de género no binario pueden deberse a genitales ambiguos al nacer, preferencia personal o ambas cosas. Estas personas pueden elegir decidir una identidad de género en la edad adulta temprana o mantener un estado de género no binario durante toda la vida adulta. Muchos defensores recomiendan posponer las opciones de tratamiento médico, quirúrgico y estético hasta que se tome esta decisión después de la infancia o la niñez. Los profesionales médicos deben preguntar qué pronombres o nombres prefieren estos pacientes y todos los formularios electrónicos o en papel deben ser inclusivos para todas las identidades de género. Los dermatólogos siempre deben tener una discusión abierta sobre las preferencias estéticas individuales, sin asumir un sistema estético binario tradicional. Consejo Clínico: Muchos pacientes transgénero no querrán ver sus fotografías clínicas, así que siempre pregunte si quieren ver las fotos antes de mostrarlas. Ver una imagen en la que te ves diferente a como esperas o imaginas puede ser perturbador.

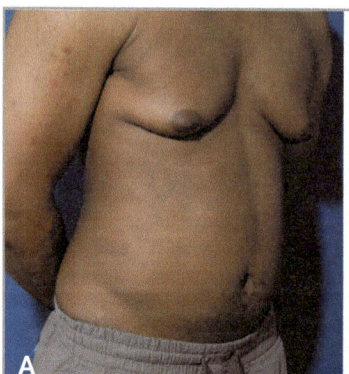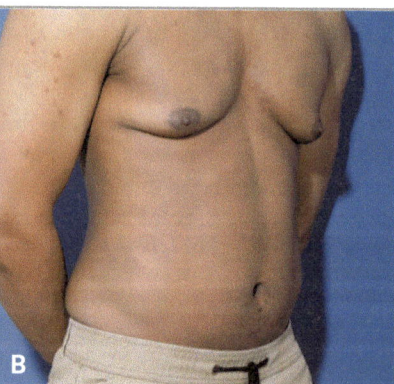

Figura 11-11. Un hombre transgénero **(A)** antes y **(B)** después de la criolipólisis en el pecho. No se observa ningún cambio y el paciente finalmente buscó una corrección quirúrgica.

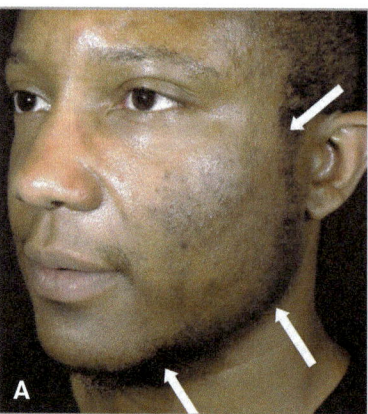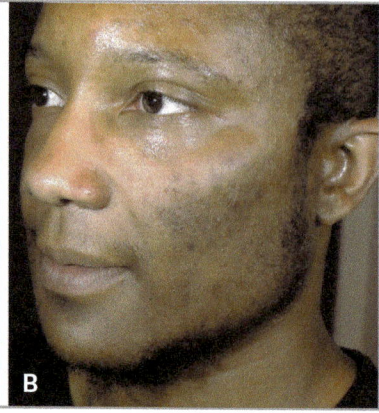

Figura 11-12. (A) Antes y **(B)** inmediatamente después de una sola sesión de rellenos faciales para fortalecer y contornear la sien, el pómulo, la mandíbula y el mentón con hidroxiapatita de calcio. También se observa acné inducido por testosterona y el paciente ha comenzado un régimen de retinoides tópicos y despigmentantes/exfoliantes.

En su lugar, haga preguntas abiertas, escuche cuidadosamente las preferencias individuales y base las recomendaciones de tratamiento en este diálogo abierto. En cada visita, pregunte qué les gusta (o no) y manténgase flexible para cambiar el plan según los resultados intermedios.

11.5 Conclusión

Los dermatólogos pueden desempeñar un papel crítico en el proceso de transición de género para personas transgénero y con un estado de género no binario, al ayudar en las condiciones dermatológicas generales que surgen de los tratamientos hormonales, así como al ofrecer procedimientos estéticos mínimamente invasivos. Aunque los tratamientos médicos y quirúrgicos de reasignación pueden inducir transformaciones estéticas, las barreras de acceso y los cambios anatómicos pueden ser más lentos y sutiles de lo deseado. Algunos pacientes transgénero también pueden ser reacios a las opciones quirúrgicas y a las cicatrices posteriores. Los procedimientos estéticos mínimamente invasivos pueden cerrar la brecha al permitir opciones de tratamiento inmediatas, servir como complemento de la terapia médica o quirúrgica, o como una alternativa en pacientes que no desean someterse a una cirugía pero aún desean mejoras estéticas. Predecimos que más pacientes buscarán tratamientos estéticos mínimamente invasivos, especialmente con una mejor divulgación y conciencia. Por lo tanto, se necesita más literatura dermatológica sobre los tratamientos más efectivos y seguros que podemos ofrecer a nuestros pacientes. Es importante no hacer suposiciones sobre las preferencias estéticas de ningún paciente, sino tener una discusión abierta sobre estas preferencias durante todo nuestro procedimiento de evaluación. En lugar de ser condescendientes o aferrarse a las propias concepciones del estado de género, los proveedores médicos deben escuchar a sus pacientes y personalizar los tratamientos según las necesidades individuales de cada paciente. Cuando preguntamos a nuestros pacientes transgénero sobre las sugerencias que darían a sus médicos, repetidamente escuchamos: "Siento que los médicos deberían escuchar más que hablar e intentar comprender de dónde viene el paciente en lugar de sus propias opiniones. El viaje de cada persona es diferente". Esperamos que este capítulo del libro sea el primero de muchos pasos para comprender y brindar la mejor atención a nuestros pacientes transgénero y no binarios.

11.6 Consejos

- Los procedimientos estéticos mínimamente invasivos proporcionan resultados en un período relativamente corto de tiempo con un tiempo de inactividad mínimo y mejoran el resultado final durante el proceso de transición, cerrando así la brecha en la atención médica y logrando los objetivos estéticos deseados.
- La mayoría de las mujeres transgénero informaron que su rostro era la parte del cuerpo más esencial que querían cambiar.
- En cambio, los hombres transgénero informaron que priorizaban su pecho sobre el rostro o los genitales.
- La pseudoginecomastia (tejido mamario residual) después de la terapia hormonal con testosterona exógena no

responde bien a tratamientos mínimamente invasivos como la criolipólisis y estos pacientes son remitidos rutinariamente para una corrección quirúrgica.

- En los hombres transgénero, la terapia con testosterona puede desencadenar o empeorar la producción excesiva de grasa, el acné, la foliculitis, la hiperpigmentación y las cicatrices.
- Los dermatólogos pueden desempeñar un papel crítico en el proceso de transición de género para personas transgénero y con un estado de género no binario, al ayudar en las condiciones dermatológicas que surgen de los tratamientos hormonales, así como al ofrecer procedimientos estéticos mínimamente invasivos.

Referencias

1. The Williams Institute UCLA School of Law. Estimates of Transgender Populations in States with Legislation Impacting Transgender People (Update): How Many Adults Identify as Transgender in the United States? June 2016. Available at: http://williamsinstitute.law.ucla.edu/ wp-content/uploads/How-Many-Adults-Identify-as-Transgender-in- the-United-States.pdf. Accessed Nov 11 2018
2. The Williams Institute UCLA School of Law. Estimates of Transgender Populations in States with Legislation Impacting Transgender People (Update): Age of Individuals who Identify as Transgender in the United States, Jan 2017. Available at: https://williamsinstitute.law.ucla.edu/wp- content/uploads/TransAgeReport.pdf. Accessed Nov 11, 2018
3. White Hughto JM, Reisner SL, Pachankis JE. Transgender stigma and health: a critical review of stigma determinants, mechanisms, and in- terventions. Soc Sci Med. 2015; 147:222–231
4. Unger CA. Hormone therapy for transgender patients. Transl Androl Urol. 2016; 5(6):877–884
5. Tangpricha V, den Heijer M. Oestrogen and anti-androgen therapy for transgender women. Lancet Diabetes Endocrinol. 2017; 5(4):291–300
6. Irwig MS. Testosterone therapy for transgender men. Lancet Diabetes Endocrinol. 2017; 5(4):301–311
7. Kailas M, Lu HMS, Rothman EF, Safer JD. Prevalence and types of gender-affirming surgery among a sample of transgender endo- crinology patients prior to state expansion of insurance coverage. En- docr Pract. 2017; 23(7):780–786
8. Gorin-Lazard A, Baumstarck K, Boyer L, et al. Is hormonal therapy associated with better quality of life in transsexuals? A cross-sectional study. J Sex Med. 2012; 9(2):531–541
9. Wierckx K, Van Caenegem E, Elaut E, et al. Quality of life and sexual health after sex reassignment surgery in transsexual men. J Sex Med. 2011; 8(12):3379–3388
10. Jellestad L, Jäggi T, Corbisiero S, et al. Quality of life in transitioned trans persons: a retrospective cross-sectional cohort study. BioMed Res Int. 2018; 2018:8684625
11. Walker H.. Body of work: from DIY hormones to silicone injections, why some trans women choose to transition outside the medical in- dustry. Out Magazine. 2019:75–78
12. Murariu D, Holland MC, Gampper TJ, Campbell CA. Illegal silicone injections create unique reconstructive challenges in transgender pa- tients. Plast Reconstr Surg. 2015; 135(5):932e–933e
13. Pinto TP, Teixeira FDB, Barros CRDS, et al. Use of industrial liquid silicone to transform the body: prevalence and factors associated with its use among transvestites and transsexual women in São Paulo, Brazil. Cad Saude Publica. 2017; 33(7):e00113316
14. Ginsberg BA, Calderon M, Seminara NM, Day D. A potential role for the dermatologist in the physical transformation of transgender people: a survey of attitudes and practices within the transgender com- munity. J Am Acad Dermatol. 2016; 74(2):303–308
15. Ginsberg BA. Dermatologic care of the transgender patient. Int J Womens Dermatol. 2016; 3(1):65–67
16. Sobanko JF, Dai J, Gelfand JM, Sarwer DB, Percec I. Prospective cohort study investigating changes in body image, quality of life, and self- esteem following minimally invasive cosmetic procedures. Dermatol Surg. 2018; 44(8):1121–1128

17. Marks DH, Awosika O, Rengifo-Pardo M, Ehrlich A. Dermatologic surgical care for transgender individuals. Dermatol Surg. 2019; 45(3): 446–457

18. Boos MD, Ginsberg BA, Peebles JK. Prescribing isotretinoin for transgender youth: A pledge for more inclusive care. Pediatr Dermatol. 2019; 36(1):169–171

19. Ascha M, Swanson MA, Massie JP, et al. Nonsurgical Management of Facial Masculinization and Feminization. Aesthet Surg J. 2019; 39(5):NP123–NP137

20. Altman K. Facial feminization surgery: current state of the art. Int J Oral Maxillofac Surg. 2012; 41(8):885–894

21. Carruthers JD, Glogau RG, Blitzer A, Facial Aesthetics Consensus Group Faculty. Advances in facial rejuvenation: botulinum type a, hyaluronic acid dermal fillers and combination therapies- consensus recommendations. Plast Reconstr Surg. 2008; 121(5) Suppl:5S–30S

22. Wierckx K, Van de Peer F, Verhaeghe E, et al. Short- and long-term clinical skin effects of testosterone treatment in trans men. J Sex Med. 2014; 11(1):222–229

23. Lin MJ, Dubin DP, Khorasani H. Poly-L-lactic acid for minimally in- vasive gluteal augmentation. Dermatol Surg. v

24. Trivedi MK, Yang FC, Cho BK. A review of laser and light therapy in melasma. Int J Womens Dermatol. 2017; 3(1):11–20

25. Cory Dawson, Hanne Gaby Odiele, Emily Quinn, Pidgeon Pagonis, Evaan Kheraj. These Activists Get REAL About Being Intersex. https://video.teenvogue.com/watch/these-activists-get-real-about-being-in- tersex. Released on June 27, 2017. Accessed April 10, 2019

26. Hanne Gaby, Chase Strangio, Katrina Karkazis, LaLa Zannell, Maria Tridas, Lucy Diavolo, Wazi Maret. 5 Common Misconceptions About Sex and Gender. https://video.teenvogue.com/watch/5-common- misconceptions-about-sex-and-gender. Released on March 29, 2019. Accessed April 10, 2019

27. https://www.rivergallo.com/about. Accessed April 10, 2019

28. Susan Miller (USA Today). California becomes first state to condemn intersex surgeries on children. https://www.usatoday.com/story/news/nation/2018/08/28/intersex-surgeries-children-california-first- state-condemn/1126185002/. Published August 28, 2018. Accessed on April 10, 2019

Conclusiones y consideraciones futuras

12

Brian P. Hibler, Merrick A. Brodsky, Andrés M. Erlendsson y Anthony M. Rossi

Resumen

Este capítulo resume los enfoques fundamentales para el paciente masculino estético en relación con varios tratamientos. Cada vez más, los hombres están siendo más conscientes de la salud y apariencia de su piel, y la demanda de procedimientos estéticos entre los pacientes masculinos está aumentando constantemente. Apreciar las diferencias en la anatomía, las diferencias bioquímicas en la piel y los diferentes ideales estéticos entre los pacientes masculinos y femeninos es fundamental para lograr el mejor resultado. Las alteraciones en las técnicas estéticas y la dosificación actuales, el uso específico de dispositivos existentes para cada género y los enfoques generales deben modificarse para obtener resultados adecuados para el paciente masculino. Más que nunca, adaptar los procedimientos estéticos mínimamente invasivos a la identidad de género de cada individuo se está convirtiendo en un objetivo importante. En este sentido, revisamos los puntos clave y los enfoques para el paciente masculino.

Palabras clave: masculino, estética, género, dimorfismo sexual, rellenos dérmicos, neuromoduladores, trasplante capilar, láseres

12.1 Antecedentes

La demanda de procedimientos estéticos entre los pacientes masculinos está aumentando constantemente. Además, los pacientes masculinos más jóvenes están siendo más proactivos al elegir tratamientos preventivos para el cuidado de la piel. Apreciar las diferencias en la anatomía, las diferencias bioquímicas en la piel y los diferentes ideales estéticos entre los pacientes masculinos y femeninos es fundamental para lograr el mejor resultado.[1,2] Las alteraciones en las técnicas estéticas y la dosificación actuales, el uso específico de dispositivos existentes para cada género y los enfoques generales deben modificarse para obtener resultados adecuados para el paciente masculino. Aunque antes se pasaba por alto, adaptar los procedimientos mínimamente invasivos a la identidad de género de cada individuo se está convirtiendo en un objetivo importante. En este capítulo, resumimos los puntos clave y los enfoques para el paciente masculino de cosmética.

12.2 Anatomía

Al igual que las mujeres, los hombres enfrentan signos de envejecimiento intrínseco y extrínseco, incluyendo problemas como fotoenvejecimiento, pérdida de grasa y arrugas. Sin embargo, la piel masculina, tanto en la cara como en el cuerpo, tiene varias diferencias importantes a tener en cuenta. Además, las diferencias en las características faciales y corporales clave que definen producen lo que se considera una fisonomía "masculina" o "femenina", conocimiento que es fundamental para los médicos que realizan procedimientos estéticos.

12.2.1 La piel

Existen varias diferencias anatómicas y bioquímicas entre la piel masculina y femenina. En general, la piel masculina es más gruesa,[3-6] y se ha demostrado que los andrógenos desempeñan un papel importante en la regulación del grosor dérmico.[7] A medida que los hombres envejecen, el contenido de colágeno disminuye a un ritmo constante; mientras tanto, debido a los efectos de los estrógenos, la piel femenina mantiene su grosor hasta que ocurre un adelgazamiento más abrupto después de la menopausia. Esta disminución posterior pero más rápida conduce a un aumento de los signos de envejecimiento en comparación con los hombres en las últimas décadas de vida.[8] En general, los hombres tienen una mayor masa muscular esquelética que las mujeres.[9] Existen diferencias de género en el movimiento de los músculos faciales, siendo los hombres los que tienen un mayor movimiento facial después de ajustar el tamaño facial[10]; cuando se combinan con su piel más gruesa, estos factores pueden resultar en surcos faciales más profundos. La disminución de la adherencia a la fotoprotección también puede llevar a un aumento de los signos de fotoenvejecimiento extrínseco en los hombres, incluyendo discromías, formación de arrugas y elastosis solar. Por ejemplo, la enfermedad de Favre-Racouchot es una dermatosis inducida por la exposición crónica al sol, a menudo se observa junto con otros signos de fotoenvejecimiento (por ejemplo, cutis rhomboidalis nuchae, arrugas periorbitales) y es más común en pacientes masculinos de piel clara con antecedentes de exposición significativa a los rayos ultravioleta.[11]

La piel facial masculina típicamente tiene una mayor producción de sebo que la piel femenina, lo que conduce a una piel más grasa y propensa al acné, aunque puede haber variabilidad entre individuos.[12] La producción de sebo puede aumentar debido a los andrógenos[13] y disminuir debido a los estrógenos,[14,15] y las mayores diferencias de género en la producción de sebo se observan después de los 50 años.[12,13] Por otro lado, el mayor número de glándulas sebáceas se traduce en un menor riesgo de xerosis facial en comparación con las mujeres, y puede resultar en tener naturalmente una piel facial más brillante. Varias prácticas de higiene también pueden llevar a diferentes problemas de la piel en hombres y mujeres, como el afeitado frecuente que resulta en piel sensible e irritación local.

12.2.2 Características faciales

Una preocupación importante entre los hombres que consideran someterse a procedimientos estéticos faciales es el temor a "verse operados" o cambiar drásticamente su apariencia. Aunque es posible que no puedan comunicar las características específicas que diferencian una cara tradicionalmente "masculina" de una "femenina", la mayoría de los hombres son conscientes subconscientemente de los factores que se consideran más masculinos o femeninos (Tabla 12-1). La estructura esquelética general de la cabeza es diferente entre hombres y mujeres, con las mujeres teniendo un cráneo

135

Tabla 12-1. Diferencias en las características faciales/corporales clave entre hombres y mujeres

Características faciales	
Hombres	**Mujeres**
• Cráneo más grande • Cresta de cejas pronunciada • Cejas rectas • Características faciales superiores/inferiores proporcionalmente iguales • Formas angulares con huesos y músculos prominentes • Nariz ancha • Mandíbula fuerte y esculpida • Mentón cuadrado • Labio superior más delgado	• Cráneo más pequeño • Cresta de cejas suave • Cejas arqueadas y curvadas • Características faciales superiores más prominentes • Rostro en forma de corazón con mejillas más llenas, formas más suaves • Nariz estrecha • Mandíbula más estrecha y suave • Mentón más pequeño y puntiagudo • Labio superior más lleno
Contornos corporales	
Hombres	**Mujeres**
• Torso en forma de V • Músculos pectorales y abdominales definidos	• Torso curvilíneo • Forma de reloj de arena, punto más ancho en las caderas

aproximadamente cuatro quintas partes del tamaño del cráneo masculino.[16] Los hombres y las mujeres tienen formas craneofaciales diferentes; como tal, las mujeres buscan tener un rostro en forma de corazón con características faciales superiores más prominentes, mientras que los hombres desean una mandíbula más cuadrada y esculpida con características faciales proporcionalmente iguales entre la parte superior e inferior de la cara.[17]

La evaluación de la parte superior, media e inferior de la cara resalta rasgos sexuales dimórficos clave. Los hombres prefieren una posición de cejas más horizontal y más baja que las mujeres, lo cual es una consideración importante al realizar neuromodulación de la frente. Además, la frente masculina es más plana en comparación con una frente convexa y femenina. Las ojeras pueden ser una preocupación estética tanto para hombres como para mujeres, aunque los hombres tienden a desarrollar un hundimiento más severo del párpado inferior a una edad más avanzada.[18] El borde orbital inferior tiende a retroceder lateralmente en las mujeres, mientras que los hombres tienen un retroceso de todo el borde orbital inferior, lo que puede contribuir a las diferencias de género en el envejecimiento periocular.[19] El desarrollo de montículos malares y festones es probablemente multifactorial, incluyendo el proceso natural de envejecimiento, la genética, la exposición al sol y el tabaquismo. Cabe destacar que en la prominencia malar, donde hay una proyección máxima de las mejillas, las mujeres tienen, en promedio, 3 mm más de grasa subcutánea.[20] Los hombres naturalmente tienen labios superiores más delgados que las mujeres, y aunque el aumento de labios con rellenos puede no ser tan comúnmente solicitado, para el paciente adecuado puede ser estéticamente atractivo. Aunque el adelgazamiento de los labios ocurre con la edad en ambos sexos, restaurar el volumen para producir un labio superior grande debe hacerse de manera conservadora para obtener un resultado natural. La calvicie de patrón masculino y el tratamiento del vello facial y del cuello son otras preocupaciones estéticas comunes. El tratamiento de la calvicie de patrón masculino puede producir una apariencia más juvenil y masculina. Sin embargo, cuando se trata de tratamientos de reducción del vello para el crecimiento excesivo, un tratamiento excesivo en el área del rostro y la barba puede crear una apariencia

femenina, lo que requiere la habilidad y experiencia adecuadas del médico que realiza el procedimiento. La parte inferior de la cara, en particular una mandíbula cuadrada, se considera una característica masculina definitoria muy buscada. Una mandíbula fuerte se puede lograr a través de múltiples vías, que pueden incluir la reducción de papadas, la reducción de grasa submental o el aumento de la mandíbula con rellenos dérmicos.

12.2.3 Contorno corporal

El cuerpo masculino ideal implica una figura atlética y esbelta con un torso en forma de "V", donde la mayor anchura del cuerpo se encuentra en los hombros y se estrecha hasta el punto más estrecho en la cintura. Sin embargo, a medida que los hombres envejecen, a menudo desarrollan acumulación de grasa en el abdomen, los flancos, los senos y el cuello y la barbilla. Estas áreas suelen ser tratadas mediante técnicas de contorno corporal invasivas, mínimamente invasivas o no invasivas.

Uno de los primeros pasos para lograr un torso en forma de "V" incluye la reducción de los depósitos de grasa en los flancos, o "michelines", y el esculpido del abdomen. La liposucción del abdomen fue el procedimiento quirúrgico más común para hombres en 2018.[21] Junto con el contorno del abdomen, la reducción quirúrgica de los senos por ginecomastia y pseudoginecomastia está ganando popularidad y fue el segundo procedimiento cosmético quirúrgico más popular para hombres en 2018. La reducción quirúrgica de los senos en hombres aumentó casi un 50% entre 2014 y 2018, y aumentó casi un 200% en los últimos 20 años.[21,22] Cada vez más, se utilizan tratamientos menos invasivos, como la criolipólisis, los tratamientos de radiofrecuencia (RF) y la terapia con láser de baja intensidad para tratar áreas focalizadas de grasa en exceso. Se demostró que un dispositivo de RF monopolar multifrecuencia controlado por temperatura (truSculpt 3D, Cutera, Brisbane, California, Estados Unidos) reduce la grasa abdominal en un 24% a las 12 semanas después de un solo tratamiento.[23] De manera similar, un dispositivo de RF monopolar con energía de presión dirigida (BTL Unison, BTL Industries, Boston, Massachusetts, Estados Unidos) mejoró significativamente la celulitis gluteofemoral después de cuatro tratamientos semanales, según evaluaciones clínicas y por ultrasonido.[24]

Para los hombres que desean aumentar la definición de un grupo muscular en particular, se pueden colocar implantes, como implantes pectorales o de pantorrilla, para crear plenitud estética. Otras estrategias, como la lipoescultura de los músculos pectorales y de la pared abdominal, se pueden realizar para crear la percepción de un mayor tono muscular. Los nuevos dispositivos que utilizan tecnología de electromagnetismo focalizado de alta intensidad (HIFEM) (Emsculpt, BTL Industries) están mostrando resultados prometedores para el esculpido corporal abdominal mediante la hipertrofia muscular abdominal y la reducción simultánea de grasa subcutánea.[25] Este enfoque también se está explorando para el levantamiento no invasivo de glúteos y el tono de los músculos glúteos.[26] Se han aprobado aplicadores pequeños por la Administración de Alimentos y Medicamentos (FDA) para su uso en los brazos, pantorrillas y muslos, aunque los estudios sobre su eficacia en este momento son limitados.[27]

12.3 Enfoque de los procedimientos estéticos en el paciente masculino

Existen muchas diferencias en la realización de procedimientos estéticos en pacientes masculinos en comparación con pacientes femeninos. Esto puede incluir modificaciones en la consulta estética o alteraciones en la técnica del procedimiento. Aunque los aspectos clave de varios procedimientos estéticos ya se han revisado en detalle en los capítulos anteriores, aquí resumiremos puntos importantes sobre el enfoque general de los procedimientos estéticos en pacientes masculinos.

12.3.1 Consulta estética

Uno de los aspectos más importantes al realizar procedimientos estéticos en cualquier paciente es la consulta inicial. Es importante evaluar la percepción del propio cuerpo del paciente y qué mejoras les gustaría realizar. Los hombres a menudo buscan tratamientos estéticos para verse "bien para su edad", para parecer más jóvenes y mejorar su competitividad percibida en el trabajo.[28] En un estudio de pacientes masculinos que buscaban procedimientos estéticos electivos, las patas de gallo y las ojeras fueron consideradas las áreas más propensas a ser tratadas en primer lugar, seguidas de las arrugas en la frente.[28] A diferencia de las mujeres, que suelen estar más al tanto de las tendencias estéticas, los pacientes masculinos a menudo no están seguros de sus opciones de rejuvenecimiento. Otras veces, los pacientes masculinos pueden acudir a consulta por sugerencia de su pareja y no saben qué quieren, aparte de lucir «frescos» o «más jóvenes». Por lo tanto, siempre es importante que el paciente se mire al espejo y describa qué características les preocupan y qué desean cambiar. En este punto, dependiendo del resultado deseado, se les puede informar sobre sus opciones quirúrgicas y no quirúrgicas.

El momento de realizar procedimientos estéticos específicos puede variar entre hombres y mujeres. Cada vez más, los hombres más jóvenes buscan rejuvenecimiento preventivo para mantener su apariencia. Las preocupaciones estéticas de los pacientes jóvenes en comparación con los pacientes

mayores pueden cambiar de enfoque; los hombres más jóvenes pueden estar más preocupados por el contorno corporal y la reducción de grasa, mientras que los hombres mayores pueden estar preocupados por las arrugas estáticas profundas y la pérdida de tejido blando en el rostro. Al comenzar a realizar procedimientos estéticos en pacientes masculinos, es importante adoptar un enfoque gradual. Los hombres a menudo desean una mejora sutil, de modo que no sea evidente que se les ha realizado un trabajo estético.

Las preocupaciones sobre la imagen corporal a menudo se asocian predominantemente con las mujeres, pero están cada vez más presentes en los hombres. Aunque la mayoría de las preocupaciones corporales no son patológicas, 1 de cada 50 hombres cumple con los criterios diagnósticos del trastorno dismórfico corporal (TDC).[29] Los signos de TDC incluyen revisar o evitar el espejo, buscar reafirmación, tocar áreas que no les gustan, hacer ejercicio excesivo, comparar su apariencia con la de otros, broncearse en exceso y buscar procedimientos estéticos.[30] Los pacientes con TDC son frecuentes en las prácticas estéticas, por lo que es importante poder identificar a estas personas.

El TDC generalmente comienza durante la adolescencia y, sin una intervención adecuada, continúa en la edad adulta.[31] Las personas con TDC tienen una autopercepción deficiente y buscarán tratamientos cosméticos o dermatológicos para tratar los «defectos» percibidos en lugar de enfrentar la dismorfia subyacente. Los pacientes con TDC son difíciles de satisfacer y los procedimientos estéticos rara vez mejoran su percepción corporal. Los pacientes insatisfechos con TDC son más propensos a amenazar con demandas por mala praxis que otros, por lo que la documentación exhaustiva es especialmente importante al consultar a estos pacientes.[32] Tratar a los pacientes con TDC de manera cosmética también puede alimentar su dismorfia al reconocer que hay un «defecto» que tratar y eso puede empeorar la condición. Si surgen preocupaciones sobre el TDC durante una consulta, se pueden utilizar instrumentos de detección de TDC como el «Cuestionario de Detección de Procedimientos Cosméticos (COPS) para el Trastorno Dismórfico Corporal» para evaluar al paciente.[33] No se recomienda tratar de tranquilizar al paciente diciéndole que su cuerpo es «normal». En su lugar, centrarse en el tiempo, la angustia, la discapacidad, el coste o las oportunidades perdidas desencadenadas por la obsesión corporal puede ayudar a poner el problema en contexto y apoyar una conversación sobre su problema. Existen opciones de tratamiento efectivas que generalmente incluyen una combinación de terapia cognitivo-conductual y agentes farmacológicos, como los inhibidores selectivos de la recaptación de serotonina.[34]

12.3.2 Enfoque terapéutico combinado

Para lograr los resultados estéticos deseados, a menudo es necesario combinar diferentes modalidades de tratamiento. Determinar las terapias óptimas y el orden en que deben administrarse es crucial para optimizar los resultados y la satisfacción del paciente.[35]

Como primer paso, es importante revisar la rutina de cuidado de la piel del paciente. La mayoría de los pacientes deben

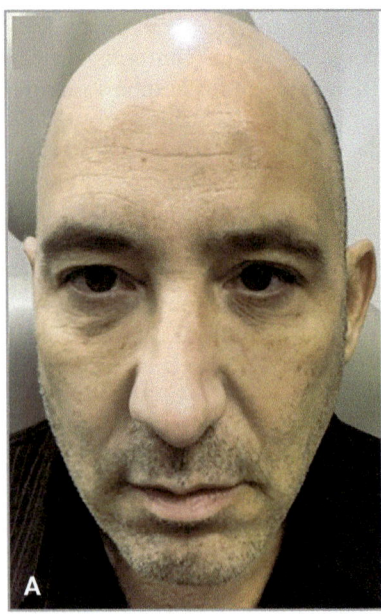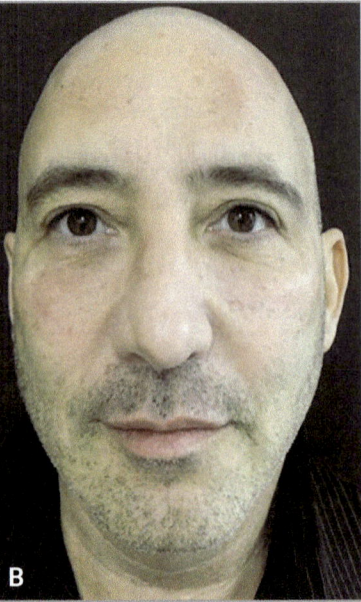

Figura 12-1. Antes y después del enfoque facial combinado. **(A)** Un hombre de unos 50 años se presentó a la clínica con atrofia de los tejidos blandos de las mejillas, hundimientos infraorbitales, festones, líneas periorbitales, pliegue nasolabial prominente, arrugas dinámicas en la frente y fotoenvejecimiento generalizado. **(B)** Los tratamientos se realizaron en dos etapas durante 8 semanas e incluyeron dos *peelings* de ácido glicólico (20%), relleno de ácido hialurónico en las mejillas, área infraorbitaria, labios y pliegues nasolabiales, bilateralmente. Se realizó una inyección de toxina botulínica en la glabela, frente y área periocular. Después del tratamiento final, se demostró la restauración de los compartimentos de grasa de las mejillas medial y lateral, la relajación del complejo frontalis y glabelar con una posición correcta de las cejas y una mejora general del fotoenvejecimiento.

usar una crema hidratante con un factor de protección solar (FPS) adecuado durante el día y retinol tópico por la noche. En pacientes más jóvenes, la pérdida de cabello o la alopecia androgenética pueden ser el principal factor que contribuye a su percepción del envejecimiento, por lo que abordar y tratar sus preocupaciones capilares debe realizarse antes de buscar otras intervenciones. En estos pacientes, el uso de medicamentos tópicos y/o orales puede ayudar a prevenir una mayor pérdida y promover el crecimiento, respectivamente. Para pacientes elegibles, se debe considerar el trasplante de cabello, ya que mejora considerablemente la satisfacción con la apariencia y la edad visual.[36] Además, cualquier hiperpigmentación concurrente u otras afecciones dermatológicas, como el acné, la rosácea o las telangiectasias, deben abordarse adecuadamente. El tratamiento para la hiperpigmentación se puede lograr con longitudes de onda específicas para el pigmento (según el tipo de piel) con duración de pulso de picosegundos, nanosegundos o milisegundos, y para el enrojecimiento facial y las telangiectasias, el tratamiento con luz pulsada intensa, láser de colorante pulsado o láser de fosfato de titanilo de potasio es efectivo.[37,38] En hombres con poiquilodermia, donde la despigmentación consiste tanto en melanina como en vasos sanguíneos prominentes, la apariencia de hiperpigmentación se puede reducir significativamente al dirigirse solo a los vasos ectásicos.[39]

Los procedimientos estéticos faciales, incluyendo la neuromodulación, el aumento de volumen, los *peelings* químicos, los dispositivos de energía y los láseres, casi siempre se utilizan en combinación (Fig. 12-1). Las inyecciones de neuromoduladores siempre deben realizarse en un rostro en reposo para evaluar adecuadamente las arrugas y los músculos hipertónicos. Los estudios grandes sobre la seguridad y eficacia de combinar tratamientos con láser y luz, terapia con neuromoduladores y rellenos dérmicos en el mismo día son limitados. Los rellenos inyectables complementan los tratamientos con neuromoduladores,[40] y a menudo se pueden realizar en la misma sesión, aunque algunos autores recomiendan realizar

los rellenos primero para evitar manipular el neuromodulador durante la inyección y evaluar el grado de edema después de colocar el relleno.[41] Ocasionalmente, dejar que el neuromodulador surta efecto durante un período de 2 semanas o más puede ser valioso, ya que la subsiguiente hipotonía muscular puede influir en la cantidad de relleno dérmico necesario para obtener resultados óptimos.

Cuando se combinan neuromoduladores y rellenos con tratamientos térmicos como láseres, RF y ultrasonido, históricamente ha existido la preocupación de que los tratamientos térmicos puedan causar una degradación rápida de los rellenos de tejido blando, lo que podría afectar su efecto clínico. Por esa razón, los tratamientos térmicos se administran con mayor frecuencia antes de la inyección de relleno si se realizan en la misma sesión de tratamiento.[42] Sin embargo, el beneficio de administrar láser antes de los rellenos no se ha confirmado en ensayos clínicos.[43] Al combinar diferentes modalidades de tratamiento en la misma área facial anatómica, se puede considerar espaciar los tratamientos de 1 a 2 semanas para permitir la resolución de los efectos secundarios y evaluar los resultados para lograr una mejora gradual.

La remodelación corporal es otra área donde se utilizan rutinariamente tratamientos combinados. Aunque las intervenciones faciales y la remodelación corporal se pueden realizar simultáneamente, se recomienda centrarse en un problema a la vez para evitar una alteración drástica de la apariencia. Los pacientes masculinos que desean reducir la grasa a menudo buscan tratamiento para múltiples áreas distintas, como la grasa submental y abdominal simultáneamente. Por lo tanto, el tratamiento con criolipólisis, láser, RF o ultrasonido[44,45,46] para la grasa abdominal en combinación con ácido desoxicólico sintético para el área submental puede producir resultados superiores a los de la monoterapia. Además, se pueden utilizar combinaciones de múltiples modalidades para tratar una sola región. Por ejemplo, la criolipólisis se puede combinar con el tratamiento de RF para mejorar aún más la reducción de grasa en los flancos.[47]

Uno de los aspectos más críticos de realizar tratamientos estéticos en pacientes masculinos es mantener una apariencia masculina, a menos que se desee lo contrario. Hay varios procedimientos que, si se realizan incorrectamente, pueden resultar en una apariencia femenizada involuntaria. Por lo tanto, es importante discutir qué factores son de preocupación específica para el paciente y qué desean lograr. Las consideraciones importantes para diferentes procedimientos discutidos en este libro se resumen en la siguiente sección.

12.4 Procedimientos

Esta síntesis sirve para revisar algunos de los principios fundamentales empleados en cada tratamiento estético para lograr el mejor resultado estético y pacientes satisfechos, ampliando la información de las secciones anteriores.

12.4.1 Aumento de los tejidos blandos

El envejecimiento facial se produce debido a una pérdida progresiva de volumen debido a la redistribución y atrofia de la grasa, la reducción de la masa y estructura ósea, y los cambios en el grosor y calidad de la piel a medida que disminuyen los niveles de testosterona.[48] Los rellenos desempeñan un papel importante en la mejora facial en hombres al aumentar las características faciales específicas de los hombres, abordar la pérdida de volumen y suavizar las arrugas gruesas (**Fig. 12-2** y v. **Fig. 12-1**). La dimorfia sexual entre la musculatura, el grosor de la piel, la estructura ósea y la distribución de grasa debe entenderse bien y es esencial para lograr resultados naturales.[49] Los hombres tienen una musculatura facial más prominente y una dermis más gruesa; sin embargo, el tejido subcutáneo es más delgado en general.[50] El rostro masculino ideal resalta las prominencias supraorbitales, una ceja más plana y estrecha, ojos ligeramente más estrechos, párpados más pesados, nariz más larga y ancha,

labios más delgados y una mandíbula más grande y cuadrada[51] (v. **Figs. 12-1** y **12-2**). La parte inferior del rostro en los hombres es tradicionalmente la característica distintiva de la masculinidad, con una mandíbula cuadrada más afilada y definida. El tercio medio del rostro masculino es notablemente diferente al de una mujer, con el ápice del pómulo masculino más bajo, más medial y menos definido en comparación con el pómulo femenino.[52] Cuando se utiliza relleno para restaurar el volumen de la prominencia malar, los hombres a menudo no desean el mismo grado de proyección de mejilla que las mujeres. Por lo tanto, la reconstrucción de la mejilla debe hacerse de manera sutil para evitar crear una apariencia feminizada, como una mejilla más redonda, más llena y más lateralmente posicionada. Además de abordar la mejilla, eliminar los huecos infraorbitales puede producir una apariencia energizada y renovada (v. **Fig. 12-1**).

12.4.2 Neuromodulación

Los objetivos y expectativas de los hombres que buscan tratamiento con neuromoduladores difieren en comparación con las mujeres. Un enfoque basado en el género es clave para lograr una apariencia más juvenil y atractiva sin comprometer las características definitorias de la anatomía masculina. En la parte superior del rostro, los hombres tienen una altura y anchura de frente mayores, lo cual puede ser exacerbado por la presencia de alopecia androgenética.[53] En esta región, los hombres prefieren suavizar estas líneas horizontales, permitiendo al mismo tiempo el movimiento de la frente. Además, los hombres tienen una forma de ceja más horizontal y más baja en el borde orbital.[54] Mantener la forma de la ceja y evitar el arqueamiento de la ceja lateral se puede lograr mediante una inyección en el músculo frontalis lateral.[55] La glabela masculina es más ancha, se proyecta más hacia adelante y tiene una arruga más profunda que en las mujeres, y se desea una eliminación completa de estas líneas en comparación con otras regiones

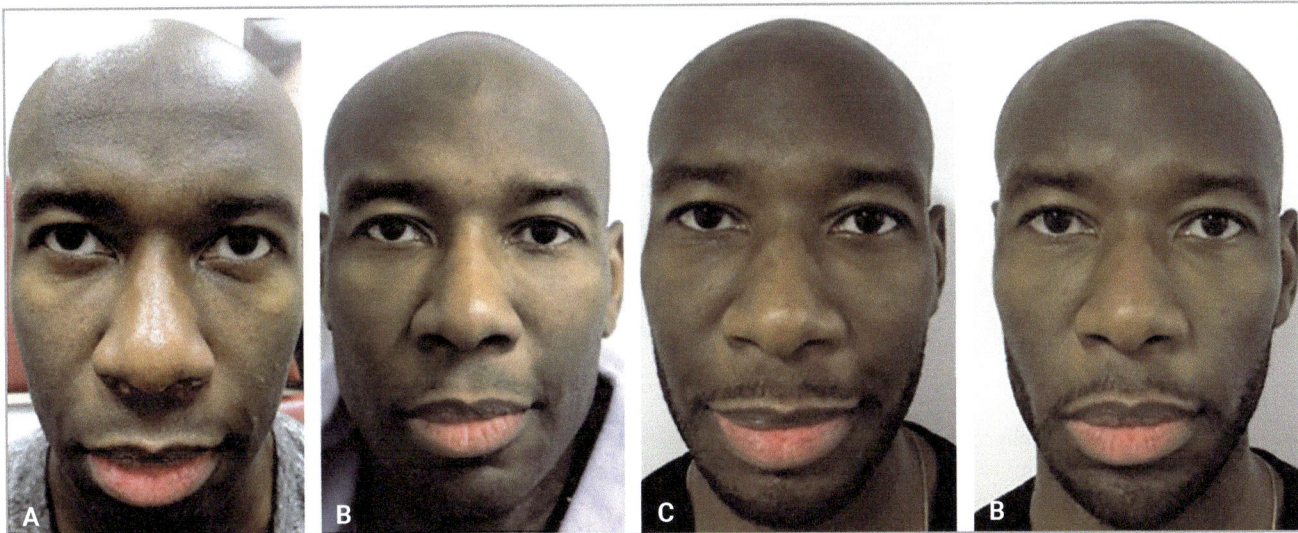

Figura 12-2. Antes y después del enfoque facial combinado durante 5 años, demostrando la terapia de mantenimiento. **(A)** Un hombre en sus 30 años durante un período de 5 años mostrando el mantenimiento de la apariencia con tratamientos panfaciales regulares con relleno dérmico, toxina botulínica y *peeling* químico espaciados regularmente. **(B, C** y **D)** Mantenimiento durante un período de 5 años.

anatómicas en los hombres.[56] La glabela debe tratarse junto con el músculo frontalis para evitar la feminización de la ceja. El músculo orbicular de los ojos es más amplio y se extiende más lateralmente en los hombres, y algunos hombres tienen un patrón de líneas cantales laterales más bajo.[10,57–59] Estas líneas indican masculinidad y madurez, por lo que el objetivo puede ser simplemente relajarlas y no inmovilizarlas.[60] Por lo general, los hombres no buscan tratamiento con neuromoduladores en la parte media e inferior del rostro, debido a una menor incidencia de exposición gingival, menos arrugas debido a la naturaleza altamente sebácea de la piel perioral y la preferencia por una mandíbula más prominente. Debido al mayor volumen y movimiento de los músculos faciales, los hombres requieren unidades más altas de neuromoduladores para lograr el mismo grado de relajación muscular que las mujeres, y la causa más común de un resultado insatisfactorio es una dosis insuficiente.[61]

12.4.3 Restauración capilar

La alopecia androgenética es una forma común de pérdida de cabello que se caracteriza por una reducción progresiva de los cabellos terminales en el cuero cabelludo anterior, temporal y de la coronilla en un patrón característico. Las terapias de primera línea pueden incluir minoxidil tópico y finasterida oral antes de considerar la cirugía. La finasterida es un inhibidor oral de la dihidrotestosterona (DHT), que inhibe competitivamente la enzima 5 alfa reductasa tipo 2 y, a una dosis de 1 mg al día, disminuye los niveles de DHT en suero y en el cuero cabelludo en más del 60%.[62,63] El minoxidil promueve el crecimiento del cabello al aumentar la duración de la fase anágena, acortar la fase telógena y agrandar los folículos miniaturizados.[64] Una vez que el paciente ha sido optimizado médicamente con las terapias mencionadas anteriormente, el trasplante capilar puede ofrecer una mejora más permanente en la restauración capilar. El trasplante de unidades foliculares y la extracción de unidades foliculares son los tratamientos actuales de elección en el trasplante capilar.[65] Sin embargo, los hombres pueden seguir perdiendo cabello en áreas susceptibles a la alopecia androgenética que no han sido trasplantadas, por lo que es prudente continuar el tratamiento médico para maximizar los resultados del trasplante capilar. El plasma rico en plaquetas (PRP) continúa siendo evaluado y utilizado para el tratamiento de la pérdida de cabello con resultados generalmente positivos; sin embargo, se necesitan estudios más grandes, rigurosos y bien diseñados para determinar el protocolo óptimo.[66] Otros tratamientos reportados para la alopecia androgenética incluyen dutasterida, terapia con láser de baja intensidad, agentes de camuflaje y micropigmentación o tatuaje del cuero cabelludo.

12.4.4 *Peeling* químico

Los *peelings* químicos se están convirtiendo en una opción de tratamiento cosmético no invasivo cada vez más popular para los hombres. Los *peelings* químicos inducen la destrucción, eliminación y regeneración de tejidos de manera controlada y se clasifican comúnmente según su profundidad de penetración en la piel. En los hombres, los *peelings* químicos se utilizan a menudo como monoterapia o en combinación con otras modalidades para tratar con éxito condiciones como el acné

vulgar, las cicatrices de acné, la queratosis pilar, el melasma, la queratosis actínica, el fotoenvejecimiento, las cicatrices y la pseudofoliculitis barbae, o simplemente para rejuvenecimiento periorbital.[67] Es posible que los hombres requieran más sesiones de tratamiento o concentraciones más altas que las mujeres, debido a una mayor densidad de glándulas sebáceas y folículos pilosos.[68] Por lo tanto, algunos médicos pueden optar por preparar o pretratar con retinoides tópicos y/o ácido alfa hidroxílico para garantizar una penetración adecuada del agente de *peeling*.[69] Durante el tratamiento, los hombres pueden tolerar mejor una limpieza de la grasa más exhaustiva, un mayor volumen de agentes de *peeling* y más presión al aplicar la solución de *peeling* químico, lo cual puede correlacionarse con un *peeling* más profundo y efectivo.[67] Los pacientes masculinos deben abstenerse de afeitarse en el postprocedimiento hasta que la región tratada haya reepitelizado. Otro aspecto importante a considerar es que los hombres pueden estar más preocupados por el tiempo de recuperación posterior a un *peeling* químico y se les debe aconsejar sobre la importancia de una estricta fotoprotección antes y después del *peeling* para minimizar la pigmentación de fondo.[67]

12.4.5 Láseres y dispositivos basados en luz

Los hombres buscan tratamiento con láseres, y dispositivos basados en luz para mejorar la apariencia de arrugas, cicatrices de acné, telangiectasias, discromía, fotoenvejecimiento, tamaño de los poros, tensado de la piel y tono general de la piel.[39] Como se mencionó anteriormente, los hombres tienen un grosor epidérmico y dérmico mayor, una mayor masa y movimiento muscular facial, una mayor vascularidad, una mayor concentración de folículos pilosos y más glándulas sebáceas.[52] Cuando se combinan con factores extrínsecos como una mala protección solar, esto conduce a una mayor profundidad de arrugas, surcos y fotoenvejecimiento.[10,70] Por lo tanto, a menudo se necesitan fluencias más altas para lograr resultados similares a los de las mujeres. En general, los hombres son más cautelosos con sus planes de tratamiento y más conscientes de sí mismos al buscar procedimientos cosméticos con tiempos de recuperación prolongados, molestias y efectos secundarios visiblemente aparentes.[39] La *resurfacing* cutánea fraccional no ablativa implica una penetración más profunda en la piel con daño térmico selectivo en la dermis, mientras que en gran medida se preserva la epidermis.[71] Las modalidades fraccionales ablativas implican una penetración superficial en la piel con destrucción de la epidermis y daño térmico superficial en la dermis, lo cual se logra con los láseres de dióxido de carbono y de erbio:itrio aluminio granate (Er:YAG). Para el rejuvenecimiento facial, los láseres ablativos son más eficaces que sus contrapartes no ablativas; sin embargo, estos tratamientos a menudo requieren un proceso de curación más prolongado y con eritema facial que puede persistir durante semanas. Históricamente, los hombres son menos propensos a usar productos cosméticos para ocultar la decoloración que puede ocurrir después de los procedimientos con láser.[72] El desarrollo de nuevos láseres fraccionales no ablativos con perfiles de efectos secundarios mejorados puede ayudar a mejorar los resultados y reducir el tiempo de recuperación. Otras consideraciones especiales incluyen evitar complicaciones más específicas de los hombres, como la alopecia iatrogénica en el área de la barba, una cicatrización más lenta y una mayor susceptibilidad a infecciones cutáneas.[68,73]

12.4.6 Tratamientos para la grasa y la celulitis

Los tratamientos no invasivos o mínimamente invasivos para el contorno facial y corporal se están volviendo cada vez más populares para mejorar la apariencia física masculina. El contorno ideal masculino se centra en una mandíbula bien definida y fuerte y en desarrollar una forma en V a través de la parte superior del cuerpo.[74] Los hombres tienden a centrarse en el mentón submental, la línea de la mandíbula, el pecho, el abdomen y los flancos, mientras que las mujeres también están interesadas en los muslos mediales y laterales y los brazos superiores posteriores. Esto se debe en gran medida a las diferencias sexuales en el metabolismo de la grasa, en el que las mujeres almacenan más grasa en la región glúteo-femoral, mientras que los hombres almacenan más grasa en la región abdominal y del mentón/cuello.[75] La presencia de hormonas anabólicas en los hombres, como la testosterona, resulta en menos grasa superficial en comparación con las mujeres.[76] Las modalidades terapéuticas no invasivas que abordan la reducción de grasa y el contorno corporal incluyen la criolipólisis, el ácido desoxicólico sintético, el láser, la radiofrecuencia, la energía HIFEM y el ultrasonido. La pseudoginecomastia puede ser muy angustiante para el paciente masculino y es causada por un exceso de grasa subareolar. Los tratamientos estándar antes de las modalidades no invasivas eran la extirpación quirúrgica o la liposucción. Sin embargo, actualmente se ha demostrado que la criolipólisis es un tratamiento no quirúrgico seguro, efectivo y bien tolerado para esta condición.[77] La reducción de grasa no invasiva es especialmente atractiva para el paciente masculino, ya que tiende a ser menos dolorosa y con menos efectos secundarios en comparación con la liposucción o los tratamientos quirúrgicos. Se debe tener en cuenta las áreas con vello, especialmente al usar lipólisis química, ya que la alopecia puede ser un efecto no deseado.

12.4.7 Procedimientos de reafirmación de la piel

El ultrasonido, la radiofrecuencia, el microagujado y ciertos tratamientos con láser se pueden utilizar para tratar la flacidez de la piel. Al igual que en las terapias de reducción de grasa, los hombres buscan principalmente tratamientos para mejorar su línea de la mandíbula, cuello, pecho, abdomen y flancos.[74] El ultrasonido y la radiofrecuencia también comparten la capacidad de dirigirse a los adipocitos mientras reafirman la piel laxa, dependiendo del dispositivo específico. Los beneficios de estos procedimientos incluyen resultados graduales, poco o ningún tiempo de inactividad, malestar mínimo, aplicación en todo el cuerpo y menos efectos secundarios en general. Sin embargo, los resultados de los tratamientos son modestos en comparación con las alternativas quirúrgicas, como el *lifting* facial y el *lifting* de cuello. No obstante, los procedimientos no invasivos para la reafirmación de la piel y la reducción de grasa están ganando popularidad, con casi seis veces más realizados en comparación con los procedimientos quirúrgicos.[78] La radiofrecuencia se presenta en numerosas modalidades, incluyendo monopolar, bipolar, tripolar, multipolar y

multigenerador. El objetivo es convertir la energía de radiofrecuencia en energía térmica, lo que resulta en la destrucción, remodelación y neocolagénesis del colágeno. El ultrasonido se divide en ultrasonido focalizado de baja frecuencia no térmico y ultrasonido de alta frecuencia e intensidad. El ultrasonido microfocalizado proporciona calor transcutáneo que se dirige a los tejidos conectivos subdérmicos más profundos en zonas estrechamente enfocadas a profundidades programadas consistentes.[79] Al tratar a pacientes masculinos, se deben tener en cuenta el grosor epidérmico y dérmico, lo cual puede resultar en resultados menos notables en comparación con el tratamiento de pacientes femeninas, a menos que se ajusten los parámetros adecuadamente.

12.4.8 Cuidado de la piel

Históricamente, los hombres centraban sus rutinas de cuidado de la piel en el afeitado, que sigue siendo la parte más grande y desarrollada del mercado de cuidado de la piel masculina. Como se discutió anteriormente en este capítulo, existen muchas diferencias fisiológicas entre la piel masculina y femenina, y el mercado de cosmecéuticos actual está comenzando a dirigirse a los hombres al abordar sus necesidades específicas de cuidado de la piel. La piel masculina tiende a tener tonos de piel más oscuros y rojizos, más colágeno que resulta en una piel más gruesa, menos grasa subcutánea y una aparición más lenta de los signos de envejecimiento.[5] Específicamente, en la cara, los hombres tienden a tener glándulas sebáceas más grandes y numerosas debido a la mayor cantidad de vello terminal.[64] Además de la percepción social de mayor madurez y masculinidad, el vello facial masculino ofrece una alta protección contra la radiación solar al disminuir la cantidad de rayos ultravioleta que llegan a la superficie de la piel, lo que ayuda a prevenir el envejecimiento y el desarrollo de queratosis actínicas.[65] El afeitado, conocido principalmente por la eliminación del vello facial, también es muy efectivo para eliminar y exfoliar la capa córnea, lo que hace que los hombres sean menos propensos a buscar otros métodos de exfoliación, como los *peelings* químicos o el uso de dispositivos mecánicos.[66] Además, la piel masculina produce más sebo y sudor, pero tiene un pH de la piel más bajo y una tasa de evaporación del sudor más baja en comparación con las mujeres. La producción de sebo impulsada por la testosterona en los hombres proporciona una hidratación natural de la piel, lo que lleva a una menor necesidad de hidratación cutánea tópica en los hombres, y además, los productos de limpieza de la piel para hombres tienden a ser más efectivos para eliminar el sebo en comparación con los productos para mujeres. Las rutinas de cuidado de la piel para hombres seguirán evolucionando y creciendo a medida que los hombres más jóvenes se interesen cada vez más en la limpieza de la piel, la hidratación, la fotoprotección y la lucha contra el envejecimiento facial.[67]

12.5 Consideraciones futuras

El número de pacientes masculinos que buscan procedimientos estéticos está creciendo constantemente, y cada vez se trata a más personas jóvenes motivadas por la prevención del envejecimiento. Formas innovadoras de inyectar neuromoduladores, como los microdepósitos dérmicos, pueden utilizarse además de prevenir las arrugas dinámicas para ayudar a disminuir el tamaño de los poros, la producción de grasa y las líneas finas.[80] Se están utilizando terapias combinadas novedosas, como la combinación de tratamientos de rejuvenecimiento con láser o tratamientos para la pérdida de cabello con PRP autólogo, para estimular los factores de crecimiento y obtener resultados superiores. Además, las terapias estéticas que antes se realizaban principalmente en la cara se están expandiendo para incluir otras partes del cuerpo, como los brazos, las piernas y los glúteos. Se están utilizando procedimientos mínimamente invasivos, como la liposucción con láser, para realizar una "liposucción de alta definición" y dar forma alrededor de los grupos musculares existentes en diferentes áreas del cuerpo.

Hay muchas tendencias excitantes que están surgiendo actualmente en el campo estético para hombres. Como médicos estéticos, es esencial comprender cómo ciertas modificaciones estéticas pueden alterar las características masculinas y femeninas, especialmente en el rostro. Esto es especialmente importante en la población transgénero, donde los tratamientos estéticos van más allá de restaurar o aumentar las características existentes para intentar masculinizar o feminizar a la persona de acuerdo con su identidad de género.[81] A medida que el campo estético se expande, se necesitan más ensayos controlados aleatorios con seguimiento a largo plazo para evaluar los tratamientos emergentes y las combinaciones de tratamientos, lo que permitirá a los médicos hacer recomendaciones basadas en evidencia a nuestros pacientes.

12.6 Conclusion

La demanda de procedimientos estéticos entre todos los pacientes, y específicamente entre los pacientes masculinos, está aumentando constantemente, y es fundamental que los médicos que realizan procedimientos estéticos tengan un conocimiento mejorado sobre las diferencias en la anatomía, el comportamiento bioquímico de la piel y los ideales estéticos variables entre hombres y mujeres. Las consideraciones principales discutidas en este libro y resaltadas en este capítulo son fundamentales para lograr los mejores resultados estéticos y pacientes satisfechos. Nos encontramos en una era emocionante de creciente demanda de procedimientos estéticos entre los hombres, en conjunto con una cartera de opciones de tratamiento en rápida expansión. Aunque antes se pasaba por alto, adaptar los procedimientos estéticos mínimamente invasivos para que coincidan con el género (o identidad de género) de una persona se está convirtiendo en un objetivo importante. Los médicos con un conocimiento exhaustivo de las diferencias entre la estructura facial y el físico masculino y femenino, y que pueden aumentar, restaurar o modificar la anatomía para que coincida con la apariencia deseada del paciente, pueden tener un impacto significativo en la calidad de vida de sus pacientes.

12.7 Consejos

- Un enfoque basado en el género es clave para lograr una apariencia más juvenil y atractiva sin comprometer las características definitorias de la anatomía masculina.

- La estructura esquelética general de la cabeza es diferente entre hombres y mujeres, siendo el cráneo de las mujeres aproximadamente cuatro quintas partes del tamaño del cráneo masculino.[16] Los hombres y las mujeres tienen formas craneofaciales diferentes; como tal, las mujeres buscan tener un rostro en forma de corazón con características faciales superiores más prominentes, mientras que los hombres desean una línea de la mandíbula más cuadrada y esculpida con características faciales igualmente proporcionadas entre la parte superior e inferior del rostro.

- Para lograr los resultados estéticos deseados, a menudo es necesario combinar diferentes modalidades de tratamiento. Determinar las terapias óptimas y el orden en que deben administrarse es crucial para optimizar los resultados y la satisfacción del paciente.

- El tercio medio de la cara masculina es notablemente diferente al de una mujer, con el punto más alto del pómulo masculino siendo más bajo, más medial y menos definido en comparación con el pómulo femenino.

- Al realizar la neuromodulación del músculo frontal y la región glabelar, los hombres prefieren suavizar las líneas horizontales, permitiendo al mismo tiempo el movimiento. Además, los hombres tienen una forma de ceja más horizontal y más baja en el borde orbital.

- Si surgen preocupaciones sobre el trastorno dismórfico corporal durante una consulta, se pueden utilizar instrumentos de evaluación del trastorno dismórfico corporal, como "COPS for BDD", para evaluar al paciente.

- Los médicos con un conocimiento exhaustivo de las diferencias entre la estructura facial y el físico masculino y femenino, y que pueden aumentar, restaurar o modificar la anatomía para que coincida con la apariencia deseada del paciente, pueden tener un impacto significativo en la calidad de vida de sus pacientes.

Referencias

1. Wieczorek IT, Hibler BP, Rossi AM. Injectable cosmetic procedures for the male patient. J Drugs Dermatol. 2015; 14(9):1043–1051
2. Singh B, Keaney T, Rossi AM. Male body contouring. J Drugs Derma- tol. 2015; 14(9):1052–1059
3. Escoffier C, de Rigal J, Rochefort A, Vasselet R, Lévêque JL, Agache PG. Age-related mechanical properties of human skin: an in vivo study. J Invest Dermatol. 1989; 93(3):353–357
4. Van Mulder TJ, de Koeijer M, Theeten H, et al. High frequency ultra- sound to assess skin thickness in healthy adults. Vaccine. 2017; 35 (14):1810–1815
5. Bailey SH, Oni G, Brown SA, et al. The use of non-invasive instruments in characterizing human facial and abdominal skin. Lasers Surg Med. 2012; 44(2):131–142
6. Laurent A, Mistretta F, Bottigioli D, et al. Echographic measurement of skin thickness in adults by high frequency ultrasound to assess the appropriate microneedle length for intradermal delivery of vaccines. Vaccine. 2007; 25(34):6423–6430
7. Azzi L, El-Alfy M, Martel C, Labrie F. Gender differences in mouse skin morphology and specific effects of sex steroids and dehydroepiandrosterone. J Invest Dermatol. 2005; 124(1):22–27
8. Shuster S, Black MM, McVitie E. The influence of age and sex on skin thickness, skin collagen and density. Br J Dermatol. 1975; 93 (6):639–643
9. Janssen I, Heymsfield SB, Wang ZM, Ross R. Skeletal muscle mass and distribution in 468 men and women aged 18–88 yr. J Appl Physiol (1985). 2000; 89(1):81–88

10. Weeden JC, Trotman CA, Faraway JJ. Three dimensional analysis of facial movement in normal adults: influence of sex and facial shape. Angle Orthod. 2001; 71(2):132–140

11. Paganelli A, Mandel VD, Kaleci S, Pellacani G, Rossi E. Favre- Racouchot disease: systematic review and possible therapeutic strat- egies. J Eur Acad Dermatol Venereol. 2019; 33(1):32–41

12. Luebberding S, Krueger N, Kerscher M. Skin physiology in men and women: in vivo evaluation of 300 people including TEWL, SC hydra- tion, sebum content and skin surface pH. Int J Cosmet Sci. 2013; 35 (5):477–483

13. Pochi PE, Strauss JS, Downing DT. Age-related changes in sebaceous gland activity. J Invest Dermatol. 1979; 73(1):108–111

14. Strauss JS, Kligman AM, Pochi PE. The effect of androgens and estrogens on human sebaceous glands. J Invest Dermatol. 1962; 39:139– 155

15. Guy R, Ridden C, Kealey T. The improved organ maintenance of the hu- man sebaceous gland: modeling in vitro the effects of epidermal growth factor, androgens, estrogens, 13-cis retinoic acid, and phenol red. J Invest Dermatol. 1996; 106(3):454–460

16. Krogman WM. Sexing skeletal remains. In: The Human Skeleton in Fo- rensic Medicine. Springfield, IL: C.C. Thomas; 1973:112

17. de Maio M. Ethnic and gender considerations in the use of facial inject- ables: male patients. Plast Reconstr Surg. 2015; 136(5) Suppl: 40S–43S

18. Ezure T, Yagi E, Kunizawa N, Hirao T, Amano S. Comparison of sagging at the cheek and lower eyelid between male and female faces. Skin Res Technol. 2011; 17(4):510–515

19. Kahn DM, Shaw RB , Jr. Aging of the bony orbit: a three-dimensional computed tomographic study. Aesthet Surg J. 2008; 28(3):258–264

20. Codinha P. Facial soft tissue thicknesses for the Portuguese adult popula- tion. Forensic Sci Int. 2009; 184:80.e1–80.e7

21. American Society for Aesthetic Plastic Surgery. Cosmetic (Aesthetic) Sur- gery National Data Bank Statistics. New York, NY: American Society for Aesthetic Plastic Surgery; 2019

22. Cosmetic Surgery National Data Bank Statistics. Aesthet Surg J. 2016; 36 Suppl 1:1–29

23. Taub A, Bartholomeusz J. Ultrasound evaluation of a single treatment with a temperature controlled multi-frequency monopolar radio frequency de- vice for the improvement of localized adipos- ity on the abdomen and flanks. J Drugs Dermatol. 2020; 19(1): 28–34

24. Fritz K, Salavastru C, Gyurova M. Clinical evaluation of simultaneously applied monopolar radiofrequency and targeted pressure energy as a new method for noninvasive treatment of cellulite in postpubertal women. J Cosmet Dermatol. 2018; 17(3):361–364

25. Kent DE, Jacob CI. Simultaneous changes in abdominal adipose and mus- cle tissues following treatments by high-intensity focused elec- tromagnetic (HIFEM) technology-based device: computed tomog- raphy evaluation. J Drugs Dermatol. 2019; 18(11):1098–1102

26. Jacob C, Kinney B, Busso M, et al. High intensity focused electromagnetic technology (HIFEM) for non-invasive buttock lifting and toning of gluteal muscles: a multi-center efficacy and safety study. J Drugs Dermatol. 2018; 17(11):1229–1232

27. U.S. Food and Drug Administration. Re: K190456. Available at: https:// www.accessdata.fda.gov/cdrh_docs/pdf19/K190456.pdf. Ac- cessed 02/03/2020

28. Jagdeo J, Keaney T, Narurkar V, Kolodziejczyk J, Gallagher CJ. Facial treat- ment preferences among aesthetically oriented men. Dermatol Surg. 2016; 42(10):1155–1163

29. Koran LM, Abujaoude E, Large MD, Serpe RT. The prevalence of body dysmorphic disorder in the United States adult population. CNS Spectr. 2008; 13(4):316–322

30. Phillips KA, Castle DJ. Body dysmorphic disorder in men. BMJ. 2001; 323(7320):1015–1016

31. Gunstad J, Phillips KA. Axis I comorbidity in body dysmorphic dis- order. Compr Psychiatry. 2003; 44(4):270–276

32. Sarwer DB. Awareness and identification of body dysmorphic disorder by aesthetic surgeons: results of a survey of American Society for Aesthetic Plastic Surgery members. Aesthet Surg J. 2002; 22(6): 531–535

33. Veale D, Ellison N, Werner TG, Dodhia R, Serfaty MA, Clarke A. De- velopment of a cosmetic procedure screening questionnaire (COPS) for body dysmorphic disorder. J Plast Reconstr Aesthet Surg. 2012; 65 (4):530–532

34. Williams J, Hadjistavropoulos T, Sharpe D. A meta-analysis of psycholog- ical and pharmacological treatments for body dysmorphic disorder. Behav Res Ther. 2006; 44(1):99–111

35. Gold MH. Combination therapy for male cosmetic patients. Dermatol Clin. 2018; 36(1):69–73

36. Liu F, Miao Y, Li X, et al. The relationship between self-esteem and hair transplantation satisfaction in male androgenetic alopecia pa- tients. J Cos- met Dermatol. 2018

37. Frucht CS, Ortiz AE. Nonsurgical cosmetic procedures for men: trends and technique considerations. J Clin Aesthet Dermatol. 2016; 9(12): 33–43

38. Crispin MK, Hruza GJ, Kilmer SL. Lasers and energy-based devices in men. Dermatol Surg. 2017; 43 Suppl 2:S176–S184

39. Ross EV. Nonablative laser rejuvenation in men. Dermatol Ther. 2007; 20(6):414–429

40. Coleman KR, Carruthers J. Combination therapy with BOTOX and fillers: the new rejuvnation paradigm. Dermatol Ther. 2006; 19(3): 177–188

41. Fabi S, Goldman M. Soft tissue augmentation with hyaluronic acid and cal- cium hydroxylapatite fillers. In: Amir M, Karam MPG, eds. Rejuvenation of the Aging Face. London, UK: JP Medical Ltd; 2015:20

42. Carruthers J, Burgess C, Day D, et al. Consensus recommendations for combined aesthetic interventions in the face using botulinum toxin, fillers, and energy-based devices. Dermatol Surg. 2016; 42(5):586–597

43. Fabi SG, Goldman MP, Mills DC, et al. Combining microfocused ul- trasound with botulinum toxin and temporary and semi-permanent dermal fillers: safety and current use. Dermatol Surg. 2016; 42 Suppl 2:S168–S176

44. Hong JY, Ko EJ, Choi SY, et al. Efficacy and safety of high-intensity fo- cused ultrasound for noninvasive abdominal subcutaneous fat reduction. Dermatol Surg. 2020; 46(2):213–219

45. Coleman WP , III, Coleman W , IV, Weiss RA, Kenkel JM, Ad-El DD, Amir R. A multicenter controlled study to evaluate multiple treatments with nonthermal focused ultrasound for noninvasive fat reduction. Der- matol Surg. 2017; 43(1):50–57

46. Mazzoni D, Lin MJ, Dubin DP, Khorasani H. Review of non-invasive body contouring devices for fat reduction, skin tightening and muscle definition. Australas J Dermatol. 2019; 60(4):278–283

47. Few J, Gold M, Sadick N. prospective internally controlled blind re- viewed clinical evaluation of cryolipolysis combined with multipolar radiofrequen- cy and varipulse technology for enhanced subject results in circumferen- tial fat reduction and skin laxity of the flanks. J Drugs Dermatol. 2016; 15(11):1354–1358

48. Donofrio LM. Fat distribution: a morphologic study of the aging face. Dermatol Surg. 2000; 26(12):1107–1112

49. Rossi AM, Fitzgerald R, Humphrey S. Facial soft tissue augmentation in males: an anatomical and practical approach. Dermatol Surg. 2017; 43 Suppl 2:S131–S139

50. Sjöström L, Smith U, Krotkiewski M, Björntorp P. Cellularity in different regions of adipose tissue in young men and women. Metabolism. 1972; 21(12):1143–1153

51. Marquardt SR. Dr. Stephen R. Marquardt on the Golden Decagon and human facial beauty. Interview by Dr. Gottlieb. J Clin Orthod. 2002; 36(6):339–347

52. Wysong A, Kim D, Joseph T, MacFarlane DF, Tang JY, Gladstone HB. Quantifying soft tissue loss in the aging male face using magnetic resonance imaging. Dermatol Surg. 2014; 40(7):786–793

53. Whitaker LA, Morales L , Jr, Farkas LG. Aesthetic surgery of the su- praorbital ridge and forehead structures. Plast Reconstr Surg. 1986; 78 (1):23–32

54. Goldstein SM, Katowitz JA. The male eyebrow: a topographic anatomic analysis. Ophthal Plast Reconstr Surg. 2005; 21(4):285–291

55. Jones IT, Fabi SG. The use of neurotoxins in the male face. Dermatol Clin. 2018; 36(1):29–42

56. Macdonald MR, Spiegel JH, Raven RB, Kabaker SS, Maas CS. An ana- tomical approach to glabellar rhytids. Arch Otolaryngol Head Neck Surg. 1998; 124(12):1315–1320

57. Houstis O, Kiliaridis S. Gender and age differences in facial expressions. Eur J Orthod. 2009; 31(5):459–466

58. Kane MA, Cox SE, Jones D, Lei X, Gallagher CJ. Heterogeneity of crow's feet line patterns in clinical trial subjects. Dermatol Surg. 2015; 41 (4):447–456

59. Carruthers A, Bruce S, Cox SE, Kane MA, Lee E, Gallagher CJ. On-abotu-linumtoxinA for treatment of moderate to severe crow's feet lines: a review. Aesthet Surg J. 2016; 36(5):591–597

60. Dayan SH, Ashourian N. Considerations for achieving a natural face in cosmetic procedures. JAMA Facial Plast Surg. 2015; 17(6):395

61. Flynn TC. Botox in men. Dermatol Ther. 2007; 20(6):407–413

62. Price VH. Treatment of hair loss. N Engl J Med. 1999; 341(13):964–973

63. Rittmaster RS. Finasteride. N Engl J Med. 1994; 330(2):120–125

64. Messenger AG, Rundegren J. Minoxidil: mechanisms of action on hair growth. Br J Dermatol. 2004; 150(2):186–194

65. Avram M, Rogers N. Contemporary hair transplantation. Dermatol Surg. 2009; 35(11):1705–1719

66. Gupta AK, Carviel JL. Meta-analysis of efficacy of platelet-rich plasma therapy for androgenetic alopecia. J Dermatolog Treat. 2017; 28(1): 55–58

67. Reserva J, Champlain A, Soon SL, Tung R. chemical peels: indications and special considerations for the male patient. Dermatol Surg. 2017; 43 Suppl 2:S163–S173

68. Cohen BE, Bashey S, Wysong A. Literature review of cosmetic procedures in men: approaches and techniques are gender specific. Am J Clin Dermatol. 2017; 18(1):87–96

69. Landau M. Chemical peels. Clin Dermatol. 2008; 26(2):200–208

70. Sattler U, Thellier S, Sibaud V, et al. Factors associated with sun protection compliance: results from a nationwide cross-sectional evaluation of 2215 patients from a dermatological consultation. Br J Dermatol. 2014; 170(6):1327–1335

71. Gold MH. Fractional technology: a review and clinical approaches. J Drugs Dermatol. 2007; 6(8):849–852

72. Carniol PJ, Gentile RD. Laser facial plastic surgery for men. Facial Plast Surg. 2005; 21(4):304–309

73. Keaney T. Male aesthetics. Skin Therapy Lett. 2015; 20(2):5–7

74. Wat H, Wu DC, Goldman MP. Noninvasive body contouring: a male perspective. Dermatol Clin. 2018; 36(1):49–55

75. Blaak E. Gender differences in fat metabolism. Curr Opin Clin Nutr Metab Care. 2001; 4(6):499–502

76. Karcher C. Liposuction considerations in men. Dermatol Clin. 2018; 36(1):75–80

77. Munavalli GS, Panchaprateep R. Cryolipolysis for targeted fat reduc- tion and improved appearance of the enlarged male breast. Dermatol Surg. 2015; 41(9):1043–1051

78. Juhász M, Marmur E. Energy-based devices in male skin rejuve- nation. Dermatol Clin. 2018; 36(1):21–28

79. MacGregor JL, Tanzi EL. Microfocused ultrasound for skin tightening. Semin Cutan Med Surg. 2013; 32(1):18–25

80. Bertossi D, Giampaoli G, Lucchese A, et al. The skin rejuvenation associ- ated treatment-Fraxel laser, Microbotox, and low G prime hyaluronic acid: preliminary results. Lasers Med Sci. 2019; 34(7): 1449–1455

81. Dhingra N, Bonati LM, Wang EB, Chou M, Jagdeo J. Medical and aesthetic procedural dermatology recommendations for trans- gen- der patients undergoing transition. J Am Acad Dermatol. 2019; 80(6):1712–1721

Índice analítico

Nota: Los números de página seguidos de f o de t indican figura o tabla.